失語症の訓練教材
─140の教材と活用法─
第2版

鈴木　勉
綿森　淑子
編

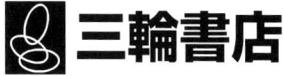

編 集

鈴木　勉	地域活動支援センターはるえ野
綿森淑子	広島県立保健福祉大学　名誉教授

教材解説 (五十音順)

有賀恵子	社会福祉法人万葉の里　国分寺市障害者センター
宇野園子	曙診療所通所リハビリテーション
小川節子	JR東京総合病院　リハビリテーション科　言語室
沖田啓子	広島国際大学総合リハビリテーション学部　リハビリテーション学科言語聴覚療法学専攻
小林久子	首都医校　言語聴覚学科
鈴木和子	千葉市障害者福祉センター
鈴木　勉	地域活動支援センターはるえ野
髙橋雅子	医療法人誠和会牟田病院　リハビリテーション科
田村洋子	豊島区立心身障害者福祉センター・武蔵野市高齢者総合センター・補助器具センター
鶴田　薫	横浜市立脳卒中・神経脊椎センター　リハビリテーション部
根岸真理子	板橋区立障がい者福祉センター・新江古田診療所デイケアひまわり
長谷川純	県立広島大学保健福祉学部　コミュニケーション障害学科
広瀬明美	中央区立福祉センター
保坂敏男	山梨リハビリテーション病院
本多留美	元県立広島大学保健福祉学部　コミュニケーション障害学科
吉畑博代	上智大学言語聴覚研究センター
綿森淑子	広島県立保健福祉大学　名誉教授

Column 執筆

有賀恵子　　宇野園子　　小川節子　　沖田啓子　　小林久子　　鈴木和子

鶴田　薫　　根岸真理子　　長谷川純　　広瀬明美　　本多留美

進藤美津子	上智大学名誉教授
野副めぐみ	「失語症と仕事を考える会　あゆむ会」支援言語聴覚士
坊岡峰子	県立広島大学保健福祉学部　コミュニケーション障害学科

(執筆時)

はじめに
―改訂版出版にあたって―

　1999年に本書の初版を出して以来17年が経過した。幸い多くの方に利用していただいたが、この間IT環境の進歩やアナログ機器の衰退などの訓練環境の変化に伴い、訓練方法にも影響が表れてきた。また、イラストや語句にも時代にそぐわないものが散見されるようになった。失語症の言語訓練の原則は変わらないものの、ここで必要な箇所を手直しして、改訂版を出すことにした。

　今では多くの教材が市販されており、インターネットでダウンロードできる素材や教材も多い。しかし大切なことは、教材を失語症の人に合わせてどのように生かすかである。それを伝えるために本書では、教材の種類を示すだけでなく、活用法の説明に力を入れた。今後も本書が失語症の臨床に携わる言語聴覚士や学生の学習に役立つことを願っている。

　巻末の「失語症訓練に役立つ資料」は、本書の執筆者だけでなく、以下の方から情報をいただき、新たに編集した。

阿部裕実、神作暁美、久保眞清、黒川容輔、佐藤ゆう子、新発田健太郎、鈴木朋子、辰巳寛、筒井優子、津村恒平、冨井千代子、浜田智哉、宮田睦美、村西幸代、目黒　文、森和子（敬称略、五十音順）

　おかげで広い範囲にわたって多量の貴重な情報を収集することができた。ご協力に深く感謝する。

　Columnのうち、p.124は野副めぐみ氏、p.42、p.160は坊岡峰子氏に執筆していただいた。

　第1版はじめにその理由を述べたが、本書の印税は「特定非営利活動法人　日本失語症協議会」で役立てていただいている。

　改訂版編集にあたっては、三輪書店編集部　大島登氏に大変お世話になった。心より御礼申し上げる。

　2016年3月

編　者

第1版推薦のことば

　言語聴覚士（ST）にとって、日々の言語訓練に用いる教材を準備し整えることは、最も基本的な臨床業務の一部を占める作業だと言えよう。教材が一人ひとりの患者さんの症状や訓練目的に合ったものであると同時に、個人的な好み、社会的背景、性格特性などをも配慮したものであるかどうかが、訓練の成果を大きく左右するからである。対象が失語症者の場合はなおさらであろう。さまざまに異なる長い人生航路を経てきたこれらの人々に、訓練への動機づけを高めるような魅力ある教材を工夫し整えることは、STにとって最も取り組みがいのある作業でもあるに違いない。しかし、限られた時間の中でこうした条件を充たす多くの教材を工夫し生み出すことは容易ならざる業であることもまた事実である。

　本書は、こうしたSTたちにとっての力強い「助っ人」の役を果たしてくれるのではないかと思われる。内容は、失語症臨床の現場で実際に用いられている多彩な教材のサンプルが編者であるSTたち自身の手によって集められ、整理されて解説がつけられたものである。主たるねらいは、"日々の臨床を充実させるために不可欠な教材についてのアイデアを共有化すること"にある。全体が7つの章（「名詞」、「文」、「文章」、「書字・音読」、「発語失行」、「非言語的機能」、「コミュニケーション」の7分野に関する訓練教材）から構成されており、サンプルごとの使用目的、適応、使用上のアドバイス、応用、関連教材などについての解説も行き届いている。各章のあちこちに点在する「Column」には、日々の臨床活動を通して生まれたSTたちの生の声、感想、アイデアなどが短いエッセイ風にまとめられていて共感を呼ぶ。巻末の付録も教材作製上のさまざまなヒントとして役立つことであろう。

　Hildred Schuell先生の指摘にもあるように、訓練の要（かなめ）は、失語症者一人ひとりの脳に届くような刺激を豊かに与えて反応を引き出すことにある。本書が失語症臨床に携わる多くのSTたちの手に渡り、訓練教材のさらなる充実・発展へ向けての起爆剤ともなれば嬉しいかぎりである。

1998年12月

国際医療福祉大学大学院

笹沼　澄子

第1版はじめに

　本書は、失語症の言語訓練で実際に使用されている教材を集め、整理して解説を付したものである。

　失語症の臨床に携わるST（言語聴覚士）にとって、一人ひとりの患者さんの症状に合わせ、適切な教材を準備することは、最も基本的でおろそかにできない作業である。多くのSTは、限られた時間の中で、手持ちの教材に改良を加えたり、新たに作製するなどして、教材を充実させようと努力している。加えて、他のSTが作製した教材の新鮮なアイデアに刺激を受け、自らの臨床に生かしてきたSTも多いだろう。

　本書は、教材のアイデアを共有することによって、臨床を充実させてきたSTたちが、その経験を盛り込みながらまとめたものである。臨床現場のSTの方々には、訓練実施上のヒントが欲しいときに気軽に手に取っていただきたい。また、STを目指す学生諸君には、失語症の言語訓練に対する理解を深め、実習の際の情報源として役立てていただきたい。このため、本書はさまざまな教材をサンプルで提示し、使用法や留意点をできるだけ具体的に解説する形式を採用した。したがって、コピーして教材として使用する「ドリルブック」とは異なっている。ここに収録された多くの教材とその解説を参考にしながら、患者さん一人ひとりに対し、読者の方々が適切な教材を工夫して生み出していただきたい。その中で、教材作製の楽しさをも感じとっていただければ幸いである。

　本書は、以下の過程を経てまとめられた。
　1．編者が中心となって、頻繁に使用されている教材のサンプルを集積した。
　2．教材を7つの分野（名詞、文、文章、書字・音読、発語失行、非言語的機能、コミュニケーション）に分類した。さらに、教材作製に役立つ情報を「付録」としてまとめた。
　3．分類された教材を分野別に取捨選択し、解説を付した。なお、この作業は以下の分担で行った（*は、各分野のまとめ役）。
「失語症訓練と教材」：鈴木（勉）・綿森、「名詞」：有賀*・鈴木（和）・根岸、「文」：髙橋・鶴田*・広瀬・保坂、「文章」：沖田・吉畑*、「書字・音読」：宇野*・田村、「発語失行」：本多*、「非言語的機能」「コミュニケーション」：小川・小林*、「付録」：長谷川*
　4．全体の調整・編集などは鈴木（勉）、綿森が行った。

　ここに集めた教材は、われわれ教材解説者が普段使用しているものだが、その考案者がすべて確認されているわけではない。実際にはいずれもわが国の失語症のリハビリテーションの発展過程の中で、多くのSTの努力と工夫により考案され蓄積されてきたものであろう。したがって、すべての教材についてその考案者を特定することはおそらく困難と思われる。むしろこれらの教材は、患者さんの回復を願って生み出されたSTの共有財産と

v

考えたい。この点につきお気づきの点があれば編者にご一報願いたい。

　このようなことから本書の印税は、福祉や医療の領域で失語症者を支援する団体に還元することが最もふさわしいと考え、「特定非営利活動法人　言語障害者の社会参加を支援するパートナーの会和音」で役立てていただいている。

　教材サンプルの一部については、以下の方々からご提供いただいた。
　桜井桂子氏、高橋洋子氏、萩生正彦氏、三浦康子氏、横張琴子氏、米田恵理子氏、東京都立大塚病院言語療法部門
　さらに、教材番号105のイラストは、下垣内奈美氏にご提供いただいた。
　また進藤美津子氏には p.124 の Column を、三田地真実氏には p.185 の Column を執筆していただいた。
　御協力いただいた方々に深く感謝する。
　編集に当たっては、三輪書店書籍編集部宮井恵次氏、坂口久乃氏に大変お世話になった。心より御礼申し上げる。

　1998年12月

編　者

失語症訓練と教材

本書の編集目的

　失語症訓練に携わる言語聴覚士（ST）にとって、時間と利用できる資源の制約の中で、個別性の高い訓練を効率的に計画することは、なかなか困難なことである。本書は、訓練の対象者の状態や、訓練目的に合った教材を効率的に選択できるように、わが国で現在使われている教材を整理・分類し、使用法や応用を含め、幅広く情報を提供することを目的に編集したものである。したがって、多様な失語症の訓練教材の具体例を紹介してはいるが、本書を直接コピーして使用するためのものではない。本書に掲載した教材例を参考にして、読者の皆様方自身で、対象者に合わせた教材を少しずつ集積していっていただきたい。

教材の役割

　失語症の訓練の原則は、言語的・非言語的刺激を失語症者に与えることにより、失語症者からさまざまな反応を引き出し、コミュニケーションに利用できるように導いていくことにある。そのような目的で用いる刺激の材料が教材である。失語症の重症度や症状の特徴、社会的・個人的背景などに合わせて適切な教材を用意できるように、教材の種類や内容に関して情報をもつ必要がある。

　ただし、教材を使った言語訓練やコミュニケーション訓練は、日常生活で経験される言葉のやりとりやコミュニケーションに比べると、自然さに欠けるのも事実である。したがって教材を効果的に使用する一方で、教材の限界を補うような訓練計画を立てることを心がけるべきであろう。

教材の種類と作製上の注意事項

1．絵カード

　言語機能に障害のある失語症者に、言語を介さずに「意味」を伝える手段である。具象物の絵カード・動作絵カード・情景画などがある。

　何種類かの絵カードが市販されているが、絵の描き方にはそれぞれ特徴がある。形がデフォルメされた絵や陰影のある絵は、人によっては理解しにくいことがある。また子ども用の漫画的な絵を快く思わない人もいる。高齢者に使用する場合には、拡大コピーを要することもある。白黒印刷の線画には、必要に応じて色を塗るとよい。

　市販のカードばかりでなく、雑誌や広告・新聞・通販のカタログなどの写真を切り抜いて台紙に貼れば、手製のカードができる。ふだんから心がけて切り抜きを集めておく。失

語症者や家族に協力してもらうのも一つの方法である。
　インターネット上の画像や自分の写した写真をパソコン（PC）に取り込んで、ディスプレイに表示し、訓練に使うことができる。また、それらをプリントして絵カードを作ることも可能である。

2．文字教材
　文字のサイズやレイアウトには、以下のような配慮が必要である。これは重度の人や高齢の人の場合、特に重要である。
・読みやすくするために、文字は大きめにし、行間を十分にとる。
・文字がたくさん並んでいるだけで混乱する人もいるので、1ページに収める問題の数に配慮する。
・半側無視を伴う人の場合は、縦書きの教材のほうが望ましい場合がある。

3．録音教材
　録音・再生機器で教材を作製する場合には、明瞭な発音、自然な話し方で録音する。録音の速度や抑揚を症状に合わせて調節することは必要だが、不自然なプロソディで録音するとかえって聞き取りにくいことがある。録音した後必ず聞き直して、声の大きさは適当か、声が割れていないかなど、録音状態を確認する。

4．PC教材
　PC教材の利点は、①自分で進行をコントロールしているという充実感が得られること、②大量の教材を保存でき、何度でも反復可能なので、自分のペースで十分に自習できること、などである。アプリケーションによっては、使いたい絵や音声をSTが取り込んで、一人ひとりに合わせた教材を作製できるものや、対象者の発語を音声認識して反応を返すもの、結果を集計し正答率や誤答の内容を示すものもある。
　対象者の中にはPCと聞くと尻込みする人もいるが、PCの使用経験のない重度の人や高齢の人でも、時間をかけてていねいに指導すれば、操作できるようになることがある。

教材の難易度の調整

　教材の難易度を失語症の重症度に合わせて調整することは非常に重要である。やさしすぎては訓練をする意味がないし、難しすぎては自信を失わせ、意欲を損なう可能性がある。成功感や達成感を覚えるレベル——自力で7～8割正答できるくらい——を目安とする。「難しいところもあったが、がんばったらできた」と感じるレベルにできれば理想的である。
　では教材の難易度を変えるには、どのようにするのか。以下に、単語レベル、文レベル、文章レベルに分けて述べる。

1．単語レベル
①使用頻度・抽象度・熟知度といった単語の特性を考慮する
　一般的には、使用頻度が高く、具体的で、失語症者にとって熟知度の高い単語ほど、理解も表出も容易である。
②単語を構成する音の種類や組み合わせ、配列を考慮する
　語音認知に障害のある失語症者の聴覚面での訓練や、発語失行を伴う人の発語訓練では、この点は非常に重要である。
③音節数を考慮する
　例えば伝導失語の人では、音節数が長くなるほど発語が難しくなり、音韻性錯語が増加する。ウェルニッケ失語の人では、音節数が多い単語は復唱が難しい。
④意味の類似性を考慮する
　例えば提示した絵カードの中からSTの言ったカードを取ってもらう場合は、カードの単語が意味的に似ているほど難しい。
⑤一度に提示するカードの数を考慮する
　提示した絵カードの中からSTが言ったカードを指さしてもらう場合、提示するカードの数が多いほど難しい。
⑥補助手段を考慮する
　対象者が反応できない場合に利用可能な補助手段を用意する。例えば解答の選択肢を用意する。また漢字の仮名振り課題であれば、五十音表を使ったり、乗算の練習であれば、九九の表を使うなどである。詳しくは本文のアドバイスの項を参照されたい。

2．文レベル
①文を構成する単語については単語レベルのところで述べた点を考慮し、文全体については統語面での難易度と文の長さを考慮する必要がある。例えば重度の失語症者には、複雑な構文（受動文や使役文など）や長い文は避け、単純な構造の短い文を使用する。
②文字課題の場合には、漢字と仮名の量にも配慮が必要である。理解を目的とする場合には、漢字の割合が多めのほうが分かりやすいことが多い。それを音読に使用する場合には、漢字に仮名を振ることが必要なこともある。
③句ごとに1文字分のスペースを入れて分かち書きするほうが、読解も音読も容易な人がいる。

3．文章レベル
　さまざまな長さの教材を作ることができるが、だいたい次の3種類くらいに分けられる。いくつかの文からなる短い文章、複数の段落からできた文章、何ページにもわたる読み物、である。長いほど一般に理解は難しいので、失語症者に適した長さを選ぶ必要がある。また内容のわかりやすさや対象者の好みにも注意する。

教材の管理

　複数のSTがいる職場では、お互いの教材を自由に使えるようにしておきたい。一人職場の場合には、勉強会の仲間の間で教材を交換して、手持ちの教材を増やすことも一つの方法であろう。

　保管場所から目的とする教材を見つけやすくするには、ルールを決めて分類しておく必要がある。本書のような、単語レベル・文レベル・文章レベルといった分類や、聞く・話す・読む・書くといったモダリティ別の分類も可能であろう。使いやすい分類法を各自工夫するとよい。

配慮すべき合併障害

1．片麻痺

　片麻痺のために片方の手で紙が押さえられない場合には、紙ばさみや文鎮などを利用する。

　麻痺はあっても、自助具を使えば患側手で筆記具を持てる場合がある。自助具については作業療法士に相談するとよい。また筆記具は持てなくても、患側手の粗大な運動が可能であれば、子ども用の学習玩具「せんせい®シリーズ」（タカラトミー）などを使い、患側手の指先に小さい磁石をばんそうこうで貼りつけて、書字を行う方法もある。

2．物品操作の障害

　麻痺のためではなく失行により、筆記具をうまく持てなかったり、消しゴムを使えない人がいるが、経過によりしだいに改善することがある。もし困難なままならば、反応方法を変えるなどの配慮が必要となる。

3．視覚障害

　発症後複視や視力低下により文字が見づらくなった場合には、文字の大きさや配置、線の太さに配慮する。縦書きにすると読みやすくなる人もいる。右側が見にくい場合には、左寄りに教材を提示する。

4．高次脳機能障害

　高次脳機能障害を合併すると、その症状の特徴によってさまざまな問題が現れる可能性がある。例えば課題を理解しにくかったり課題を忘れたり、課題に集中して取り組めなかったりなどである。問題に合わせた対応を工夫する必要がある。

5．易疲労性

　ほとんどの失語症者は、病前よりも疲れやすい。疲労に伴い誤りが増え、保続が出現しやすくなる。息抜きに会話をはさんだり、休憩を入れるなどの工夫も必要である。

自習に際しての家族の役割

　「失語症の人が独力では宿題に答えられない時、手伝ってもよいか」という質問を家族から受けることがある。原則として、失語症者が独力でできる範囲に教材の難易度を調整したり、あるいは独力で可能な教材に変更したほうがよい。しかし家族に協力してもらって宿題を行うことが、失語症者にプラスになると推測される場合もあるので、個別に判断すべき問題であろう。

　家族はSTにとって大切な情報源である。STは家族から、失語症者が宿題を進んで行っているか、どのくらいの時間をかけているか、訓練への不満を漏らしてはいないかなど、本人からSTには直接言いにくいようなことを聞き、訓練の参考にする。

市販の教材の利用について

　絵カードのほかにも市販されている印刷教材がある。担当する対象者の人数が多い場合には、すべての教材を一人で作るのは容易ではないし、また経験の浅いSTが新設の施設に就職した場合などは、教材作りに大変な苦労をすることと思う。このような時には、市販の教材を利用するのも一つの方法であろう。

　ただし、教材の作製がSTを成長させることも事実である。教材作りは時間のかかる作業だが、失語症者に適した教材を作るためには、失語症者の症状や反応を注意深く観察し、教材の内容を十分に検討する過程が必要となる。そのことが、STの臨床のセンスを磨くことを忘れてはならない。

本書の構成

　教材の具体例を以下の 7 つの章と付録に分けて紹介した。章のはじめに、その章の教材を一覧表で示した。配列はおよそ、各章の中で教材が対象とする側面の障害の重症度（第 7 章のみ失語症の重症度）の順とした。第 6 章については多様な教材が混在しているため、重症度表示を行っていない。また、使用頻度の高い教材は★印で表示した。

<u>第 1 章　名詞</u>
　名詞の理解・表出を目的とした教材が含まれている。刺激に文を用いてはいても、名詞の理解・表出が目標である教材はこの項に入れた。

<u>第 2 章　文</u>
　動詞の理解・表出を目的とした教材と、文の理解・表出を目的とした教材、統語機能の改善を目的とした教材が含まれている。動詞を「文」の章に含めた理由は、動詞の教材の多くが文の理解・表出への展開を意図して作製されているからである。

<u>第 3 章　文章</u>
　文章（パラグラフ）の理解・表出を目的とした教材が含まれている。複数の文で構成されている短い教材から、単行本を使用した教材までさまざまある。

<u>第 4 章　書字・音読</u>
　書字は模写から文の書字までの教材が、音読は 1 文字の音読から文の音読までの教材が含まれている。

<u>第 5 章　発語失行</u>
　発語器官の運動機能訓練の教材と、構音・プロソディ訓練の教材とが含まれている。

<u>第 6 章　非言語的機能</u>
　コミュニケーションに関連する非言語的機能に関する教材が含まれている。

<u>第 7 章　コミュニケーション</u>
　実用的なコミュニケーション能力の改善を目的とした教材が含まれている。

<u>付　録</u>
　失語症訓練に役立つ資料などを紹介した。

本書の使い方

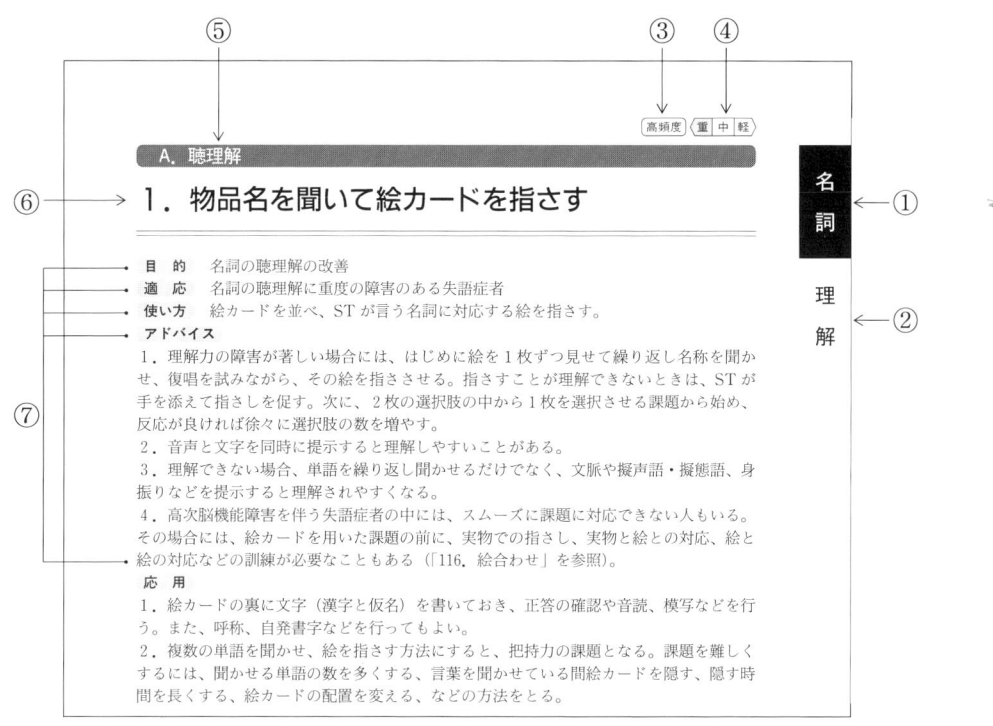

①各章の表題
②下位項目
③高頻度（使用頻度の高い）教材
④適応重症度：教材が対象とする側面の障害の重症度、ただし第7章は失語症の重症度
⑤訓練項目
⑥教材の通し番号と教材名
⑦教材の使用法

目　的：代表的な使用目的
適　応：その教材を使用するのに適した失語症者の条件
使い方：目的に対応した使い方
特　徴：その教材が他と異なる点や、作製上のポイントなど
アドバイス：教材を失語症者の言語症状に合わせて使用するうえでの工夫
応　用：同じ教材を「目的」で述べたのとは異なる目的で使用する場合の使い方の例
関連教材：同種の教材だが、難易度や反応方法に変化をもたせた教材の見本

目 次

はじめに―改訂版出版にあたって ··· iii
第1版推薦のことば ··· 笹沼澄子 ··· iv
第1版はじめに ·· v
失語症訓練と教材 ··· vii
本書の構成 ·· xii
本書の使い方 ··· xiii

第1章　名詞

■理解
1. 物品名を聞いて絵カードを指さす ··· 3
2. 名詞の文字カードと絵カードの対応 ·· 4
3. 漢字に対応する絵の選択 ·· 5
4. 絵に対応する漢字の選択(1) ··· 6
5. 絵に対応する漢字の選択(2) ··· 7
6. 絵に対応する漢字と平仮名の選択（模写） ······························· 9
7. 関連語の選択 ··· 10
8. 上位概念（カテゴリー）に含まれる単語の選択 ······················ 11

■表出
9. 絵カードの呼称 ··· 12
10. 同一語頭音の絵の呼称 ·· 13
11. しりとり式呼称 ··· 14
12. 対になった2つの絵の呼称 ·· 15
13. 3つのヒントに関連する名詞の想起 ··· 16
14. 語頭音別語想起 ··· 17
15. カテゴリー別語想起 ·· 18
16. 特定の目的に必要な物品の想起 ·· 20
17. 3つの名詞からのカテゴリー名の想起 ····································· 21
18. 語連想による語想起 ·· 23
19. 反対語・対語の想起 ·· 24
20. 環境音のヒントによる名詞の想起 ·· 26
21. 身体部位の呼称 ··· 27
22. 地名の呼称 ·· 29

■手がかりによる表出
23. 修飾する語や句を手がかりとする呼称 ···································· 30
24. 後に続く動詞を手がかりとする呼称 ·· 31
25. 文脈に適した名詞の想起 ··· 32

26.	ことわざの中の名詞の想起	33
27.	動作絵に含まれる名詞の選択	35
28.	動詞に合う名詞の選択	36
29.	対になった2語からの選択	37
30.	時に関する名詞の想起	38
31.	説明文に対応する名詞の選択	39
32.	クロスワードパズル	40

第2章　文

■理解
33.	動作絵と短い文の対応	45
34.	短い文の正誤判断（絵付き）	46
35.	短い文の正誤判断（文のみ）	48
36.	5文節程度の文の読解	50
37.	短い文の理解とWH疑問文への応答	51
38.	長い文の理解とWH疑問文への応答	53
39.	短い指示に従う	55

■選択
40.	動作絵に対応する動詞の選択	58
41.	動作絵に対応する名詞・動詞の選択	60
42.	1つの名詞句に続く動詞の選択	61
43.	2つの名詞句に続く動詞の選択	63
44.	文脈に適した動詞の選択	64
45.	名詞句に対応する形容詞の選択	65

■表出
46.	動作絵に対応する動詞の想起	66
47.	名詞句に続く動詞の想起	67
48.	類推による喚語	68
49.	文中の述部を別の表現で表す	69
50.	反対の意味の形容詞の想起	70
51.	動作絵の説明	71
52.	文の構成	72
53.	文の要素の配列	74
54.	提示された動詞で文を作る	75
55.	身体症状の表現	76
56.	1コマの絵の台詞を言う	78

■文法
57.	動詞・形容詞の語尾を変化させる	80
58.	「たい」を使った希望・願望表現	82
59.	格助詞の選択	83
60.	格助詞の想起	84

61. 格助詞の用法の理解……………………………………………………………86
62. パラグラフでの助詞の想起……………………………………………………88
63. 副助詞の選択・記入……………………………………………………………89
64. 「と」の理解と文の表出………………………………………………………90
65. 接続助詞の選択・記入…………………………………………………………91
66. 態変換に合わせた助詞の記入…………………………………………………93
67. 態変換に合わせた文の書き換え………………………………………………94
68. 助詞の記入………………………………………………………………………95
69. 文の書き換え……………………………………………………………………97

第3章　文　章

■理解
70. 文章の内容についての短文の正誤判断………………………………………103
71. 文章の内容についての正答の選択……………………………………………104
72. 文章の内容についての質問に答える…………………………………………105
73. 道順を表す文章の読解…………………………………………………………107
74. 文章の要点についての質問に答える…………………………………………108
75. 新聞記事の内容についての質問に答える……………………………………109
76. 物語の内容についての質問に答える…………………………………………110

■表出
77. 2つのものの共通点や相違点を述べる………………………………………111
78. 短い質問に答える………………………………………………………………112
79. 情景画の説明……………………………………………………………………113
80. パラグラフの説明………………………………………………………………114
81. 日記を書く………………………………………………………………………115
82. 手順の説明………………………………………………………………………117
83. ことわざの説明…………………………………………………………………118
84. 4コマ漫画の説明………………………………………………………………119
85. 失語症の体験記を書く…………………………………………………………121
86. 写真などを見ながら思い出を話す……………………………………………122
87. ニュースを題材に話し合う……………………………………………………123

第4章　書字・音読

88. 図形の模写………………………………………………………………………127
89. 単純な形態の文字の模写………………………………………………………128
90. 身近な物品名の漢字の模写……………………………………………………129
91. 季節の挨拶状用例文の模写……………………………………………………130
92. 新聞の見出しの模写……………………………………………………………131
93. 「日記カード」による日記……………………………………………………132

94. 絵カードによる漢字の自発書字……………………………………………………133
95. 文脈を手がかりにした漢字の自発書字………………………………………134
96. 読みの類似した漢字の書字……………………………………………………135
97. キーワードによる仮名1文字の書字訓練……………………………………136
98. 語音の抽出と仮名書字…………………………………………………………138
99. 仮名の配列………………………………………………………………………139
100. 漢字単語の仮名振り……………………………………………………………140
101. 清音以外の仮名表記……………………………………………………………141
102. 仮名単語の音読と漢字の対応…………………………………………………142
103. 漢字や仮名の書字・音読………………………………………………………144
104. いろいろな長さの文の音読……………………………………………………146

第5章　発語失行

105. 構音器官の運動…………………………………………………………………149
106. 口型模倣による構音……………………………………………………………150
107. 視覚的サインを使った構音……………………………………………………151
108. 特定の音で始まる物品の絵の構音・呼称……………………………………152
109. 音韻抽出と構音…………………………………………………………………153
110. 紛らわしい音の出し分け………………………………………………………154
111. 言いづらい音・音連続の構音…………………………………………………155
112. 拗音かるた………………………………………………………………………156
113. 歌を使った練習…………………………………………………………………158
114. 詩の朗読…………………………………………………………………………159

第6章　非言語的機能

■認知
115. 図形と図形の対応（抽象図形）………………………………………………165
116. 絵合わせ…………………………………………………………………………166
117. 絵とシルエットの対応…………………………………………………………167
118. 時計を読む………………………………………………………………………168
119. 時計に針を書き入れる…………………………………………………………169
120. 地図上での地名の位置の認知…………………………………………………171

■数と計算
121. 数字の模写………………………………………………………………………172
122. 数を数える………………………………………………………………………173
123. 数系列の完成……………………………………………………………………174
124. 数字の大きさの比較……………………………………………………………175
125. 数を答える………………………………………………………………………176
126. 電話番号の聞き取り……………………………………………………………177

- 127．加減乗除 ･･178
- 128．マトリックスを使った加算・九九 ････････････････････････････179
- 129．そろばんの問題集を使った電卓計算 ･････････････････････････180
- 130．時間の計算 ･･･181
- 131．異質な絵の発見 ･･･182
- 132．塗り絵 ･･･183
- 133．歌 ･･･184

第7章　コミュニケーション

- 134．絵の模写 ･･･189
- 135．絵の完成 ･･･191
- 136．略画 ･･･192
- 137．コミュニケーションノート ･･･････････････････････････････････193
- 138．実用コミュニケーション訓練 ･････････････････････････････････195
- 139．コミュニケーション場面の設定 ･･･････････････････････････････196
- 140．「思い出ノート」の作成と利用 ････････････････････････････････197

付　録

- Ⅰ．失語症訓練に役立つ資料 ･･････････････････････････････････････202
- Ⅱ．語・文リスト ･･･223

表紙デザイン　石田香里

イラスト　山岸きょうこ，他

Column

日常物品絵カード	4
身の回りの注文書や申込書類を教材に	12
「生きた」フリートーキング	22
コミュニケーションを楽しむ	26
会話パートナーの活動	41
失語症の会でのアプリケーションの活用	42
時事ニュースで社会の動きへの関心を	54
調理訓練で作業療法と連携	81
パラグラフと短文の入手先	99
伝える気持ちを引き出した宿題ノート	100
失語症のある復職者へのサポート	124
失語症の人が考えた教材	146
機器を活用した自主訓練	160
デイケアで使用できる教材	162
ベッドサイドでの訓練で好評な教材	185
手抜き教材づくりのススメ	186
PACEの絵カードのこと	190
一冊のノートの可能性	199
思い出の写真・思い出の品	200

第1章
名 詞

	訓練項目		教材名（★は高頻度教材）	重症度*		
				重度	中等度	軽度
理解	A	聴理解	1. 物品名を聞いて絵カードを指さす（★）			
	B	読解	2. 名詞の文字カードと絵カードの対応（★）			
	C	漢字単語の読解	3. 漢字に対応する絵の選択（★）			
			4. 絵に対応する漢字の選択(1)（★）			
			5. 絵に対応する漢字の選択(2)（★）			
	D	漢字単語と平仮名単語の読解	6. 絵に対応する漢字と平仮名の選択(模写)			
	E	漢字単語の読解	7. 関連語の選択			
	F	単語のカテゴリー化	8. 上位概念(カテゴリー)に含まれる単語の選択			
表出	G	呼称	9. 絵カードの呼称（★）			
			10. 同一語頭音の絵の呼称（★）			
			11. しりとり式呼称			
			12. 対になった2つの絵の呼称			
	H	語想起	13. 3つのヒントに関連する名詞の想起			
			14. 語頭音別語想起（★）			
			15. カテゴリー別語想起（★）			
			16. 特定の目的に必要な物品の想起			
			17. 3つの名詞からのカテゴリー名の想起			
			18. 語連想による語想起（★）			
			19. 反対語・対語の想起（★）			
			20. 環境音のヒントによる名詞の想起			
	I	特定のカテゴリーの呼称	21. 身体部位の呼称（★）			
			22. 地名の呼称（★）			
手がかりによる表出	J	呼称	23. 修飾する語や句を手がかりとする呼称（★）			
			24. 後に続く動詞を手がかりとする呼称（★）			
		語想起	25. 文脈に適した名詞の想起（★）			
			26. ことわざの中の名詞の想起			
		語想起(選択)	27. 動作絵に含まれる名詞の選択（★）			
			28. 動詞に合う名詞の選択（★）			
			29. 対になった2語からの選択			
	K	説明文による名詞の想起・選択	30. 時に関する名詞の想起			
			31. 説明文に対応する名詞の選択（★）			
			32. クロスワードパズル			

＊教材が訓練対象とする側面の障害の重症度

|高頻度|重|中|軽|

A．聴理解

1．物品名を聞いて絵カードを指さす

目 的 　名詞の聴理解の改善
適 応 　名詞の聴理解に重度の障害のある失語症者
使い方 　絵カードを並べ、STが言う名詞に対応する絵を指さす。

アドバイス
1．理解力の障害が著しい場合には、はじめに絵を1枚ずつ見せて繰り返し名称を聞かせ、復唱を試みながら、その絵を指してもらう。指さすことが理解できないときは、STが手を添えて指さしを促す。次に、2枚の選択肢の中から1枚を選択する課題から始め、反応が良ければ徐々に選択肢の数を増やす。
2．音声と文字を同時に提示すると理解しやすいことがある。
3．理解できない場合、単語を繰り返し聞かせるだけでなく、文脈や擬声語・擬態語、身振りなどを提示すると理解されやすくなる。
4．高次脳機能障害を伴う人の中には、スムーズに課題に対応できない人もいる。その場合には、絵カードを用いた課題の前に、実物での指さし、実物と絵との対応、絵と絵の対応などの訓練が必要なこともある（「116．絵合わせ」を参照）。

応 用
1．絵カードの裏に文字（漢字と仮名）を書いておき、正答の確認や音読、模写などを行う。また、呼称、自発書字などを行ってもよい。
2．複数の単語を聞かせ、絵を指さす方法にすると、把持力の課題となる。課題を難しくするには、聞かせる単語の数を多くする、言葉を聞かせている間絵カードを隠す、隠す時間を長くする、絵カードの配置を変える、などの方法をとる。

名詞　理解

B. 読解

2．名詞の文字カードと絵カードの対応

目 的　名詞の読解の改善
適 応　文字の理解に重度の障害のある失語症者
使い方　STが提示する文字カードに対応する絵カードを指さす。

アドバイス
1．文字を理解できない場合には、音声も聞かせる。
2．カードの選択に際しては、カテゴリーや文字数などが異なる、使用頻度の高い漢字単語を組み合わせると容易になる。

応 用
1．文字の音読、絵の呼称、文字の模写なども合わせて行うとよい。
2．STの言う名称に対応する文字カードを指さす。絵を使わないので、絵に表せない名詞の訓練も可能である。
3．STが提示する絵カードに対応する文字カードを指さす。
4．訓練目的や失語症の状態によって、文字は、漢字のみ、平仮名のみ、片仮名のみ、漢字と平仮名、平仮名と片仮名などに使い分ける。

Column

日常物品絵カード

　標準的な訓練単語として高頻度と思われる10個の単語を1組とし、20組200語について絵カードを対応する文字カードとともに用意しています。しかし、これはある程度標準的な訓練が行えるレベルの人を対象としたもので、重度であるほど考慮しなければならない点（訓練する単語数、カテゴリー、音節数、文字形態、失語症の人の興味、絵のわかりやすさなど）が多いため、カードもその人だけに使えるものを用意することになります。非常に重度の失語症の人には、訓練に絵カードが使えるかどうかを確認することも必要となるでしょう。

　なお絵カードは、ある程度写実的であるべきです。漫画的、抽象的、絵のタッチが個性的すぎるものは、何を示しているかが理解されにくかったり、子どもっぽいと不快感を感じさせることがあるようです。

C. 漢字単語の読解

3．漢字に対応する絵の選択

目　的　　漢字単語の読解の改善
適　応　　漢字の理解に重度の障害のある失語症者
使い方　　漢字に対応する絵を選び、○をつける。
特　徴　　○をつけるだけなので、模写が困難な人にも使える。
応　用　　文字の模写や文字を隠して自発書字、文字や絵を見て名称を言う、復唱などを行う。

文字に合う絵に○をつけましょう。

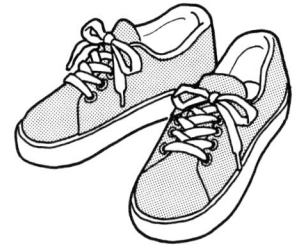
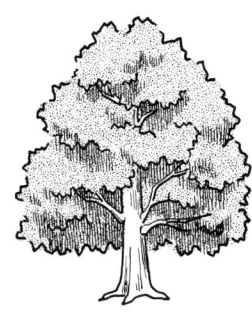

C. 漢字単語の読解

4．絵に対応する漢字の選択（1）

目 的 漢字単語の読解の改善
適 応 漢字の理解に重度の障害のある失語症者
使い方 絵に対応する漢字に○をつける。
特 徴
1．選択肢の数を少なくして、しかも意味的に離れた高頻度の具象語を使用している。
2．模写や線を引く必要がないので、取り組みやすい。

アドバイス
1．課題全体が目に入ると混乱するようであれば、1題ずつ切り離して提示するか、あるいは他の問題は紙で覆うなどして1題だけ見せて答えてもらう。
2．答え方の形式は、可能であれば模写でもよい。

応 用 答え合わせをした後（あるいは答え合わせをしながら）、必要に応じて以下のことを行う。
　　＊復唱、音読、呼称を行う。
　　＊自発書字の改善を目的に、絵に対応する文字の模写を行う。

絵に合う漢字に○をつけましょう。

絵			
(ご飯)	御飯	電車	鳥
(大根)	野球	窓	大根
(手)	手	夕日	鍋
(卵)	花火	車	卵
(猫)	扇子	猫	薬

名詞　理解

高頻度　重　中　軽

C. 漢字単語の読解

5．絵に対応する漢字の選択（2）

目　的　　漢字単語の読解の改善
適　応　　漢字の理解に重度の障害のある失語症者
使い方　　絵を見て対応する漢字を選び、線で結ぶ。
特　徴
1．意味的に離れた語を使用している。
2．絵と漢字単語を同数にして全部合うようにしてある。
3．模写の負担がないので取り組みやすい。
アドバイス
1．漢字に振り仮名をつけると理解しやすくなることもある。
2．選択肢の数を絵の数より多くして、ダミーを加えておくと、難しくなる。
応　用
1．答え合わせをした後、復唱や音読、呼称を行う。
2．自発書字の改善を目的に文字の模写を行う。

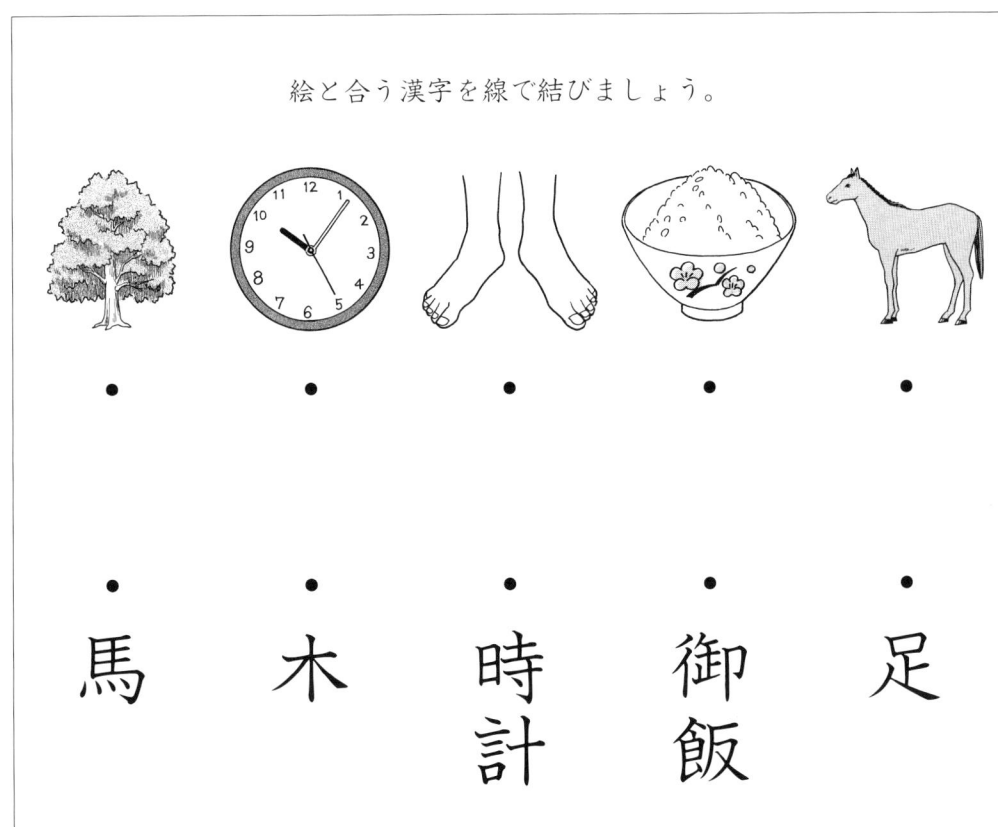

名詞 理解

関連教材 絵を見て対応する漢字を選び、（　）に書く。

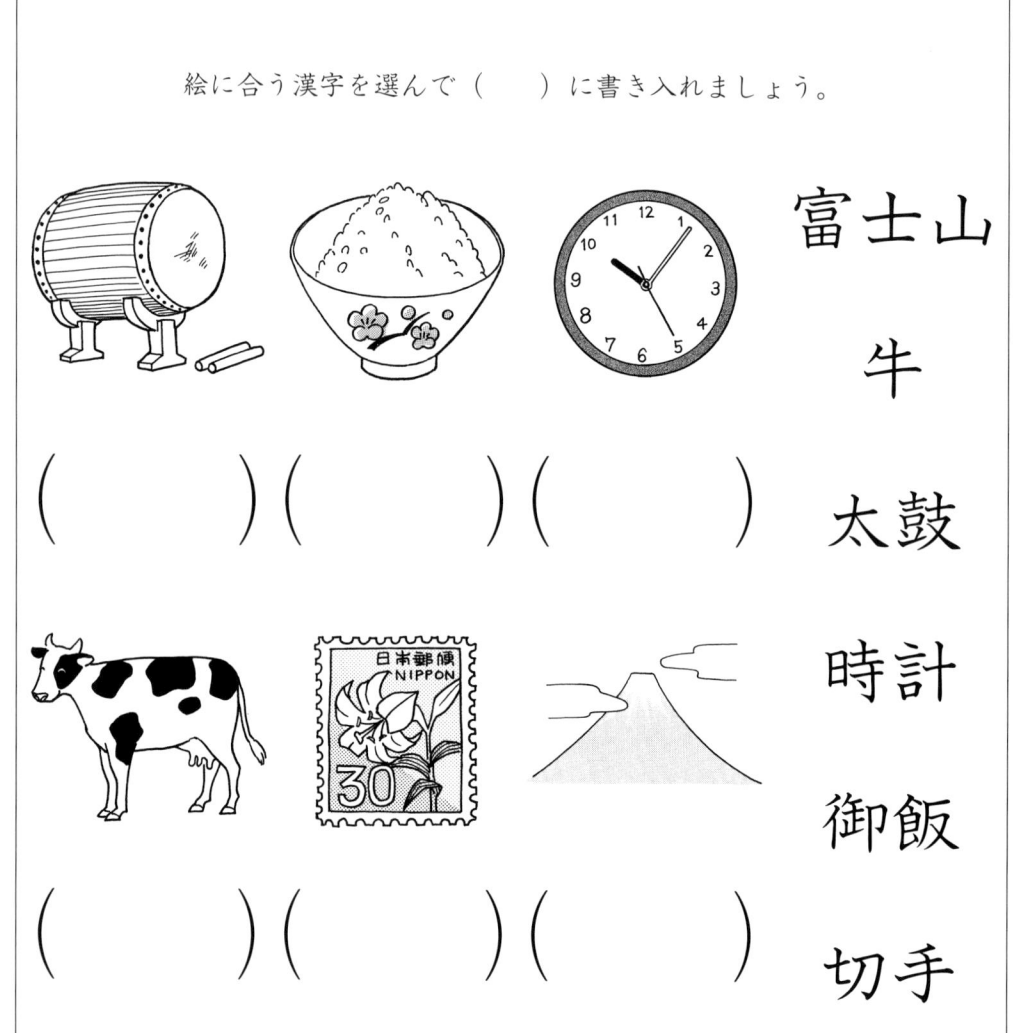

D. 漢字単語と平仮名単語の読解

6．絵に対応する漢字と平仮名の選択（模写）

目　的	漢字と平仮名単語の読解の改善
適　応	文字単語の理解に重度の障害のある失語症者
使い方	絵を見て対応する漢字と平仮名をそれぞれ1つずつ選び、絵の下に書き写す。
特　徴	漢字と平仮名を同時に練習する課題である。
応　用	答え合わせをした後、復唱や音読、呼称、自発書字を行う。

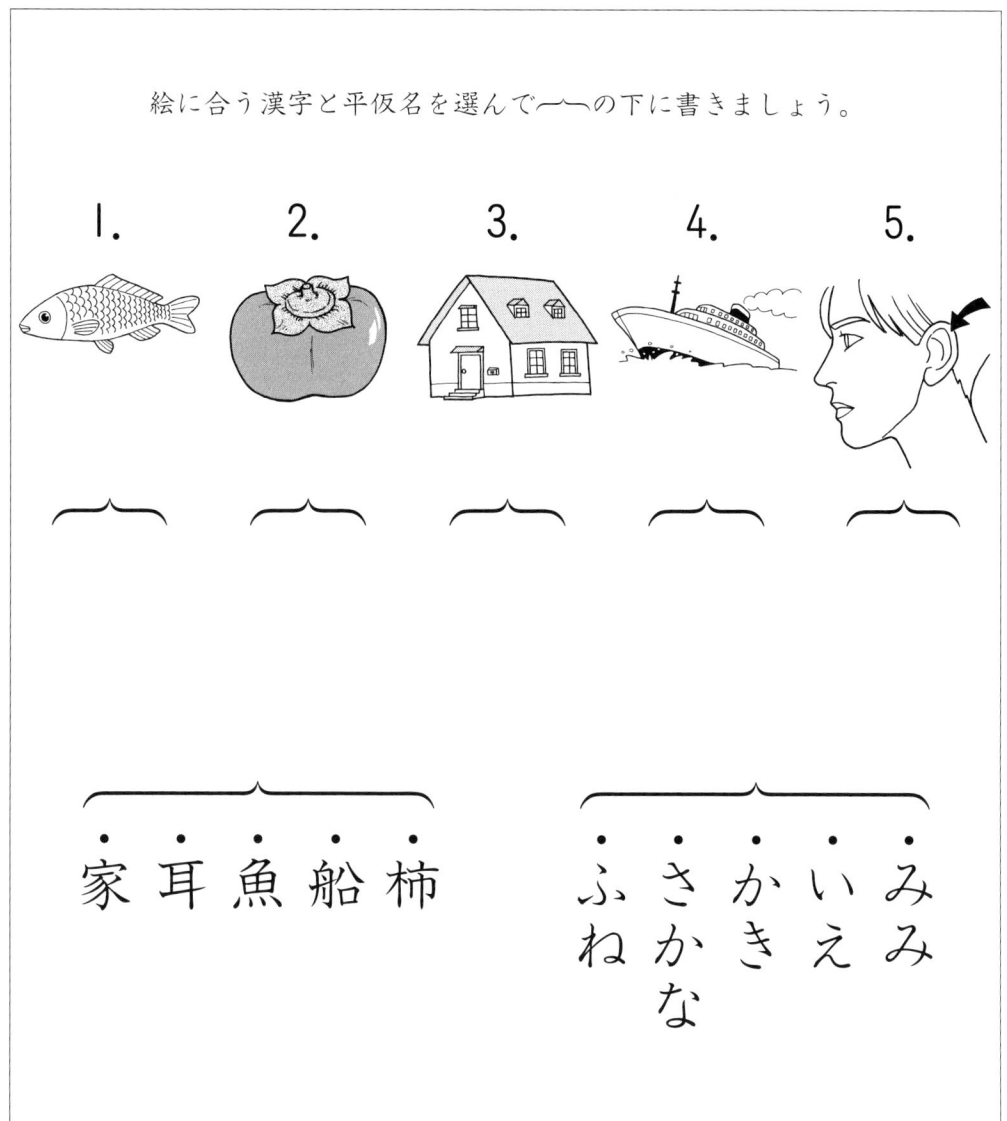

名詞 理解

重 中 軽

E. 漢字単語の読解

7．関連語の選択

目　的　漢字単語の読解の改善
適　応　漢字の意味理解に重度〜中等度の障害のある失語症者
使い方　左右２つの文字単語の間で、互いに意味的関連のある語を線で結ぶ。
特　徴　絵を使わず文字だけで意味を想起させる課題である。
アドバイス　読解が難しい場合には、STが読んで聞かせる。
応　用
1．選んだ理由を説明してもらう。
2．復唱や音読、模写を行う。
3．漢字の代わりに仮名を使う。
4．同義語、類義語、反対語の課題を同じような形式で作成することができる。

左右で関連のある語を線で結びましょう。

箸　・　　　・御飯

傘　・　　　・雨

正月・　　　・海水浴

夏　・　　　・お年玉

枕　・　　　・布団

選挙・　　　・投票

F. 単語のカテゴリー化

8．上位概念(カテゴリー)に含まれる単語の選択

目　的　　単語のカテゴリー化の能力の改善
適　応　　語の意味理解に障害のある重度〜中等度の失語症者
使い方　　3つの文字単語の中から、提示されたカテゴリーに属する単語を選び、(　　)に模写する。
特　徴　　絵を使わず文字だけで意味を想起させる課題である。
アドバイス　　文字だけでは意味をとりにくい場合は、STが音読したり、絵を見せたりして理解を助ける。
応　用
1．正誤の判定をした後、復唱や音読を行う。
2．聴把持の訓練として3つの文字単語の復唱を行う。
3．カテゴリー名を書いたカードを選択肢として並べ、STが言った、あるいは文字で提示した単語が含まれるカテゴリーを選ぶ。
4．カテゴリー課題としては他に以下の方法もある。
　＊バラバラに並べた、各カテゴリー3〜5枚程度の絵カードや文字カードをカテゴリー別に分ける。
　＊1つのカテゴリーの単語の中に別のカテゴリーの単語を入れ、それを見つけ出す。

次の語の中から、条件に合う語を選んで(　　)に入れましょう。

1．りんご、大根、鮭　　果物は？　　(　　　　)

2．バラ、松茸、犬　　　動物は？　　(　　　　)

3．鳩、イルカ、虎　　　鳥は？　　　(　　　　)

4．鯨、イカ、鮭　　　　魚は？　　　(　　　　)

5．寿司、蟻、ポット　　食べ物は？　(　　　　)

6．牛乳、シャツ、鞄　　着るものは？(　　　　)

名詞　表出

G. 呼称

9. 絵カードの呼称

高頻度 ⟨重⟩ 中 軽

目　的　呼称の改善
適　応　呼称が困難な失語症者
使い方　提示された絵カードを呼称する。

アドバイス
1．白黒のカードを使用するが、絵の認知が悪い場合には、色をぬったり、カラーのカードや写真カードを使用してみる。
2．絵はがき、新聞や雑誌の写真の切り抜き、情景写真なども利用できる。
3．呼称できない場合には、語頭音のヒントや意味的なヒントを与えたり、文字カードを添えて音読してもらう。
4．絵や写真をタブレットPCのアプリで取り込み、自習用にする。

応　用　絵カードに対応する漢字カード、仮名カードを作成し、音読、読解、模写に用いる。

Column

身の回りの注文書や申込書類を教材に

　40代後半の軽度失名詞失語の人。銀行で送金するため、書類を書こうとしましたが、名前のところに住所を書いてしまったり、金額の桁がずれてしまったり、記入もれがあったりして、何回も書き直さなければなりませんでした。書類の記入には言語力だけでなく、注意力、理解力、判断力など、さまざまな能力が同時に要求されます。一つひとつの記入項目は簡単でも、もれなく正確に書くことは難しいものです。
　その方にその書類を持ってきてもらったほか、他の銀行や郵便局の書類も集めて訓練を行ってみました。次に銀行に行ったときには書類をスムーズに書けました。
　金融機関だけでなく、役所では住民票や戸籍の書類、駅では切符や定期券の申込書、デパートや宅配便では配送の依頼書、果ては通信販売の申込書に至るまで、社会生活に必要な書類はいろいろあります。しかも、こうした書類は、生きた教材が身の回りで簡単に手に入ります。住民票の写しをもらいましょうとか、友人にプレゼントを配送してもらいましょうとか、通信販売で注文してみましょうとか、いろいろな場面を想像して楽しみながら実践的な訓練をすることができます。

高頻度 〈重 中 軽〉

G. 呼称

10. 同一語頭音の絵の呼称

目　的　呼称の改善
適　応　呼称に重度〜中等度の障害があり、語頭音のヒントが効果的な失語症者
使い方　同一語頭音の複数の絵を呼称する。
特　徴　どれか1語を呼称できれば、その単語の語頭音が他の絵の呼称のヒントになる。

アドバイス
1. 呼称が困難な場合、ヒントを与える。
   * 仮名文字の音読が可能なら、右上の○の中に語頭の仮名文字を書き入れ、語頭1文字の音読を手がかりにする。
   * 語のモーラ数を黒丸で示す。
   * どれか1つの絵の名称を教える。
2. 絵にない他の同一語頭音の言葉を言ってもらう（「14. 語頭音別語想起」を参照）。

応　用　仮名の練習ドリルとして、絵に対応する仮名を書いてもらう。

名詞

表出

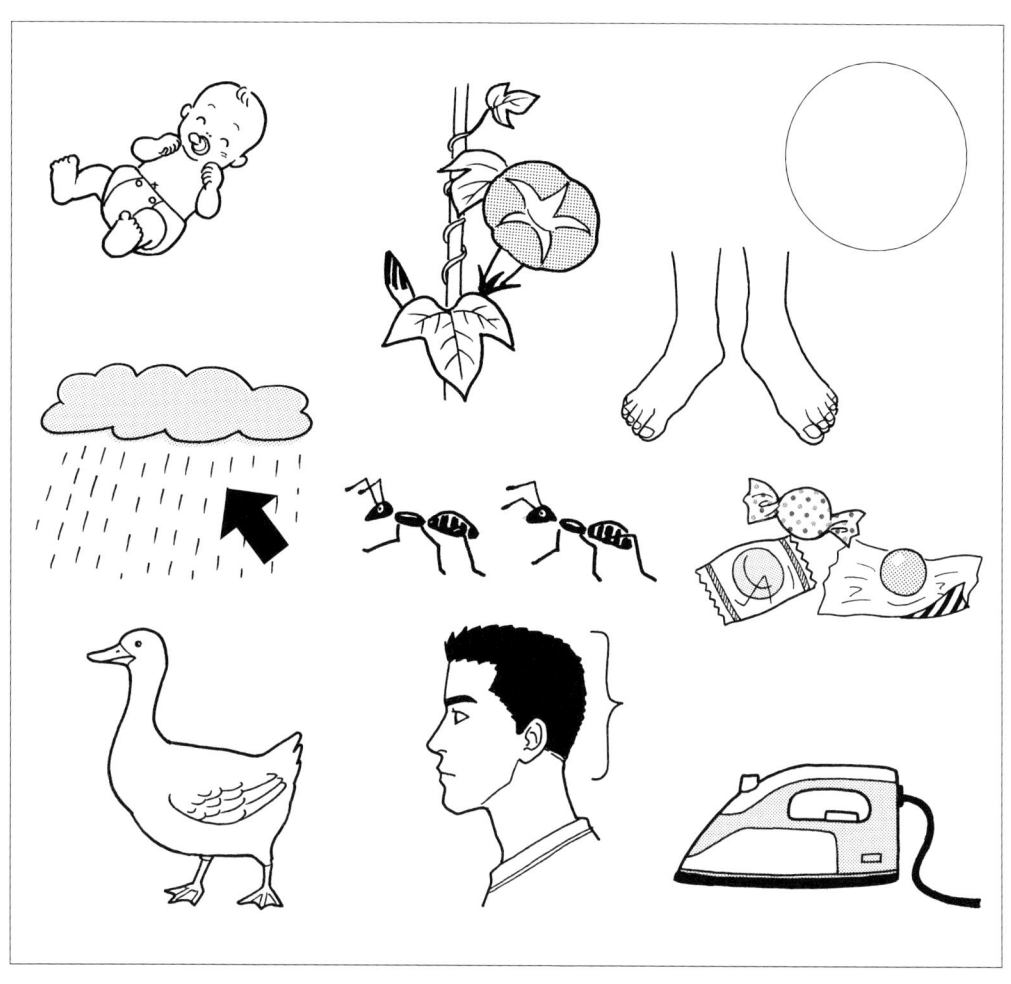

G. 呼称

11. しりとり式呼称

目　的　呼称の改善
適　応　呼称に重度〜中等度の障害があり、語頭音のヒントが効果的で、ある程度仮名が書ける失語症者
使い方　1枚に8語の絵がしりとり式に並べてある。前の単語の語尾の1音を手がかりにして、次の単語の絵を呼称し、名称を仮名で書く。
特　徴　前の単語の語尾の1音が次の単語の語頭音になり、最後の言葉は「ん」で終わる。
アドバイス　呼称できない場合は、前の単語の語尾を確実に抽出させ、何度か繰り返して言ってもらう。
応　用　仮名文字を書き入れた後、音読を行う。

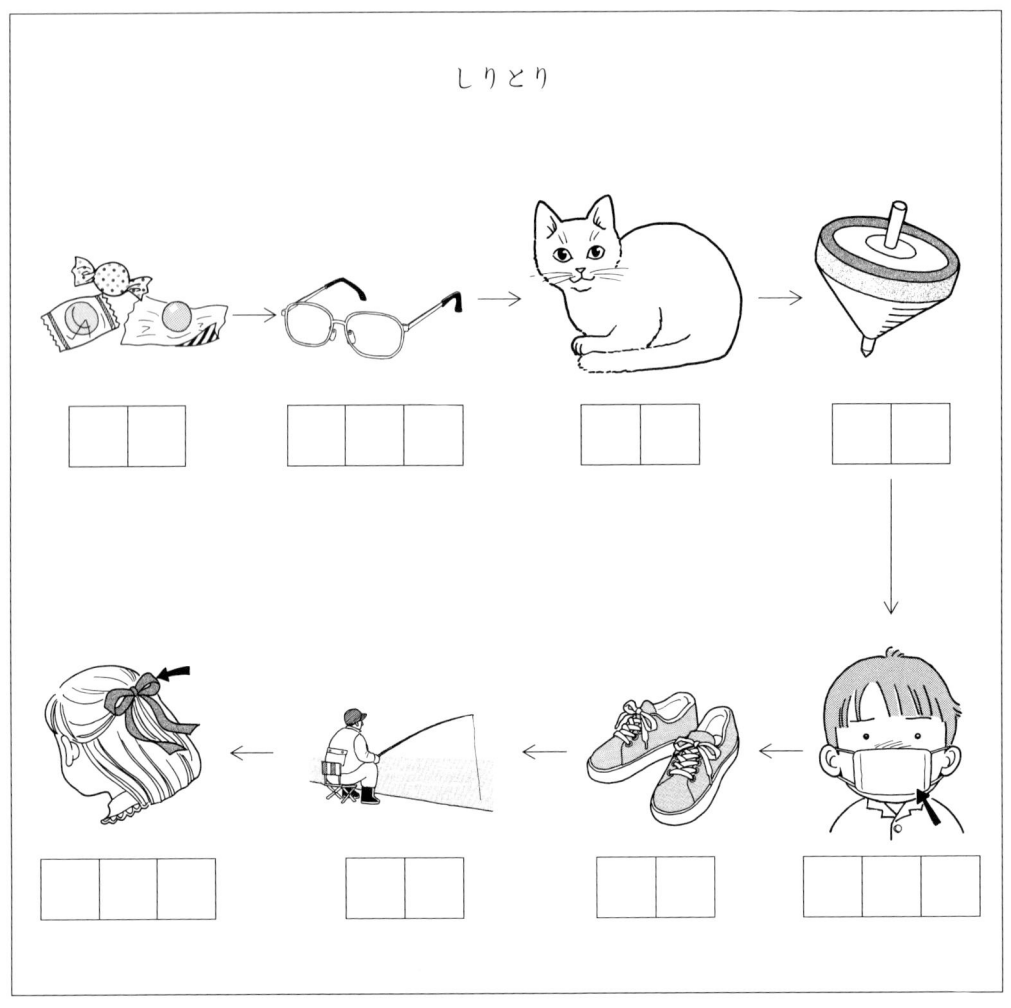

〈重 中 軽〉

G. 呼称

12. 対になった2つの絵の呼称

目 的 呼称の改善
適 応 呼称に中等度の障害のある失語症者
使い方 2つの絵を呼称する。
特 徴 意味的に関連のある絵カードをペアにしてあるので、片方の絵が呼称できれば、他方の絵の呼称が容易になる。

アドバイス 想起が困難な場合には以下のことを行う。
 ＊「バットと……」のように片方の名称をSTが言って、他方の絵の呼称を促す。
 ＊「野球をするときに使う物」のように説明的なヒントを与える。
 ＊文字単語の選択肢を用意しておき、選択肢から選ぶ形にする。
 ＊切り離して1題ずつ示す。

応 用
1．対語の復唱練習をする。
2．呼称の後、名称を書き、音読する。
3．文にして言う。
 ＊各絵の名称を含む文をSTが言い、復唱してもらう。
 ＊各絵の名称を含む文を作って言ってもらう（例：靴下をはいて、それから靴をはいた）。

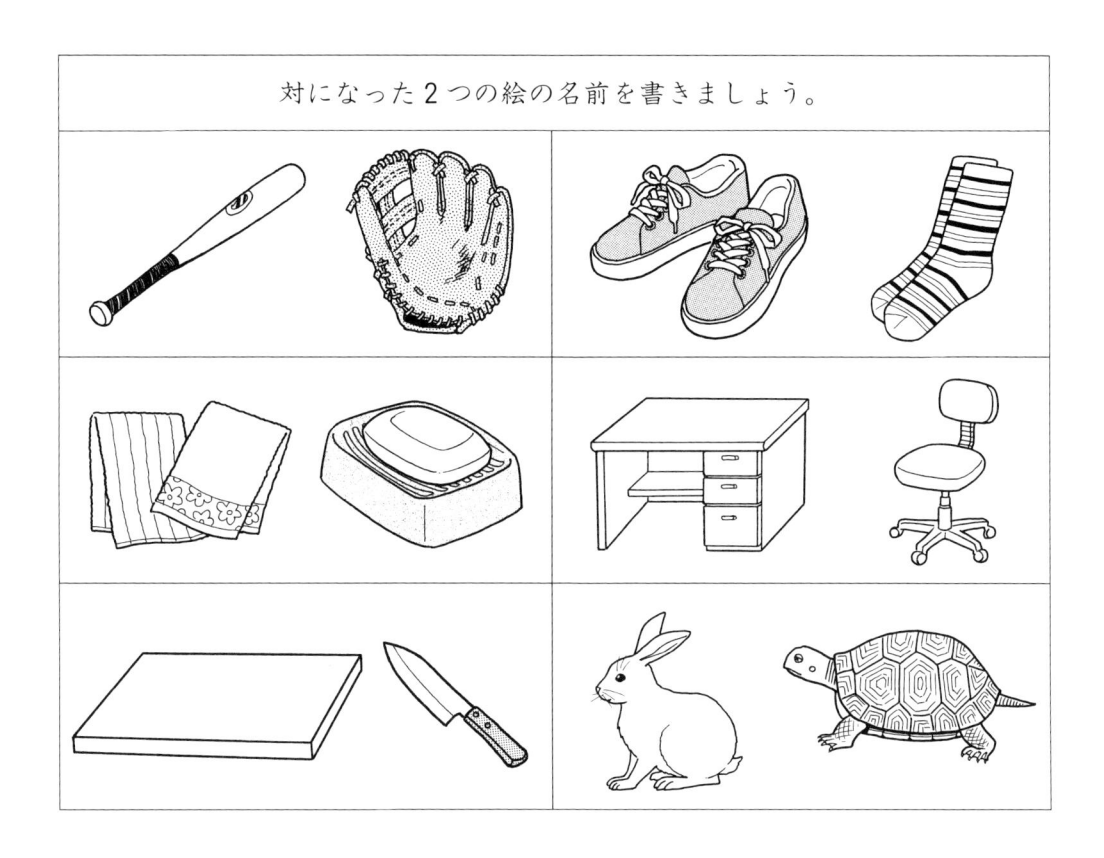

対になった2つの絵の名前を書きましょう。

名詞

表出

| 重 | 中 | 軽 |

H. 語想起

13. 3つのヒントに関連する名詞の想起

目 的 語想起の改善
適 応 語想起に中等度～軽度の障害のある失語症者
使い方 3つの単語を聞かせ、それに関連のある名詞を言わせる。
特 徴 語の連想を手がかりに喚語を促進する。
アドバイス 喚語が困難な場合は、以下のことを行う。
　＊各単語を1つずつ復唱させ、その後で再度喚語を促す。
　＊各単語について思いつくことを話してもらい、その過程で喚語に結びつくのを待つ。
　＊選択肢から答えを選ぶ形にする。
応 用
1．（　　）の中に答えを書く。
2．連想された言葉をもとに、話題を展開させ、会話を行う。

次の言葉から何を思い出しますか。

1.　　初日の出　　お雑煮　　年賀状　　　　　（　　　）
2.　　3月3日　　白酒　　雛人形（ひな）　　　　（　　　）
3.　　5月5日　　鯉のぼり（こい）　　かしわ餅（もち）　（　　　）
4.　　7月7日　　天の川（あま）　　笹（ささ）　　　（　　　）
5.　　ラジオ体操　　絵日記　　海水浴　　　　（　　　）
6.　　帰省（きせい）　　御先祖様（ごせんぞさま）　　迎え火（むかび）　（　　　）
7.　　中秋（ちゅうしゅう）　　すすき　　お団子　　　（　　　）
8.　　お墓参り　　おはぎ　　春と秋　　　　（　　　）
9.　　騎馬戦（きばせん）　　リレー　　玉入れ　　　（　　　）
10.　ツリー　　サンタクロース　　ケーキ　（　　　）

名詞　表出

H. 語想起

14. 語頭音別語想起

目 的 語想起の改善
適 応 語想起に中等度〜軽度の障害のある失語症者
使い方 特定の音で始まる言葉を一定時間にたくさん想起して書く。

アドバイス
1．語彙数の多い音から始める。
2．発語失行を伴う人では発音のしやすい音から始める。
3．文字を書くことが困難な場合には、口頭で表出できた単語をSTが書き、それを模写する。

応 用 訓練のときに口頭で想起させ、書字を宿題にする。

「あ」で始まる言葉をできるだけたくさん書いてください。

（例：雨、足、青、朝顔、歩く）

1.	11.
2.	12.
3.	13.
4.	14.
5.	15.
6.	16.
7.	17.
8.	18.
9.	19.
10.	20.

H. 語想起

15. カテゴリー別語想起

目 的 語想起の改善
適 応 語想起に中等度～軽度の障害のある失語症者
使い方 同一カテゴリーの言葉を一定時間にたくさん想起して書く。
アドバイス 文字を書くことが困難な場合には、口頭で表出できた単語をSTが書き、それを模写する。
応 用 訓練のときには口頭で想起させ、書字を宿題にする。

野菜の名前をできるだけたくさん書いてください。

1.	11.
2.	12.
3.	13.
4.	14.
5.	15.
6.	16.
7.	17.
8.	18.
9.	19.
10.	20.

関連教材　複数のカテゴリー名を1枚のシートに列挙し、各カテゴリーに属する言葉を3つずつ想起して言ってもらう。あるいは書いてもらう。

以下のカテゴリーに含まれる言葉を3つ書いてください。

[　動　　物　]　_____　　_____　　_____

[　都道府県名　]　_____　　_____　　_____

[　文　房　具　]　_____　　_____　　_____

[　台所用品　]　_____　　_____　　_____

[　乗　り　物　]　_____　　_____　　_____

[　職　　業　]　_____　　_____　　_____

[　国　　名　]　_____　　_____　　_____

[　知人の名前　]　_____　　_____　　_____

名詞　表出

〈重 中 軽〉

名詞　表出

H. 語想起

16. 特定の目的に必要な物品の想起

目 的　語想起の改善
適 応　語想起に中等度〜軽度の障害のある失語症者
使い方　特定の目的（あるいは特定の場合）に必要な物品名を想起してもらう。
アドバイス　想起が難しい場合には、関連するカテゴリー（衣類、整容に使う品など）をSTがヒントとして挙げる。

旅行に出かけるときに準備するものを思い出して書いてください。

1.	11.
2.	12.
3.	13.
4.	14.
5.	15.
6.	16.
7.	17.
8.	18.
9.	19.
10.	20.

その他の課題の例
＊子どもが小学校へ入学するときにそろえる品物
＊子ども連れで海水浴へ行くときにそろえる品物
＊近所の人をお茶に誘うときに用意したいもの
＊朝会社へ出かけるとき、持っていくもの

関連教材　特定の機会にしたいことを挙げてもらう。
　＊夏休みが1週間あったら、その間にしたいこと。
　＊京都へ数日間行くとしたら、見たい場所、食べたいもの、したいこと。
　＊外国からのお客を接待する場合、案内したい場所やごちそうしたいもの。

H. 語想起

17. 3つの名詞からのカテゴリー名の想起

目 的 語想起の改善
適 応 語想起に中等度〜軽度の障害のある失語症者
使い方 3つの単語に共通するカテゴリー名を想起し、（ ）内に書く。
アドバイス
1．具象的なカテゴリー名を想起させる問題から、抽象的なカテゴリー名を想起させる問題まで作っておくと、喚語障害の比較的重度の人から、軽度の人まで使える。
2．自発的な想起が困難な場合は、選択肢から選ぶ形にする。
応 用 下位項目を絵カードや文字カードにして、カテゴリー名を文字カードにして、カード分類課題にする。

次の各語は、何の仲間でしょうか。（ ）に書きましょう。

例：みかん、りんご、バナナ　　　（　果　物　）

1．白菜、なす、トマト　　　　　（　　　　　）

2．犬、ライオン、キリン　　　　（　　　　　）

3．バス、飛行機、船　　　　　　（　　　　　）

4．ひまわり、朝顔、バラ　　　　（　　　　　）

5．たんす、椅子、テーブル　　　（　　　　　）

6．たい、さんま、まぐろ　　　　（　　　　　）

7．松、柳、杉　　　　　　　　　（　　　　　）

8．スカート、ズボン、背広　　　（　　　　　）

9．赤、緑、黄　　　　　　　　　（　　　　　）

10．ケーキ、せんべい、チョコレート　（　　　　　）

名詞　表出

関連教材　固有名詞から想起させるカテゴリー名を職業、業種、スポーツ、自然、政治、交通など関連するジャンル別にまとめて作成するのもよい。このサンプルは「自然」に関連させて作成したものである。

次の各語は、何の仲間でしょうか。（　　）に書きましょう。

例：富士山、谷川岳、槍ヶ岳　　　　　　　（　山　）

1．利根川、信濃川、吉野川　　　　　　　（　　　）

2．琵琶湖、霞ヶ浦、十和田湖　　　　　　（　　　）

3．華厳の滝、白糸の滝、袋田の滝　　　　（　　　）

4．雲仙普賢岳、大島三原山、浅間山　　　（　　　）

5．草津、別府、箱根湯本　　　　　　　　（　　　）

Column

「生きた」フリートーキング

　私が実習生だったとき、スーパーバイザーの先生が失語症の方とみごとなフリートーキングをされたことが印象に深く残っています。

　その方は一人で外来通院されておられましたが、失語症（ウェルニッケタイプ）は決して軽くはありませんでした。その方が予約の時間をだいぶ過ぎて来室され、入って来られるなり、遅れた理由を説明しようとされました。たくさんの言葉を使って話されるのですが、肝心の何が起こったのかという事情がさっぱり伝わってきません。先生は焦って話そうとするその方を落ち着かせ、家を出てから病院に来るまでのことを一つひとつ、メモを取りながら尋ねていかれました。そして30分以上の時間をかけて、ようやく遅れた理由が明らかになってきました。その頃には先生がメモを取られていたA4の用紙いっぱいに、失語症の方の話された言葉が図解つきで順序よく整理されて並んでいました。話し終わったところで、先生はそのメモ用紙をその方に見せて確認をされました。その方はメモをご覧になり、自分がこれほどたくさんのことを伝えられたということに驚き、非常に勇気づけられた様子でした。結局、その日は課題を行う時間はなくなってしまいましたが、その方にとっては得るものの大きいセッションだったに違いありません。

　課題も大切ですが、特に外来でいらっしゃる場合は、現実の場面で遭遇するコミュニケーション訓練のチャンスを生かすように、また失語症の方に「来てよかった、またがんばろう」という気持ちで帰っていただけるように心がけたいものです。

H. 語想起

18. 語連想による語想起

目 的 語想起の改善
適 応
1. 語想起に中等度～軽度の障害があり、ある程度語連想の可能な失語症者
2. 喚語は可能だが、発語失行や麻痺性構音障害のために発話が不明瞭で、相手にわかるように発音練習をする必要のある人

使い方 STがある言葉を言い、次にそれに関連のある言葉を失語症者に言ってもらい、連想された言葉を交互に言っていく。
特 徴 自由に連想していくので、予期せぬ言葉が想起されることがある。
アドバイス
1. 聞き取りが悪い場合もあるので、言葉は紙やホワイトボードに書いたほうがよい。
2. 順番どおりでなく、途中のどの言葉からも枝を出してよいことにする。

応 用
1. 最初の言葉だけをSTが紙に書き、その後の連想語は宿題とする。
2. となり合った単語の共通点を挙げてもらう。

```
                          夏（対象者） → 蟬（ST） → とんぼ（対象者）→…
                              ↑
                          ひまわり（ST）
                              ↑
  バナナ（ST） → 黄色（対象者） → 信号（ST） → 自動車（対象者）
                                                        ↓
                                                    トヨタ（ST）
                                                        ↓
                                                    輸出（対象者）
                                                        ↓
  … ← 自由の女神（ST） ← ニューヨーク（対象者） ← アメリカ（ST）
```

名詞 表出

名詞 表出

H. 語想起

19. 反対語・対語の想起

目 的 語想起の改善
適 応 喚語に中等度～軽度の障害のある失語症者
使い方 課題の語の反対語・対語を選択肢から選んで（　）に書く。
特 徴 反対語の対なので、比較的連想されやすい。

アドバイス
1．選択肢を見ずに反対語・対語を言う。
2．選択肢の数を減らすと、重度の失語症者にも使える。

応 用 名詞以外の品詞（形容詞、動詞など）の教材も作成する。

反対語や対語を下から選んで（　）に記入しましょう。

戦争　（　　　　）

南　　（　　　　）

単純　（　　　　）

身内　（　　　　）

父　　（　　　　）

過去　（　　　　）

質問　（　　　　）

　　母　　複雑　　未来　　回答
　　北　　他人　　平和

関連教材

関連教材１：１文の中に反対語や対語が出てくる。（　）にあてはまる適当な言葉を想起するか、または選択肢の中から選んで記入する。

名詞　表出

（　　）にあてはまる適当な言葉を下の欄から選んで書いてください。

１．お父さんは男で、お母さんは（　　　）。

２．青信号は進めで、（　　　）信号は止まれ。

３．先月は赤字を出したが、今月は（　　　）だった。

４．雨季が終わって、（　　　）になった。

５．嘘から出た（　　　）。

６．乳歯が抜けて、（　　　）が生えてきた。

７．最初から（　　　）まで一気に読んだ。

８．１年中で昼間の時間が一番長いのが夏至で、短いのが（　　　）だ。

> 永久歯　　赤　　誠　　冬至　　女　　乾季　　最後　　黒字

関連教材２：反対語や対語でできた熟語や句について、音読や仮名振り、書き取りを行う。

次の熟語の読み仮名を（　　　）の中に書いてください。

紅白　　　　　　（　　　　　　）

善悪　　　　　　（　　　　　　）

罪と罰　　　　　（　　　　　　）

戦争と平和　　　（　　　　　　）

犬猿の仲　　　　（　　　　　　）

25

名詞 表出

〈重 中 軽〉

H. 語想起

20. 環境音のヒントによる名詞の想起

目 的 語想起の改善

適 応 呼称に重度〜中等度の障害のある失語症者

使い方 環境音（ものの音や鳴き声などを録音したもの）を聞かせて、その名称を言ってもらう。

特 徴 聴覚的な記憶の連想を手がかりにして、呼称を促進する。

アドバイス

1．聴覚的理解力が重度に障害された失語症者に聴覚的理解力の訓練を行う場合に、ものの名称とともにそのものの音を聞かせ、該当する絵を指してもらう。

2．環境音のCDなどを編集して教材を作る。

応 用 擬声語を聞かせ、その名称を言ってもらう。

Column

コミュニケーションを楽しむ

　外来のYさんは重度の運動性失語です。昨年4年ぶりに来院され、再び訓練に取り組まれるようになりました。発症からすでに8年経ち、70代に入っておられました。機能的に大きな変化はありません。有意味な言葉を発することは困難ですが、日常の流れに沿った言葉の理解は何とか可能です。また病前の仕事柄プライドがとても高い方で、家族との交流は少なく、食事以外の時間をほとんど自室でテレビを流しながら過ごしていらっしゃいます。これらのことから、一般的な言語訓練ではなく、Yさんのもっている言語能力を駆使し、コミュニケーションを楽しむことを訓練の目標としました。

　Yさんは家では朝5時に起きて、2種類の新聞に目を通されます。「内容がわかりますか」と聞くと、「少し」といった身振りをされます。そこで文字理解の訓練を兼ねて、新聞を利用したフリートーキングを試みることにしました。Yさんの好きなスポーツから始めてみました。するとなかなか反応がよいのです。

・広島カープは、○対○で勝った。
・相手球団はどこでしたか。
　①中日　②巨人　③阪神

などの質問に、指さしや身振り、書字などで答えられます。自分の興味のある記事は、指さしに表情と身振りがついて表現され、Yさんの伝えたいという気持ちが十分に伝わってきます。社会面へ話題を広げると、地元の身近な話題には大きくうなずかれます。テレビを通して大まかな情報は何度も入っていること、本人の関心があること、タイムリーであること、これらがその反応のよさとなって表れたと考えられます。新聞を通して話題を共有し、Yさんの気持ちに共感できたことで、当初の目的が十分果たせたと思いました。次はこれを他の失語症の方や家族との間に広げられたらと思っています。

高頻度 ｜ 重 ｜ 中 ｜ 軽

I. 特定のカテゴリーの呼称

21. 身体部位の呼称

名詞　表出

目　的　特定のカテゴリーの呼称の改善
適　応　身体部位の呼称が困難な失語症者
使い方　選択肢をヒントにして、身体部位の名称を言う。
応　用
1．身体部位の名前を選択肢から選んで書く。
2．絵に描かれたもの以外に実際の体の部分の名称を言う。
3．身体部位の名称を聞いて、絵を指す。
4．身体部位の名称を聞いて、自分の身体部位を指す。
5．「目を閉じてください」「目を開けてください」「手を挙げてください」「口を開けてください」などの口頭での指示に従う。

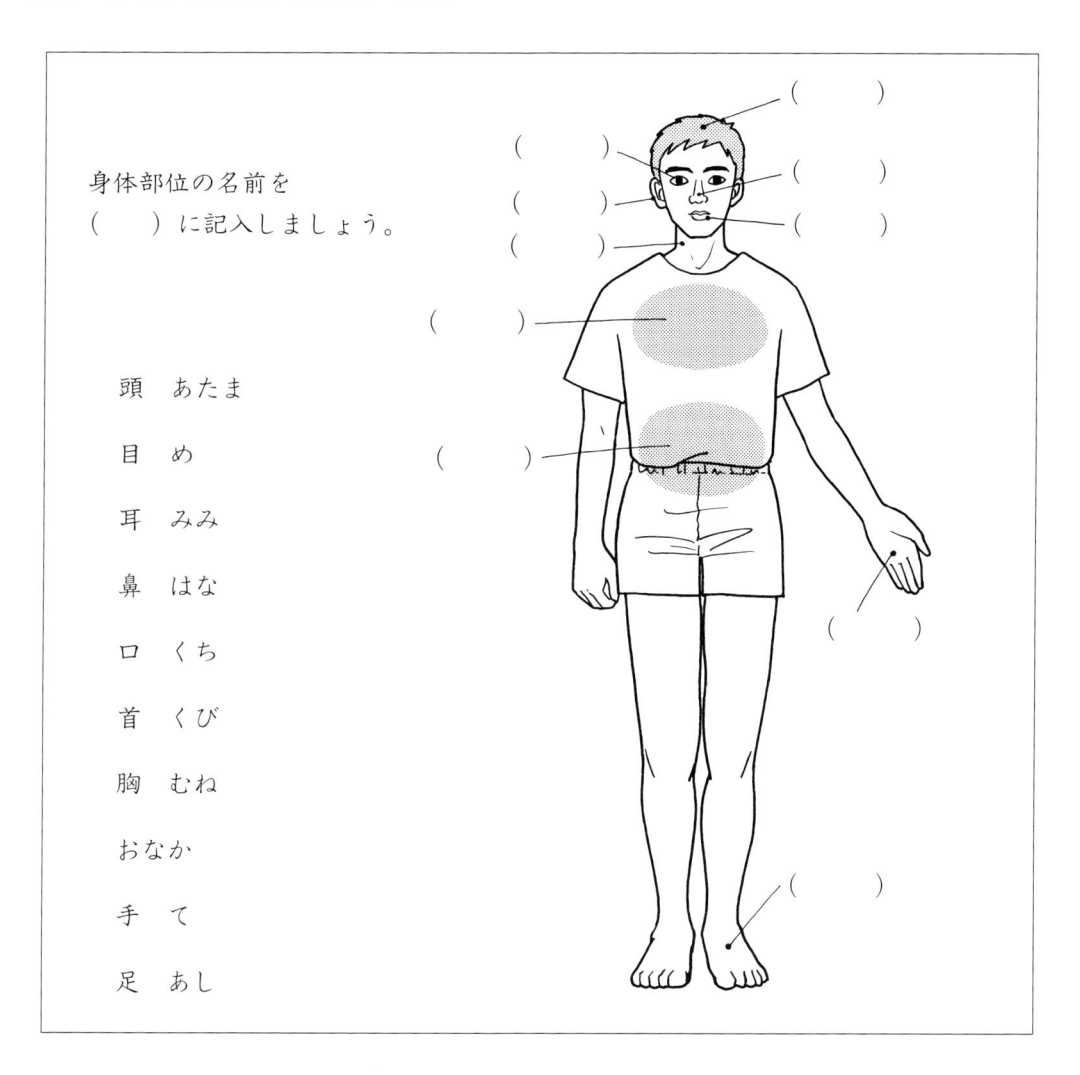

身体部位の名前を（　　）に記入しましょう。

頭　あたま
目　め
耳　みみ
鼻　はな
口　くち
首　くび
胸　むね
おなか
手　て
足　あし

27

名詞 表出

関連教材 慣用句の中で用いられる身体部位名を喚語してもらう。あるいは選択肢から答えを選んで書いてもらう。

（　　）にあてはまる適当な言葉を下の欄から選んで書いてください。

1．（　　）ざとい人だ。

2．（　　）約束は当てにならない。

3．（　　）持ちならない人だ。

4．相手の主張に（　　）を傾ける。

5．息子の行状に（　　）をやいている。

6．彼には（　　）が上がらない。

7．借金で（　　）が回らない。

8．彼の能弁には（　　）を巻いてしまった。

> 口　舌　手　頭　目　耳　首　鼻

高頻度 ｜重｜中｜軽

Ⅰ. 特定のカテゴリーの呼称

22. 地名の呼称

目　的　特定のカテゴリーの呼称の改善
適　応　地名の呼称に中等度～軽度の障害のある失語症者
使い方　日本地図の白地図を見ながら、都道府県名を言う。

アドバイス
1．難しい場合には示し都道府県名を別紙のリストにし、それをヒントに地図の都道府県名を言う。
2．重度の人の場合、関係の深い地名（居住地、出身地など）の呼称を行う。

応　用
1．地名のリストを見て、地図に地名を書き入れる。
2．国名、都市名、区名、町名、電車の路線名、駅名などの練習も実用的である。
3．都道府県名を音読する。
4．テレビや新聞のニュースに出てきた地名を地図で確認しながら自由に会話をしたり、地名を書く練習をする。
5．日本地図のジグソーパズルなどは、重度の人にも適している。
6．各都道府県の名所や名物を挙げる。

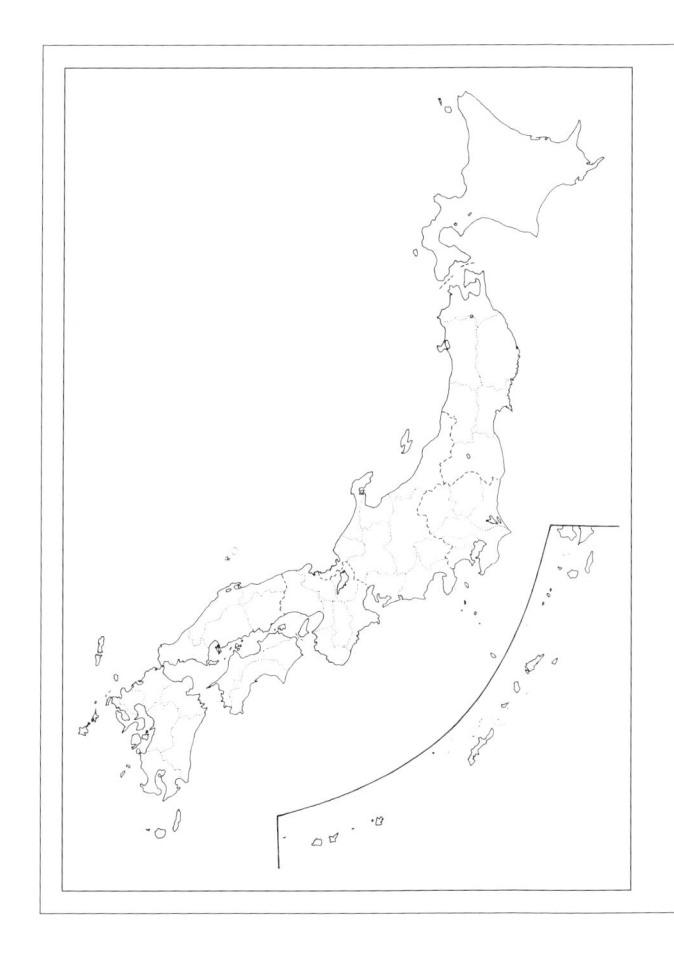

名詞　表出

①北海道
②青森県
③秋田県
④岩手県
⑤山形県
⑥宮城県
⑦福島県
⑧群馬県
⑨栃木県
⑩茨城県

名詞 / 手がかりによる表出

高頻度 | 重 | 中 | 軽

J．呼称

23．修飾する語や句を手がかりとする呼称

目 的 呼称の改善
適 応 呼称に重度の障害があり、語や句のヒントが有効な失語症者
使い方 名詞を修飾する語や句をSTが読みながら、次に続く名詞の呼称を促す。
特 徴 目標となる名詞が出やすくなるような修飾語や句がヒントに用いられている。

アドバイス
1．重度の人の場合は、STが修飾する言葉を読み、さらに語頭音ヒントを与えて、呼称を導く。
2．音読が可能な人の場合は、ヒントを自分で音読しながら呼称を引き出す。
3．自力で修飾部分を読んで呼称できるようになったら、文字を隠して純粋な呼称課題としてもやってみる。

応用
1．絵の下に（　）をつけ、呼称ができたらそこに文字を記入するという課題を加えてもよい。
2．喚語できるようになったら、それを使って文を作る。
　例：「友人と魚を釣った」「魚を料理する」など。

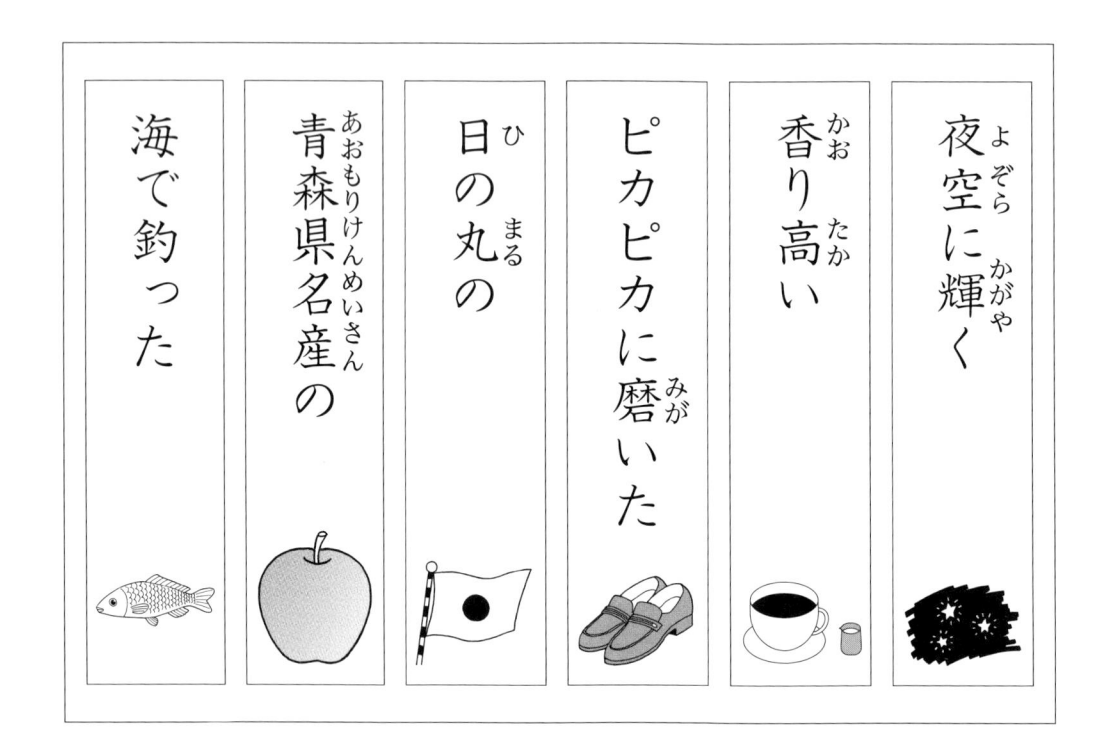

| 夜空（よぞら）に輝（かがや）く | 香（かお）り高（たか）い | ピカピカに磨（みが）いた | 日（ひ）の丸（まる）の | 青森県名産（あおもりけんめいさん）の | 海で釣った |

30

高頻度 〈重 中 軽〉

J. 呼称

24. 後に続く動詞を手がかりとする呼称

名詞 手がかりによる表出

目 的 呼称の改善
適 応 呼称に重度〜中等度の障害のある失語症者
使い方 述部の動詞をヒントに絵を呼称する。
特 徴 名詞と対になるような関連性の高い動詞を組み合わせて、文単位で練習することにより、呼称を強化する。

アドバイス
1．自力で呼称できない場合は、STが後に続く文を読みながら呼称を促す（例："……を食べる"）。それでも困難な場合は、語頭音ヒントも与えて呼称を促す（例："ご……を食べる"）。その後、徐々に自力での呼称に進む。
2．書字のほうが良好な場合は、単語書字をしてから音読の形で発語し、しだいに呼称へ導く。

応 用
1．答えを書いた後、文の音読をする。
2．STが文を読んで、復唱や書き取りをする。

絵の名前を言ってから（　　）に記入しましょう。

絵	文
（杖）	（　）をついて歩（ある）く
（靴）	（　）をはく
（上着）	（　）を着（き）る
（水）	（　）を飲（の）む
（ご飯）	（　）を食（た）べる

J. 語想起

25. 文脈に適した名詞の想起

目 的 語想起の改善
適 応 喚語に中等度〜軽度の障害のある失語症者
使い方 文脈に適した名詞を想起して、文中の（　）に記入する。
特 徴 当てはまる名詞は1つではないので答えやすい。
応 用
1．答えを記入した後、文の音読練習をする。
2．STが文を読んで、復唱や書き取りをする。
3．答えの名詞を形容する言葉を引き出すような質問をして、より具体的な語想起練習をする（例：誰のセーター？→子どものセーター、どんな傘？→花柄の傘、など）。

例題：デパートで（　　）を買った。

答えの例：セーター、傘

1．学校で（　　）を勉強した。

2．駅で（　　）に会った。

3．コップで（　　）を飲んだ。

4．母に（　　）をプレゼントした。

5．久しぶりに（　　）へ行った。

J. 語想起

26. ことわざの中の名詞の想起

目　的　語想起の改善
適　応　喚語に中等度〜軽度の障害のある失語症者
使い方　ことわざの一部分を読んで、（　）に当てはまる名詞を想起して記入する。
特　徴
1．ことわざは、年齢の高い人には比較的なじみが深く、一般の名詞想起は難しくても、ことわざならできるという人もいる。
2．ことわざのはじめをリズムをつけて言うと、自然に後が出てくる人も少なくない。
アドバイス
1．はじめの部分がヒントになることが多いので、なるべく後半の名詞を想起する問題にする。
2．名詞部分だけでなく、ことわざの後半をすべて（　）にして答えてもらう。
3．重度の人に使う場合は、答えを選択肢から選んでもらう。
応　用
1．答えを記入した後、音読練習をする。
2．STがことわざを読んで、復唱や書き取りをする。
3．ことわざの意味をたずねて説明を促したり、一緒に考えたりする。

（　）に言葉を入れて、ことわざを完成させましょう。

1　犬も歩けば（　　　）に当たる

2　おぼれるものは（　　　）をもつかむ

3　勝って（　　　）の緒をしめよ

4　暑さ寒さも（　　　）まで

5　弘法も（　　　）の誤り

6　親しき中にも（　　　）あり

7　火のないところに（　　　）は立たぬ

8　能ある鷹は（　　　）を隠す

9　一寸の虫にも（　　　）の魂

10　井の中の蛙（　　　）を知らず

名詞　手がかりによる表出

関連教材　慣用句の中の名詞の想起

　ことわざの課題と同様の目的・方法で、慣用句についても問題を作ることができる。ことわざに比べると、やや難しい課題である。また、病前の知識による個人差が大きいので、適応を考えて使う必要がある。

（　　　　）の中に言葉を入れてください。

1．医者もついに諦（あきら）めて、（　　　　）を投げた。

2．悪の道から（　　　　）を洗う。

3．借金で、（　　　　）が回らない。

4．君でも病気をするとは、（　　　　）の攪乱（かくらん）だね。

5．彼女の声は（　　　　）の泣くような声で、よく聞こえない。

6．親の残した財産は僅（わず）かで、（　　　　）の涙です。

7．びっくりして、（　　　　）が抜ける。

8．そんなに緊張しないで、（　　　　）の力を抜きなさい。

9．うちの庭はとても狭くて、まるで（　　　　）の額だ。

10．孫はとてもかわいくて、（　　　　）の中に入れても痛くない。

高頻度 | 重 | 中 | 軽

J. 語想起（選択）

27. 動作絵に含まれる名詞の選択

目　的　語想起の改善
適　応　喚語に重度〜中等度の障害がある失語症者
使い方　動作絵と説明文を見て、（　）に当てはまる名詞を選択肢の中から選んで模写する。
特　徴　動作絵、説明文、選択肢という3種の手がかりから正しい名詞を選択する方法で、手がかりの多い課題といえる。

アドバイス
1．選択肢を省き、想起という形で行う。
2．模写に苦労する人の場合は、選択肢を用紙の上部に書いたほうが模写しやすい。

応　用
1．答えを記入した後、文の音読や復唱も行う。この場合説明文の長さが用紙ごとにそろっていると、練習に便利である。
2．何回か音読をさせてから説明文を隠し、自力で動作絵の説明をしてもらう。

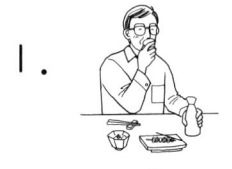

名詞　手がかりによる表出

（　）に当てはまるものを下から選んで書きましょう。

1．　男の人が（　　　）を飲んでいる。

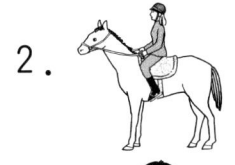

2．　女の人が（　　　）に乗っている。

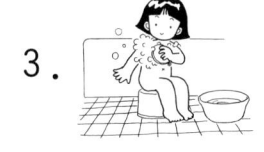

3．　女の子が（　　　）を洗っている。

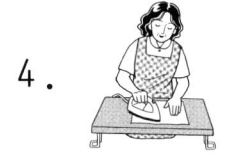

4．　お母さんが（　　　）をかけている。

　　　体　　馬　　酒　　アイロン

J. 語想起（選択）

28. 動詞に合う名詞の選択

目 的 語想起の改善
適 応 喚語に重度〜中等度の障害のある失語症者
使い方 後に続く動詞に合うように、（　）に当てはまる名詞を下の選択肢の中から選んで記入する。
特 徴 選択肢に絵がないため、文字の理解力が必要である。

アドバイス
1．はじめに選択肢を一通り音読し、さらに動詞も一通り読んでから、あるいはSTが読み聞かせてから、1問ずつ取り組んだほうが、答えを見つけやすい。
2．選択肢を省き、名詞を想起させる。この場合、正答は1つでなく複数考えられるので、STと交互に名詞を挙げたりして、いろいろな文の練習をする。

応 用
1．答えを記入した後、文の音読練習をする。
2．STが文を読んで、文の復唱や書き取りを行う。

（　）に当てはまるものを下から選んで記入しましょう。

1　（　　　）を食べる。
2　（　　　）を飲む。
3　（　　　）を着る。
4　（　　　）で切る。
5　（　　　）を読む。
6　（　　　）に行く。
7　（　　　）が咲く。
8　（　　　）に乗る。

花　　水　　本　　ナイフ
メロン　着物　学校　自動車

J. 語想起（選択）

29. 対になった2語からの選択

〈重 中 軽〉

目 的 名詞の確実な想起と意味的関連のある名詞の識別
適 応 喚語に中等度〜軽度の障害がある失語症者
使い方 対となる2語を聞かせてから「○○するのは？」とたずね、2語のうちどちらかを答える。
特 徴 2語の把持、1語の選択・想起と、複雑な処理能力が要求される。
アドバイス 答えられない人には、選択する名詞の文字を見せてポインティングする方法で行う。
応 用
1．音読した後、答えてもらう。
2．答えを書く。

1	切符と切手	ハガキに貼るのは？	駅で買うのは？
2	犬と猫	爪でひっかくのは？	散歩するのは？
3	シャンプーと石鹸	頭を洗うのは？	手を洗うのは？
4	バスと電車	停留所に止まるのは？	駅に停まるのは？
5	机と椅子	その上に座るのは？	引出しがあるのは？
6	靴と鞄	足に履くのは？	荷物を入れるのは？
7	ネクタイとベルト	襟(えり)に締めるのは？	ズボンに使うのは？
8	東京と大阪	日本の首都は？	関西にあるのは？
9	自転車と自動車	ガソリンを入れるのは？	足でこぐのは？
10	砂糖と塩	コーヒーに入れるのは？	梅干しに使うのは？

名詞 — 手がかりによる表出

K. 説明文による名詞の想起・選択

30. 時に関する名詞の想起

目 的 喚語の改善
適 応 喚語に中等度〜軽度の障害があり、特に、時に関する言葉に混乱がみられる失語症者
使い方 時に関する文を読んで、それを一言で言い表す言葉を想起して答える。
特 徴 時系列にかなり的を絞った教材である。
アドバイス 問題文を自力で読むのが難しい場合は、STが文を読み聞かせたり、ヒントとして多少の説明を加えてもよい。
応 用
1．名詞の想起ができたら、書字も促す。
2．自力で名詞の想起をするのが難しい人には、ヒントとなる名詞（おととい、昨日、今日、明日、あさってなど）を提示して、選択の課題にしてもよい。

この文は何を説明しているのでしょう？　一言で言い表してください。

1．今日の次の日

2．今日の前の日

3．今日の次の次の日

4．今日の二日前の日

5．昨日の前の日

6．昨日の次の日

7．明日の次の日

8．今日が22日としたら、24日は？

9．明日が15日としたら、14日は？

10．23日が昨日としたら、27日は？

K. 説明文による名詞の想起・選択

31. 説明文に対応する名詞の選択

目　的　文の読解と語想起の改善
適　応　短文の読解が可能で、喚語に中等度～軽度の障害のある失語症者
使い方　説明文を読んで、それに対応する名詞を選択肢の中から選び、○をつける。
特　徴　選択肢は3つだが、同カテゴリーの語も含まれているため、名詞を正確に特定する必要がある。

アドバイス
1．説明文を自分で読むのが難しい人には、漢字に仮名を振って音読させたり、STが説明文を読み聞かせて文の意味を理解させてから、名詞の選択を促す。
2．選択肢も黙読するだけでなく、1つずつ音読したほうが名詞を特定しやすい。必要に応じて仮名を振る。
3．選択肢をまったく異なったカテゴリーにすると、やや容易な課題になる。
4．軽度の人には、選択肢を隠して、対応する名詞を喚語してもらったり、書いてもらったりする。

応　用　STが名詞を言って、失語症者がその名詞を説明するという課題にも応用できる。

説明文に合うものに○をつけてください。

1．社会の出来事やスポーツ、テレビの番組などが書いてあり、毎日配達される
　　雑　誌
　　会　社
　　新　聞

2．足に板をつけて雪の上を滑るスポーツ
　　スキー
　　セーター
　　サッカー

3．寒くなると灯油やガスを燃やして暖まる暖房器具
　　マフラー
　　ゼンマイ
　　ストーブ

4．奈良公園にたくさんいる、頭に角の生えている動物
　　猫
　　鹿
　　花

5．黄色くて酸っぱい果物で、薄く切って紅茶に浮かべる
　　レモン
　　スプーン
　　キャベツ

名詞　手がかりによる表出

K．説明文による名詞の想起・選択

32．クロスワードパズル

目　的　文の読解と語想起の改善

適　応　一般向けのパズルを利用する場合は、読解、喚語、書字にわたって軽度の失語症者でないと難しい。

使い方　タテのかぎ、ヨコのかぎを読んで、その言葉を想起できたらマスに記入し、順に完成させていく。

特　徴　クロスワードパズルは新聞、週刊誌、その他の刊行物に定期的に載っている場合が多いが、難易度はさまざまなので、その人のレベルに適したものを選ぶことが重要である。

アドバイス

1．答えが載っていない場合は、まずSTがやって正答を用意しておく。
2．難しすぎる場合は、マスに記入しておく文字を増やすとやさしくなる。
3．クロスワードパズルは、時代や流行、季節などを反映することが多いので、時期がずれない範囲で使ったほうがよい。

応　用　訓練対象とする名詞を決めて、STが自らパズルを作成してもよい。

【タテのかぎ】
1．5月の第2日曜日。お母さんに感謝する日。
2．目の回りに生えている細い毛。
3．「お礼のことば」を難しく言うと？
4．木の板に鼻緒をつけた履き物。
5．真ん中に穴があいている短い麺類で、イタリアの名産品。
6．停留所でお客さんを降ろしたり乗せたりする、大型の自動車。
7．黄色と緑を混ぜてできる色は？
8．そこにいない人についての話。「○○○をすれば影がさす」ということわざもあります。

【ヨコのかぎ】
A．うなぎを開いて、骨をとり、たれをつけて焼いた料理。
B．激しく議論をたたかわす様子を「丁々○○○」といいます。
C．草木の生えていない山。
D．男の人の頬、顎のあたりに生える毛。
E．1時間目国語、2時間目算数…というように、授業科目を時間ごとに割り当てた表。
F．体が大きいだけで役に立たない人のことを「○○の大木」といいます。
G．熱帯地方の湿地や草原にすむ哺乳動物。体は大きく、頭に大きな角がある。
H．学校のクラスを受けもっている先生。

会話パートナーの活動

　失語症のリハビリテーションには、①言語機能の評価・訓練だけではなく、②コミュニケーション方法の確立、③本人と家族の心理的支援、④社会参加への支援などが含まれます。

　失語症会話パートナーによる支援は②③④に役立つと思います。

　失語症会話パートナー（以下、会話パートナー）は「失語症の人がかかえる悩みや生活の不便さを理解し、スムーズにコミュニケーションができるように、社会との橋渡しとなる支援をする人」のことです（「NPO法人言語障害者の社会参加を支援するパートナーの会　和音」HPより）。系統的なカリキュラムを作って定期的に養成を行っている拠点も全国に20か所ほどあります。

　失語症の人にとって、会話パートナーとの会話は、じっくり時間をかけて、自分の思いをわかってもらうことができます。失語症の方は会話パートナーとの会話を「楽しいよ」と話され、ご自分からコミュニケーションノートや地図などを準備し、それを駆使して話されることもあります。自分の体験を一生懸命話してくださる方もいます。

　会話パートナーの活動は、失語症友の会や自主グループのお手伝い、福祉センターの講座で講師の話を伝えるなどがありますが、最近では失語症の方たちが会話パートナーたちとお茶を飲みながら、おしゃべりを楽しむ「サロン」のような場も生まれてきています。今後は、制度的な支援があれば、病院や役所への同行支援も増えていくでしょう。軽い失語症の方で養成講座を受講し、会話パートナーとして活動している方もいます。

　失語症者の家族や関係者が会話パートナーとして活動することは、自分自身に対しての「支援」になっている面もあります。失語症についての理解を深め、会話のコツや対応の仕方を学ぶことによって、失語症者との会話技術が向上し、コミュニケーションのストレスが軽減します。会話パートナーとしての活動が、その方自身の気持ちの支えになることもあります。

　「失語症会話サロン」で会話パートナーをしている方が次のように話してくださいました。「他の失語症の方と話すことで、母（失語症者）の症状を客観的に見ることができるようになった。ゆっくり待つことや表情をよく見ることの大切さなどを学び、それが母との会話に役立っている。他の失語症の方のためにボランティアをすることが自分の大切な時間にもなっている」。施設で介護職員として働いている会話パートナーの方からは「セミナーで学んだ支援の仕方を使って、失語症のある利用者さんと会話をしたら、笑顔が返ってきた。私の出勤を心待ちにしていてくれる」などの感想が聞かれます。

　筆者の勤務先の福祉センターでは、OTと共同で、10人前後の失語症の方のグループ訓練を月1回行っています。そこではご家族に会話パートナーのような役割をしてもらい、他の失語症の方とペアになって活動をするプログラムを取り入れています。お互いの自己紹介や、体調尺度の利用、ロールプレイ、などの課題をペアで行います。このような活動は、失語症についての理解を深め、楽しみながらお互いのコミュニケーションスキルを上げることに役立っているようです。

Column

失語症の会でのアプリケーションの活用

　最近では、言語訓練教材の1つとして、iPadに代表されるタブレット型端末でアプリケーション（以下、アプリ）を活用しているSTも増えているのではないでしょうか。ここでは、毎月開催されている失語症の会で使用しているアプリとその使用方法を紹介します。本会は8名の失語症者とその家族などで構成されており、毎回ほぼ全員が参加されます。また、毎回不特定の学生ボランティアが数名から20名近く参加しています。

　会で使用しているアプリは「トーキングエイド for iPad シンボル入力版（以下、TA-S）」[*1]です。図に示すような、既製のシンボル画像をタッチすると、登録されている語句が合成音声で読み上げられます。さらに、iPadで撮影した画像を登録したり、音声録音したりすることができます。

　会では最初に、参加者全員が自分の名前を言い、近況報告をします。重度の方で発話が困難な場合でも、家族がすべてを代弁するのではなく、まず描画、書字、ジェスチャーなどを使用して失語症者自身が報告することを促しています。この時の司会進行は、失語症の人が毎回順番に担当し、発表者を指名します。そこで、発話が困難な方が司会をされる時に、このTA-Sを使用しています。司会者は、アプリ上の顔写真を見ながら座席順に指名をしたり、意図的にランダムな指名をしたりしています。しかし、iPadの音量は最大にしても20人以上の参加者が円形に座る会場では、十分に聞き取れません。そこで、Bluetooth対応のポータブルスピーカー[*2]を使用しています。失語症の会などで使用する機器類は、持ち歩きが簡便で充電式であることも活用のポイントであり、iPadやポータブルスピーカーは大変有効です。

　一方、TA-Sの欠点は非常に高価であるということです。しかし、無料の試用期間があり、公的補助制度にも対応しています。また、最近では撮影した画像を取り込み、音声録音できるアプリが多くあります（例．VOCACO、Sounding board）。一度「失語症　アプリ」などで検索してみてください。

　また、iPadを使えば語句の聴理解が難しい場合に、ネットで検索した画像を提示することもできます。さらに、接続ケーブルでプロジェクターにつなげば、情報を参加者全員で共有することも可能です。

　アプリやタブレット端末の使用にあたっては、STが使用法に習熟するとともに、さまざまな情報にアンテナを張り、有用な情報を利用することが重要だと思います。

既製のシンボル画面

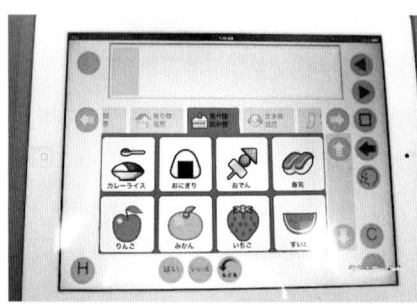

オリジナル画像と録音音声例

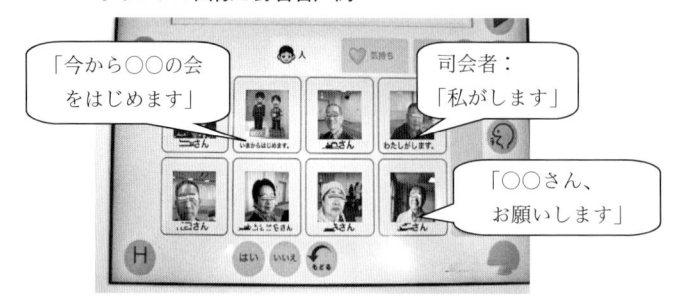

「今から○○の会をはじめます」
司会者：「私がします」
「○○さん、お願いします」

図　トーキングエイド for iPad シンボル入力版の画面

[*1] トーキングエイド for iPad シンボル入力版：
開発：U-PLUS Corporation
AppStoreからダウンロード
対応機種：初代iPadから第4世代iPad、iPad mini、iPadAir

[*2] ポータブルスピーカー：Solemate Mini。出力6W。H 60.5×W 126×D 53 mm、重量330 g Jabra社

※ iPad、iPhoneは、米国および他の国々で登録されたApple Inc.の商標です

第2章
文

	訓練項目		教材名（★は高頻度教材）	重症度*		
				重度	中等度	軽度
理解	A	文の読解	33. 動作絵と短い文の対応（★）			
			34. 短い文の正誤判断（絵付き）（★）			
			35. 短い文の正誤判断（文のみ）（★）			
			36. 5文節程度の文の読解（★）			
	B	文の聴理解	37. 短い文の理解とWH疑問文への応答（★）			
			38. 長い文の理解とWH疑問文への応答（★）			
	C	文の読解	39. 短い指示に従う（★）			
選択	D	動詞の選択	40. 動作絵に対応する動詞の選択（★）			
	E	名詞・動詞の選択	41. 動作絵に対応する名詞・動詞の選択（★）			
	F	動詞の選択	42. 1つの名詞句に続く動詞の選択（★）			
			43. 2つの名詞句に続く動詞の選択（★）			
			44. 文脈に適した動詞の選択（★）			
	G	形容詞の選択	45. 名詞句に対応する形容詞の選択（★）			
表出	H	動詞の想起	46. 動作絵に対応する動詞の想起（★）			
			47. 名詞句に続く動詞の想起（★）			
	I	動詞・形容詞の想起	48. 類推による喚語（★）			
	J	動詞の想起	49. 文中の述部を別の表現で表す			
	K	形容詞の想起	50. 反対の意味の形容詞の想起（★）			
	L	文の表出	51. 動作絵の説明（★）			
			52. 文の構成			
			53. 文の要素の配列			
			54. 提示された動詞で文を作る（★）			
			55. 身体症状の表現（★）			
	M	台詞の表出	56. 1コマの絵の台詞を言う（★）			
文法	N	動詞・形容詞の活用	57. 動詞・形容詞の語尾を変化させる			
	O	助動詞	58. 「たい」を使った希望・願望表現			
	P	格助詞	59. 格助詞の選択			
			60. 格助詞の想起			
			61. 格助詞の用法の理解			
	Q	格助詞・副助詞	62. パラグラフでの助詞の想起			
	R	副助詞	63. 副助詞の選択・記入			
	S	接続助詞	64. 「と」の理解と文の表出			
			65. 接続助詞の選択・記入			
	T	態変換	66. 態変換に合わせた助詞の記入			
			67. 態変換に合わせた文の書き換え			
	U	授受の表現(やり・もらい)	68. 助詞の記入			
			69. 文の書き換え			

＊教材が訓練対象とする側面の障害の重症度

A. 文の読解

33. 動作絵と短い文の対応

目 的 短い文の読解の改善
適 応 単語の読解はある程度可能だが、文の読解に重度の障害のある失語症者
使い方 動作絵を説明している文を右から選び、両者を線で結ぶ。
特 徴
1．簡単な文の読解の導入課題である。
2．文中の一部の単語が理解できれば答えられる。

アドバイス
1．4つの文と絵が同時に提示されると混乱する人には、文を1つずつ（他の3つの文は隠して）提示し、該当する絵を指してもらってから、線で結ぶ。
2．読解できないときは、(同時に) STが文を音読して聞かせてもよい。

応 用
1．音読・復唱が可能な人の場合には同時に音読・復唱してもらう。この際、文には必要に応じて仮名を振る。
2．文は隠して動作絵のみを見せ、文の前半を聞かせ（ST：「赤ちゃんが」）後半を続けて言ってもらう（失語症者：「泣く」）。その後文を書いてもらう。
3．動作絵のみを見せて、文を聞かせ、絵を指さしてもらう。

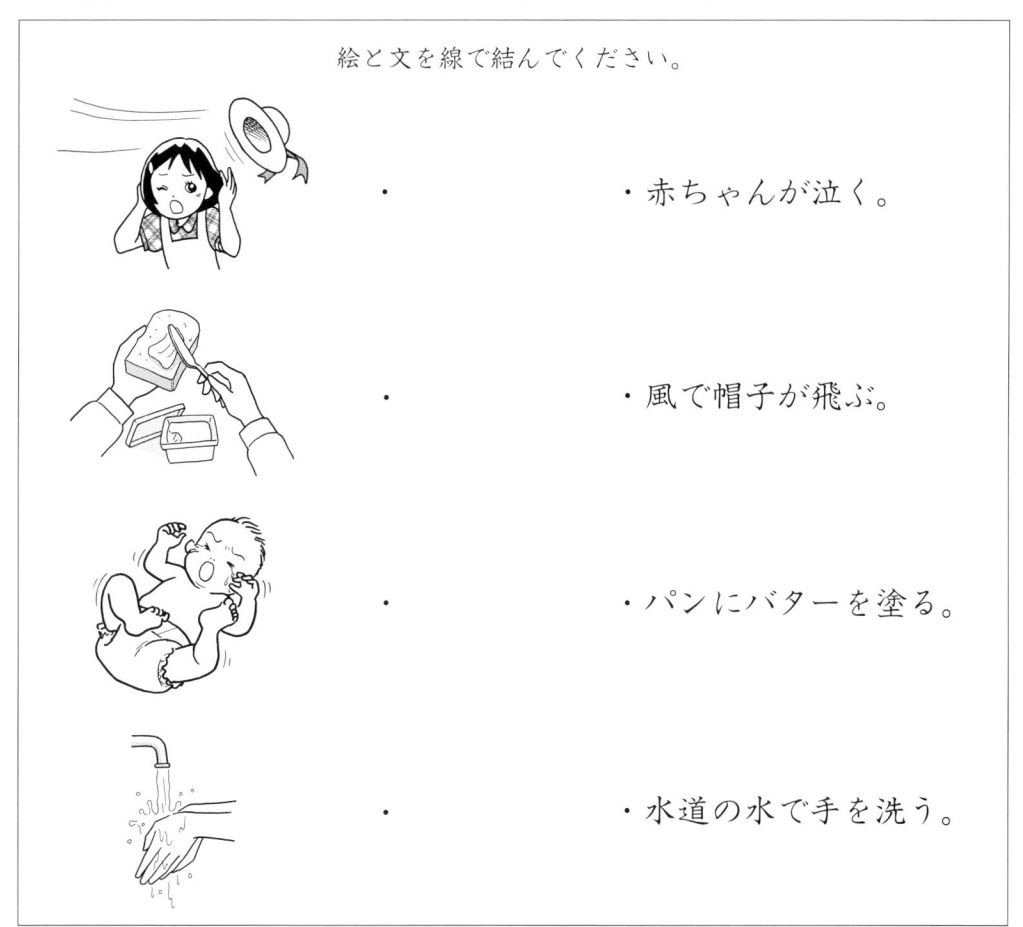

絵と文を線で結んでください。

・赤ちゃんが泣く。

・風で帽子が飛ぶ。

・パンにバターを塗る。

・水道の水で手を洗う。

A. 文の読解

34. 短い文の正誤判断（絵付き）

目 的 短い文の読解の改善

適 応 単語の読解はほぼ可能だが、文の読解に重度の障害のある失語症者

使い方 説明文の内容が正しければ○、間違っていれば×を（ ）に記入する。

特 徴 説明文はなるべく短く（2～3文節文）、かつ文法的には単純な構造にし（否定文の正誤判断は難しいため、すべて肯定文にしてあるなど）、正誤判断のポイントとなるのは主に漢字単語の部分にするなど、重度失語症者を意識して作成してある。

アドバイス 読解のみで行うことが困難な場合には、同時にSTが文を読んで聞かせる。

応 用
1. より軽度の人には、×をつけた文について、どこが誤っているかを指さしてもらったり、正しい答えを言ってもらう。
2. 聴理解訓練として絵のみを提示し、文を聞かせ、正誤を判断してもらう。
3. 絵の呼称を行い、書字を行う。

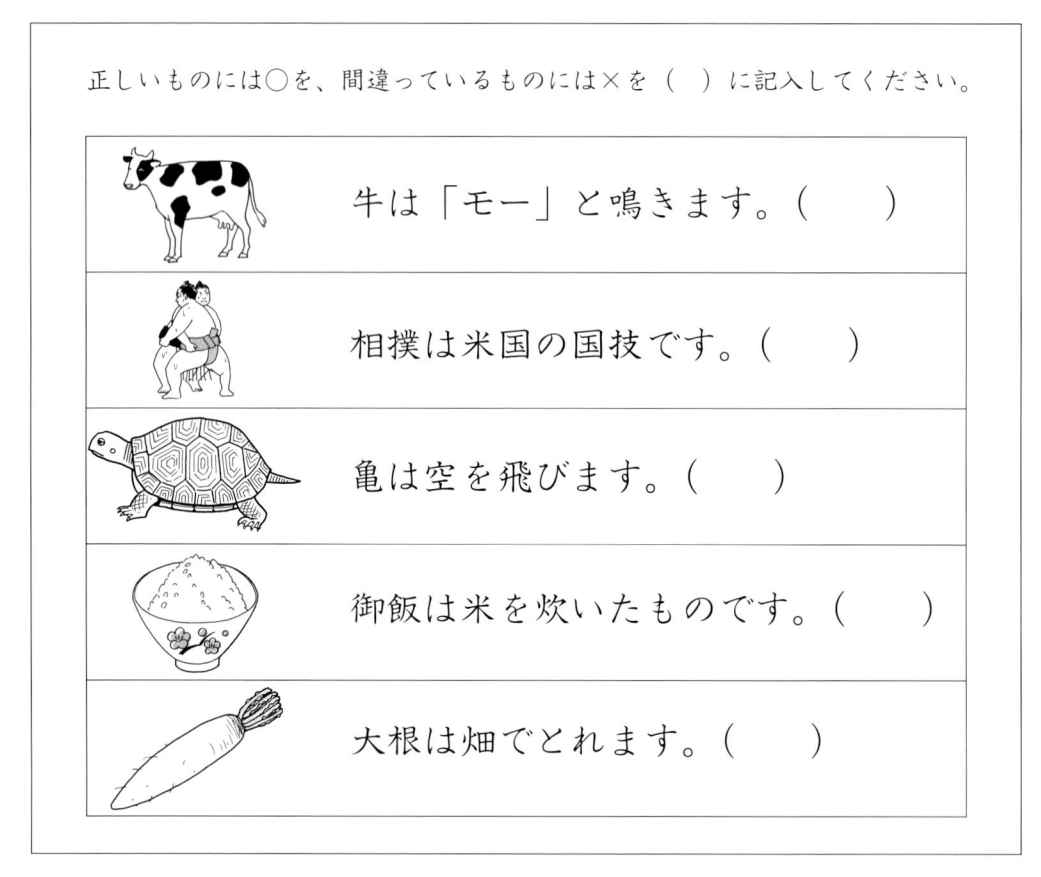

正しいものには○を、間違っているものには×を（ ）に記入してください。

牛	牛は「モー」と鳴きます。（　　）
相撲	相撲は米国の国技です。（　　）
亀	亀は空を飛びます。（　　）
御飯	御飯は米を炊いたものです。（　　）
大根	大根は畑でとれます。（　　）

関連教材
関連教材1：やや難しくするには否定文を入れたり、文の数を増やす。

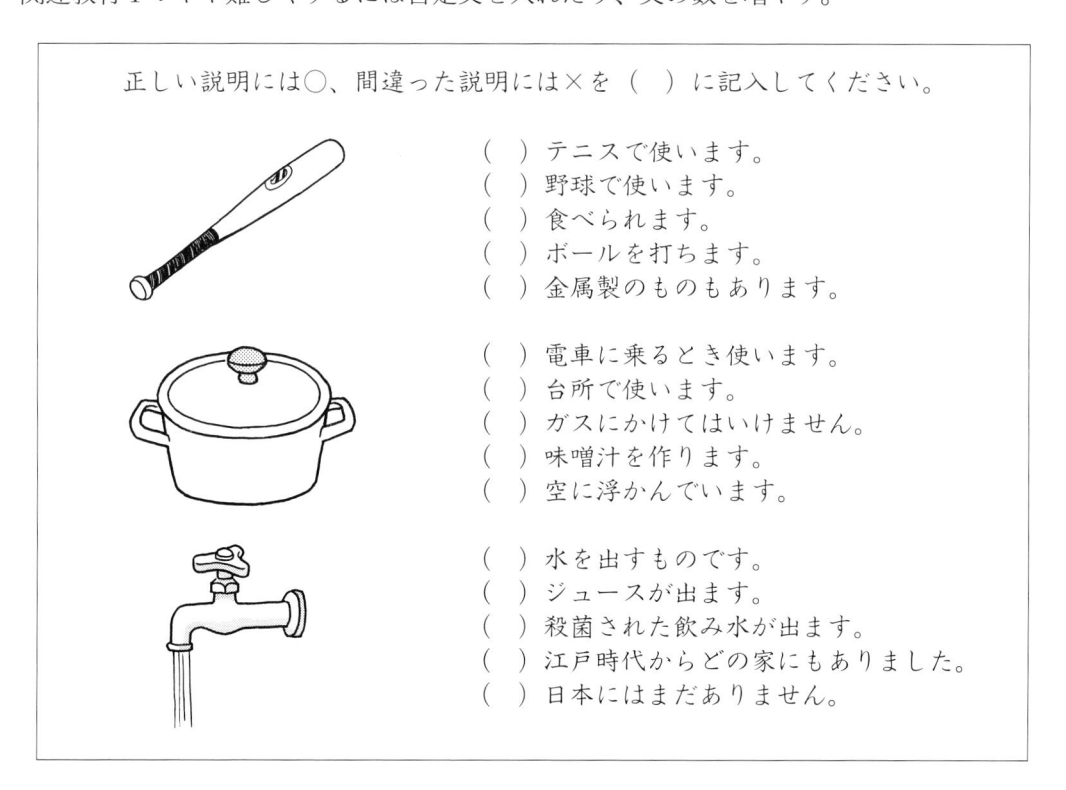

正しい説明には○、間違った説明には×を（　）に記入してください。

（　）テニスで使います。
（　）野球で使います。
（　）食べられます。
（　）ボールを打ちます。
（　）金属製のものもあります。

（　）電車に乗るとき使います。
（　）台所で使います。
（　）ガスにかけてはいけません。
（　）味噌汁を作ります。
（　）空に浮かんでいます。

（　）水を出すものです。
（　）ジュースが出ます。
（　）殺菌された飲み水が出ます。
（　）江戸時代からどの家にもありました。
（　）日本にはまだありません。

関連教材2：情景画を用いた形式

説明文の内容が正しければ○、間違っていたら×を（　）に記入してください。

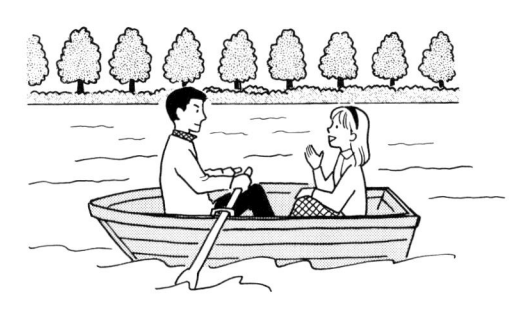

＊湖にボートが浮かんでいます。（　　）

＊湖のむこうに木が三本見えます。（　　）

＊ボートには男の人と女の人が乗っています。（　　）

＊二人ともボートをこいでいます。（　　）

＊アヒルが泳いでいます。（　　）

文理解

A. 文の読解

35. 短い文の正誤判断（文のみ）

目的 短い文の読解の改善
適応 単語の理解はほぼ可能だが、文の読解に重度〜中等度の障害のある失語症者
使い方 文の内容が正しければ○、間違っていれば×を（ ）に記入する。
特徴 文の長さは3文節文程度で、文法的に難しい形式は含まれていない。ヒントとなる絵がないこと、やや抽象的な語も含まれていることから、前項よりもやや難しい課題である。

アドバイス 読解のみで行うことが困難な人には、同時にSTが文を読んで聞かせる。

応用
1．より軽度の失語症者には、×と判断した文について、どこがどのように誤っているかを説明させ、正答を言ってもらう。
2．聴理解訓練として、文を聞かせ、正誤をはい・いいえで答えてもらう。

正しい文には○、間違った文には×を（ ）に記入してください。

1．お茶は飲み物です。　　　　（ ）
2．本は動物です。　　　　　　（ ）
3．電車は乗り物です。　　　　（ ）
4．冬は寒いです。　　　　　　（ ）
5．牛乳は黒い色です。　　　　（ ）
6．歯ブラシで髪をとかします。（ ）
7．桜は真冬に咲きます。　　　（ ）
8．太陽は東から昇ります。　　（ ）
9．3月3日は大晦日です。　　 （ ）
10．靴下は手にはめます。　　　（ ）

関連教材

関連教材1：反応方法が異なるもの（質問に対し、はい・いいえ形式で応答する）

```
「はい」か「いいえ」に○をつけてください。
 1．キュウリは海でとれますか。           （はい・いいえ）
 2．御飯は白い色をしていますか。         （はい・いいえ）
 3．鍋は木でできていますか。             （はい・いいえ）
 4．コップは水を飲むときに使いますか。   （はい・いいえ）
 5．パンは小麦粉で作りますか。           （はい・いいえ）
 6．バケツを使って顔を洗いますか。       （はい・いいえ）
 7．りんごは丸いですか。                 （はい・いいえ）
 8．椅子は腰をかけるときに使いますか。   （はい・いいえ）
 9．栗の実は春に実りますか。             （はい・いいえ）
10．スカートは男性がはきますか。         （はい・いいえ）
```

関連教材2：「…するのを（語の定義）＋…という（標的となる語）」形式の文について、正誤を判断させる。間違っている文における標的語は、正答と意味的に近いものであるため、難しい。

```
正しい文には○、間違っている文には×を（ ）に記入してください。
 1．米を炊いた食べ物を御飯という。                              （ ）
 2．時間を計ったり、時刻を知るための道具を眼鏡という。          （ ）
 3．腰をかけるための家具を椅子という。                          （ ）
 4．力が強く、モーと鳴く家畜を馬という。                        （ ）
 5．外出するとき、足に履くものを靴という。                      （ ）
 6．食べ物を嚙む働きをするからだの部分を爪という。              （ ）
 7．風呂上がりに、体を拭く布をシーツという。                    （ ）
 8．タイヤが4つで、エンジンの力で道路を走る乗り物を自転車という。（ ）
 9．スイッチを入れ、ニュース、ドラマ、野球などが見られる機械をテレビという。（ ）
10．病気を治すときに飲むものを薬という。                        （ ）
```

関連教材3：さまざまな形式の文について正誤判断する。

```
正しい文には○、間違っている文には×を（ ）に記入してください。
 1．夏になると、雪が降ります。           （ ）
 2．寒くなったので、洋服を脱ぎます。     （ ）
 3．梅雨の頃には、雨がたくさん降ります。 （ ）
 4．電車は道路を走ります。               （ ）
 5．歯ブラシで歯を磨きます。             （ ）
 6．テレビで音楽を聞きます。             （ ）
 7．信号は赤、黒、白の3色です。          （ ）
 8．オリンピックは4年に1度開催されます。 （ ）
 9．冬に海水浴をします。                 （ ）
10．1日は24時間です。                    （ ）
```

文理解

A. 文の読解

36. 5文節程度の文の読解

目 的 文を文節ごとに正しく理解する能力の改善
適 応 文の読解に中等度の障害のある失語症者
使い方 5文節程度の長さの文を文節ごとに区切って、カードに書いておく。カードを並べ、音読してもらう。その後 ST は、文の内容に関する質問を聞かせ、失語症者は質問の答えとなるカードの指さし、音読、写字などで応答する。

特 徴
1. 1文は5文節程度の長さにしてある。
2. 回答を容易にするために、文節ごとに分けてカードに書いてある。

アドバイス
1. 文の音読が困難な場合は、ST が音読して聞かせる。
2. 文が長すぎて理解困難な場合には、さらに文節数を少なくする。また、軽度の失語症者には文節数を増やす。
3. 仮名文字が音読の手がかりとなる人には、あらかじめ漢字に仮名を振っておく。
4. WH疑問文の理解が十分でない人には、はい・いいえ（あるいは○・×）で答えられる質問に変更するなどの工夫も必要である。

応 用 文の音読や復唱、文の要素の配列などを行う。

| 2004年 | イチロー選手は | 262本の | 年間最多安打を | 記録した。 |

聴覚的に聞かせる問題文

「誰が年間最多安打を記録しましたか」

「それは何本でしたか」

「それはいつのことですか」

B. 文の聴理解

37. 短い文の理解と WH 疑問文への応答

目 的　複数の情報を含んだ文の聴理解の改善
適 応　文の聴理解が中等度に低下した失語症者。WH 疑問文の理解が不十分な失語症者。聴把持に低下のある失語症者。
使い方　人、物、時、場所などの情報を 2 つ含んだ文を聞かせた後で、WH 疑問文に答えてもらう。
特 徴
1. 疑問代名詞は「誰、どこ、いつ、何」の 4 つに限定してある。
2. 課題文は、含まれる情報が 2 つのごく短い文である。

アドバイス
1. 1 回の刺激では困難な場合は、課題文を数回繰り返して聞かせたり、可能ならメモをとってもらう。
2. 聴刺激のみでは難しい場合は、課題文や質問文を聴刺激とともに文字で提示する。

応 用　読解課題とする。

文を読んで、後の質問に答えてください。

1. 来月の 17 日に、マラソン大会が開かれます。
    いつ開かれますか。（　　　　　　　　）
    何が開かれますか。（　　　　　　　　）

2. 弟に図書券をあげました。
    何をあげましたか。（　　　　　　　　）
    誰にあげましたか。（　　　　　　　　）

3. いとこは医師になった。
    誰の話ですか。（　　　　　　　　　）
    何になりましたか。（　　　　　　　　）

4. 東京駅で中央線に乗り換えてください。
    どこで乗り換えますか。（　　　　　　　　）
    何に乗り換えますか。（　　　　　　　　）

5. インドに 60 日間滞在した。
    何日間滞在しましたか。（　　　　　　　　）
    どこに滞在しましたか。（　　　　　　　　）

関連教材 疑問代名詞の用法、応答の仕方についてのさらに基礎的な練習である。これは、誰、何、どうするの3つについて反復練習するものである。ヒントとして動作絵が付加されている。

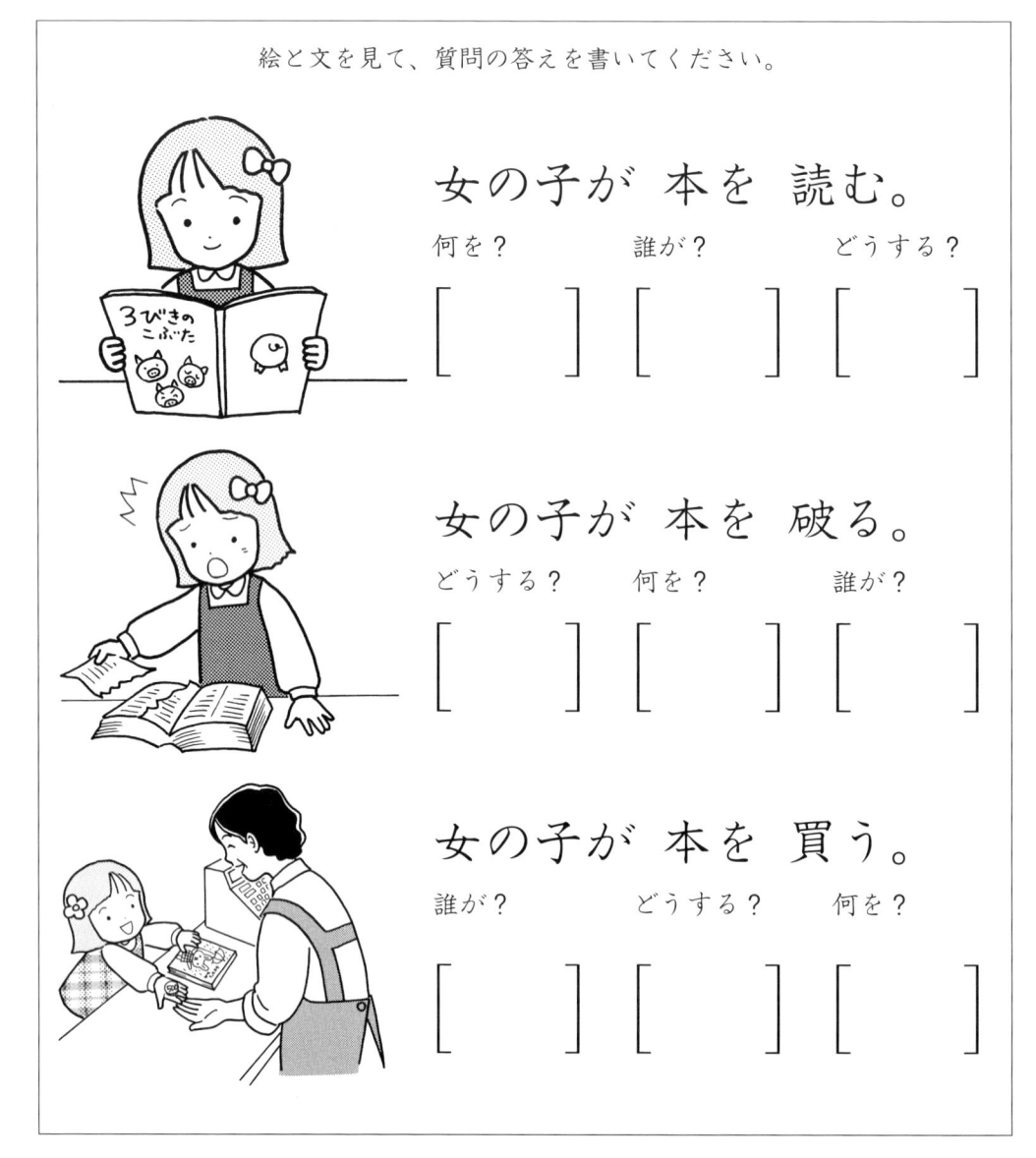

文理解

絵と文を見て、質問の答えを書いてください。

女の子が 本を 読む。

何を？　　　誰が？　　　どうする？

[　　　]　[　　　]　[　　　]

女の子が 本を 破る。

どうする？　　何を？　　　誰が？

[　　　]　[　　　]　[　　　]

女の子が 本を 買う。

誰が？　　　どうする？　　何を？

[　　　]　[　　　]　[　　　]

B. 文の聴理解

38. 長い文の理解と WH 疑問文への応答

目　的　情報を数多く含んだ文の聴理解の改善
適　応　文の聴理解に中等度〜軽度の障害のある失語症者。聴把持に低下のある失語症者。
使い方　文を聞かせた後、WH 疑問文に答えてもらう。
特　徴
1．情報量が増えたため、1文が長くなっている。また、質問については理由を聞く疑問詞（「なぜ」、「どうして」）も含まれているため、疑問文の種類も多い。
2．設問の順序が、課題文に出てくる情報の順序とは異なるため、WH 疑問文で何が質問されているかが正確に理解されていないと答えられない。

アドバイス
1．理解が難しい場合、繰り返し聞かせたり、可能ならメモをとってもらう。課題文を見せながら読んで聞かせた後、課題文を伏せてから質問に答えてもらってもよい。
2．疑問詞を確認させるためのヒントとして、字カード（ 誰? 　 いつ? など）を提示しながら質問する。

応　用
1．課題文を音読してもらう。
2．読解課題として行わせた後、課題文を伏せて、ST の質問に答えてもらったり、覚えている内容を口頭で説明してもらう。

後の質問に答えてください。

1．3月27日午後8時過ぎに、池袋駅近くのスーパーでボヤが発生し、買い物客と従業員約50人が避難した。
　　いつの話ですか。　　　　（　　　　　　　　）
　　誰が避難しましたか。　　（　　　　　　　　）
　　なぜ避難しましたか。　　（　　　　　　　　）
　　どこから避難しましたか。（　　　　　　　　）

2．昨日は久しぶりに野球をしたので、今日は体の節々が痛くてたまらない。
　　何が痛いのですか。　　　（　　　　　　　　）
　　なぜ痛いのですか。　　　（　　　　　　　　）
　　昨日何をしましたか。　　（　　　　　　　　）

3．財布を家に忘れてきてしまったので、友達からお金を借りた。
　　何を借りましたか。　　　（　　　　　　　　）
　　なぜ借りましたか。　　　（　　　　　　　　）

関連教材　理由(「どうして」)のみを重点的に取り上げる課題もある。これは、接続助詞「ので」の働きについて理解させる課題にもなる。

質問に答えてください。

1．手が汚れているので、石鹸で手を洗った。

　　どうして手を洗ったのですか。　（　　　　　　　　　）

2．髪が伸びたので、床屋に行った。

　　どうして床屋に行ったのですか。（　　　　　　　　　）

3．胃が痛いので、薬を飲んだ。

　　どうして薬を飲んだのですか。　（　　　　　　　　　）

Column

時事ニュースで社会の動きへの関心を

　入院していると、思うようにテレビを見たり新聞を読んだりできないことも多く、社会の動きに疎くなりやすいものです。また、外来訓練をしている失語症の人でも、ニュースや新聞はよく理解できないからと、社会の動きに関心をなくしてしまうこともあります。こんなとき、その人の理解力に合わせた形にニュースを加工して教材を作ると、言語訓練をしながら情報提供をして、社会への関心を促すことができます。

　例えば、「26日、隅田川で花火大会が行われ、3万発の花火が打ち上げられた」という文を聞いてもらい、「何が行われましたか？」などと尋ねる聴理解の課題にします。軽度の人ならもっと長い文章にしてもいいですし、表出の難しい人だったら、「①花火大会、②水泳大会、③盆踊り」といった選択問題にします。また、紙に書いて読解の課題にすることもできます。課題の後に「隅田川の花火に行ったことがありますか？」と、自由会話の自然な話題にすることもできます。

　ある時、失語症の人が問題を聞く前から答えを知っていたと言うのでよく聞いてみると、STが問題に出しそうな新聞記事を家で予習してきたとのことでした。この人は、時事ニュースの訓練課題がきっかけになって、新聞に目を通すことが習慣になりました。

　失語症の人にとって、ニュースや新聞の細かいところまで理解するのは難しいものです。しかし、かなり重度の人でも、写真や見出しを手がかりに、大まかな内容は把握できることも多いものです。時事ニュースを訓練に取り入れることを通して、自然な形で失語症の人に社会の動きへの関心を促すことが大切でしょう。

高頻度 重 中 軽

C. 文の読解

39. 短い指示に従う

目 的 簡単な指示文の読解の改善
適 応
1．文の読解に中等度の障害のある失語症者
2．聴把持に低下が認められる失語症者
使い方 短い指示を読んで、回答用紙に指示どおりに記入する。
特 徴
1．文を正確に理解しないと、正答にならない。
2．物品の絵は、意味的に離れたものを選択している。
アドバイス
1．やや重度の失語症者に試みる場合は、1つの課題文に集中できるように他の文を紙などで隠して提示し、聴刺激も同時に与えながら行う。
2．「線、点線、三角、囲む、結ぶ」などの単語が理解できない人の場合には、課題開始前にこれらの語について図示して説明する。
3．やさしくするには、絵の数を減らす。
応 用
1．絵のみ見せて、文を聞かせて、記入してもらう。
2．物品の絵を呼称してもらう。

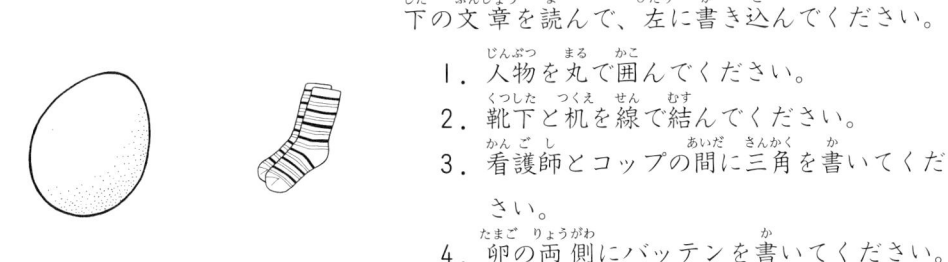

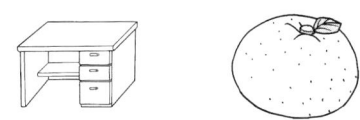

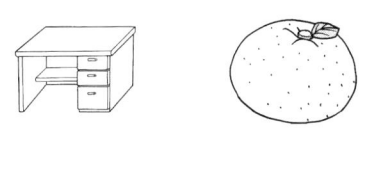

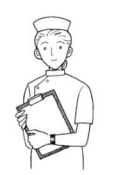

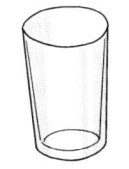

文理解

下の文章を読んで、左に書き込んでください。
1．人物を丸で囲んでください。
2．靴下と机を線で結んでください。
3．看護師とコップの間に三角を書いてください。
4．卵の両側にバッテンを書いてください。
5．コップとみかんを点線で結んでください。
6．机か、または、靴下を三角で囲んでください。
7．食器の右側に二重丸を書いてください。
8．机から卵に矢印を引いてください。
9．看護師ではなく、コップを四角で囲んでください。
10．みかんの上に四角を二つ書いてください。
11．それぞれの絵の下に名前を書いてください。

関連教材

関連教材１：位置関係を表す語（右、左、上、下など）の理解に焦点を絞ったもので、物品名を（　）に記入する形式である。語の呼称および書字の力も必要とする。書字が困難な失語症者に行う場合には、絵の下に名称を書いておいてもよい。

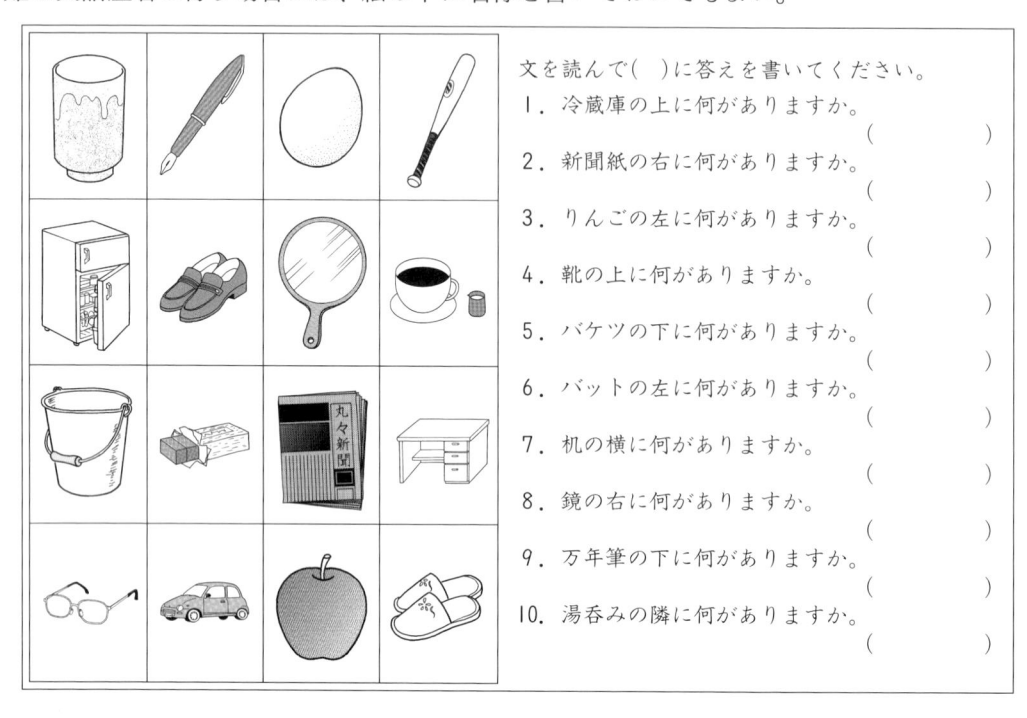

文
理
解

文を読んで（　）に答えを書いてください。
1. 冷蔵庫の上に何がありますか。
（　　　　　）
2. 新聞紙の右に何がありますか。
（　　　　　）
3. りんごの左に何がありますか。
（　　　　　）
4. 靴の上に何がありますか。
（　　　　　）
5. バケツの下に何がありますか。
（　　　　　）
6. バットの左に何がありますか。
（　　　　　）
7. 机の横に何がありますか。
（　　　　　）
8. 鏡の右に何がありますか。
（　　　　　）
9. 万年筆の下に何がありますか。
（　　　　　）
10. 湯呑みの隣に何がありますか。
（　　　　　）

関連教材２：位置関係の表現をさらに複雑にしたもので、（　　）に物品名の他、位置を表す語を記入する。書字が困難な失語症者に行う場合には、絵の下に名称を書いておいてもよい。

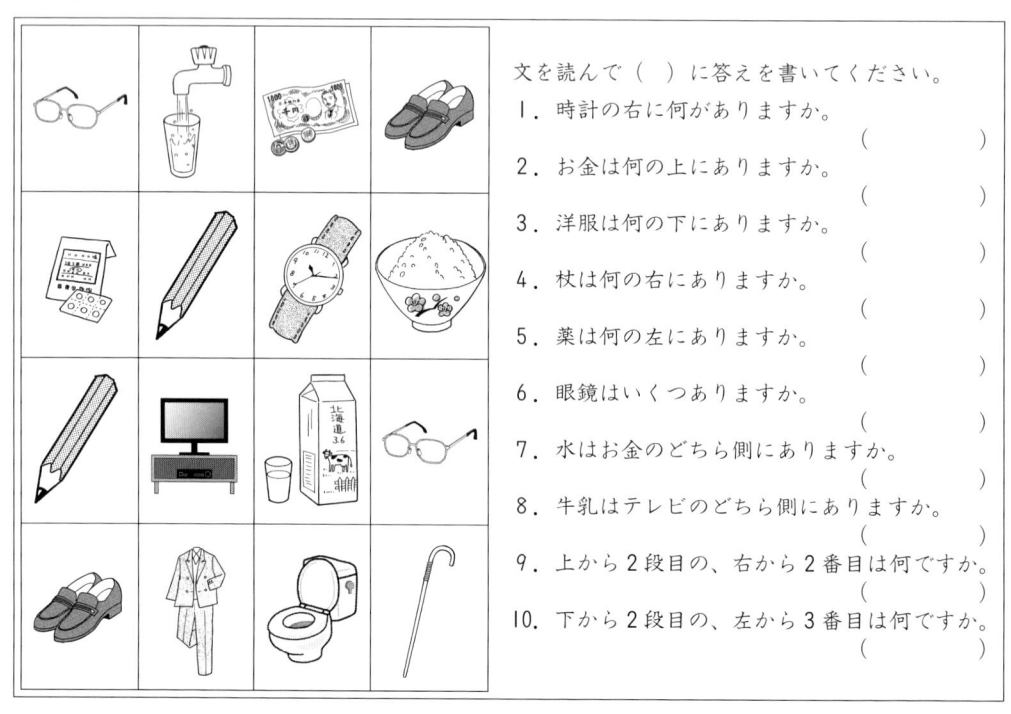

文を読んで（　）に答えを書いてください。
1. 時計の右に何がありますか。
（　　　　　）
2. お金は何の上にありますか。
（　　　　　）
3. 洋服は何の下にありますか。
（　　　　　）
4. 杖は何の右にありますか。
（　　　　　）
5. 薬は何の左にありますか。
（　　　　　）
6. 眼鏡はいくつありますか。
（　　　　　）
7. 水はお金のどちら側にありますか。
（　　　　　）
8. 牛乳はテレビのどちら側にありますか。
（　　　　　）
9. 上から２段目の、右から２番目は何ですか。
（　　　　　）
10. 下から２段目の、左から３番目は何ですか。
（　　　　　）

関連教材３：本課題と同様の回答形式であるが、命令文の情報量が多いためより難しい。

文理解

文にしたがって下の絵に記入してください。
1. 眼鏡を丸で囲んでから、体温計と線で結んでください。
2. テレビの下に三角を、傘の左にバツを書いてください。
3. 寿司とみかんを点線で結んでから、ミカンの上に丸を書いてください。
4. 眼鏡の下に丸を、テレビの右側に二重丸を書いてください。
5. 傘を四角で囲んでから、寿司と二本線で結んでください。
6. 体温計の上に丸を、ミカンの右側に二重丸を書いてください。
7. テレビとみかんの間に四角と丸と三角を書いてください。
8. 眼鏡の左にバツを書いてから、寿司との間に四角を書いてください。
9. みかんと体温計を線で結んでから、ミカンを丸で囲んでください。
10. 寿司の下に丸と三角を、傘の上に丸を書いてください。
11. 傘の上の丸と体温計の上の丸を線で結んでください。
12. バツどうしを線で結んでください。
13. それぞれの絵の上に名前を書いてください。

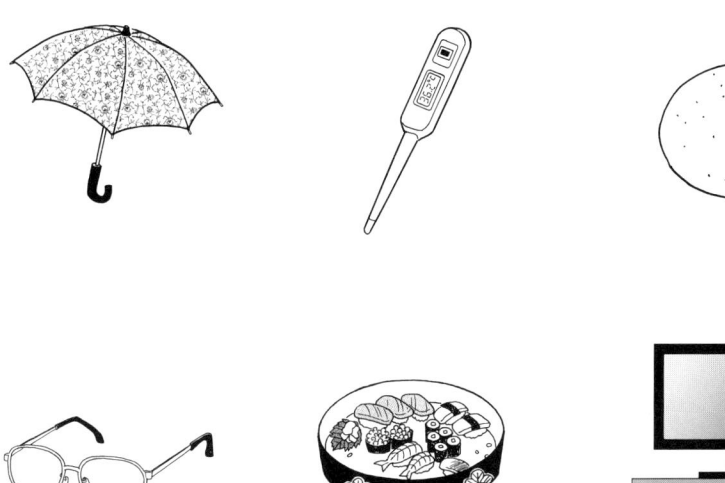

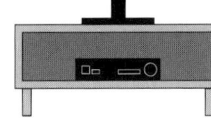

高頻度 〈重 中 軽〉

D. 動詞の選択

40. 動作絵に対応する動詞の選択

目 的 動詞の読解の改善
適 応 動詞の読解に中等度の障害のある失語症者
使い方 動作絵に対応する動詞を選び○をつける。
特 徴 選択肢には正答と意味的に近いものが含まれている。
応 用
1．（ ）に選択した動詞を模写する。
2．記入後、文全体を音読する。
3．動詞の喚語を促す目的で、選択肢を隠して動詞を言ってもらう。あるいは、動作絵のみを提示して文全体を説明してもらう。書字でも同様に行える。

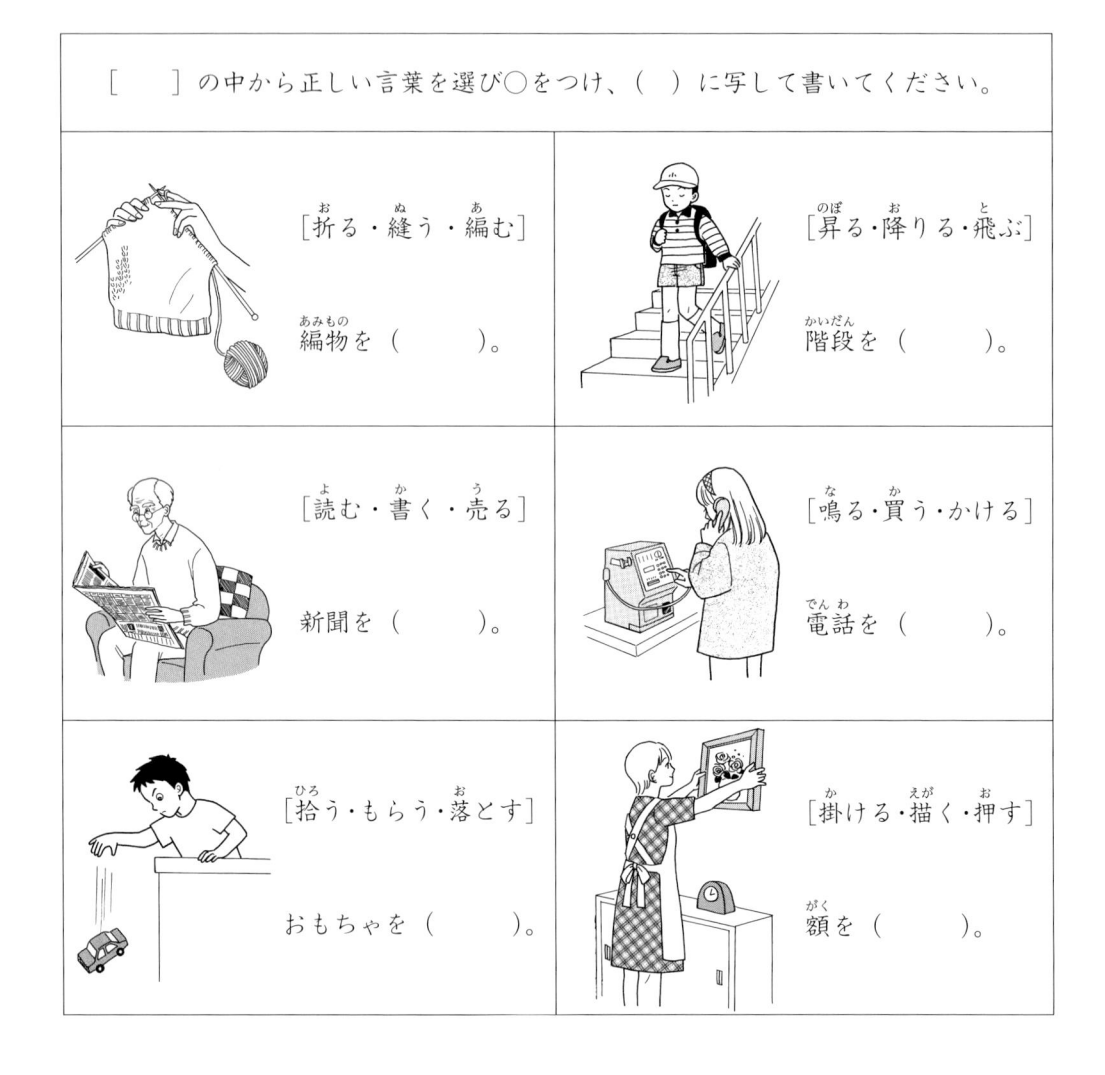

［ ］の中から正しい言葉を選び○をつけ、（ ）に写して書いてください。

[折る・縫う・編む]
編物を（　　　）。

[昇る・降りる・飛ぶ]
階段を（　　　）。

[読む・書く・売る]
新聞を（　　　）。

[鳴る・買う・かける]
電話を（　　　）。

[拾う・もらう・落とす]
おもちゃを（　　　）。

[掛ける・描く・押す]
額を（　　　）。

関連教材

関連教材1：意味的に離れた選択肢を使った課題である。前の課題が困難な場合に試みる。

文　選　択

正しい言葉を選んで（　）に記入してください。

食べる・見る・洗う・切る

男の人が顔を（　　）。

女の人がりんごを（　　）。

爪切りで爪を（　　）。

男の人がテレビを（　　）。

関連教材2：反対の意味の動詞を並べて意味の違いを理解させる課題である。

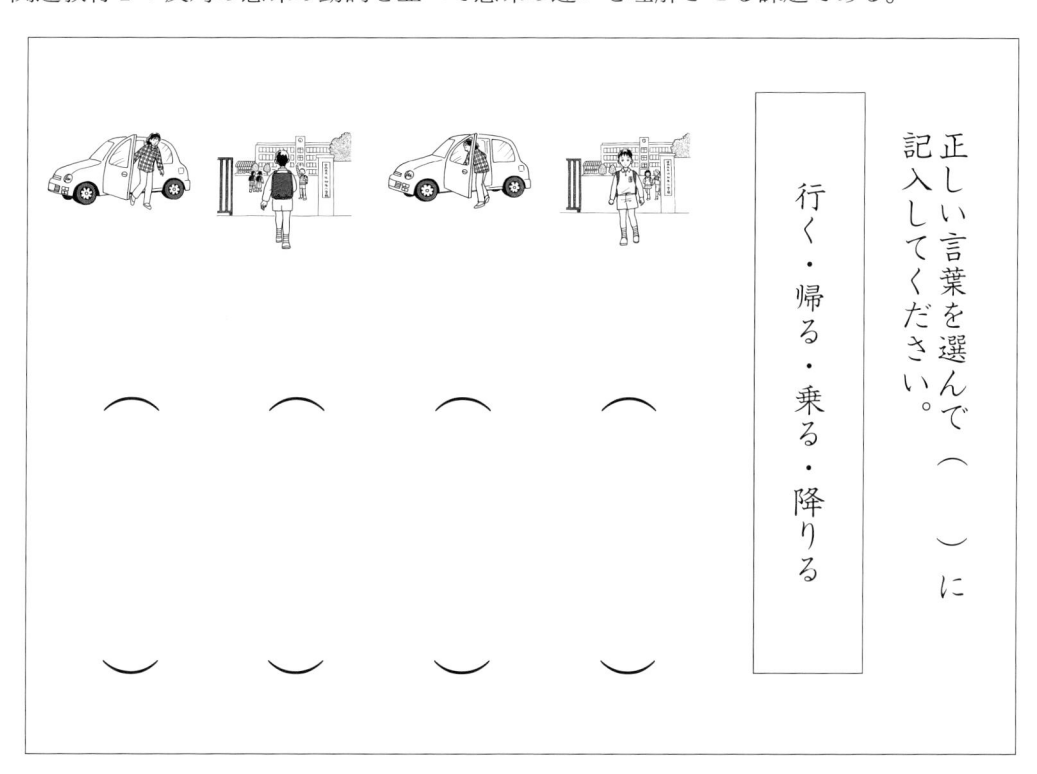

正しい言葉を選んで（　）に記入してください。

行く・帰る・乗る・降りる

（　　）（　　）（　　）（　　）

E. 名詞・動詞の選択

41. 動作絵に対応する名詞・動詞の選択

目 的 文レベルの読解の改善
適 応 文の読解に重度〜中等度の障害のある失語症者
使い方 動作絵に対応する単語に○をつける。
特 徴 動作絵に合う単語を、主語・目的語・述語（名詞句・動詞句）など複数について選択させる点で、動詞のみの選択課題よりもやや複雑である。
アドバイス 選択肢には必要に応じて仮名を振る。
応 用
1．選択した後で、文の模写、音読、復唱、想起を行う。
2．絵のみ提示し、STが名詞句を言い、失語症者に動詞を言ってもらう。

絵に合う言葉に○をつけてください。

1.		[水 / 御飯]	を	[洗う / 食べる]
2.		[魚 / 牛乳]	を	[焼く / 切る]
3.		[靴 / 服]	を	[着る / 履く]
4.		[歯 / 顔]	を	[磨く / 洗う]
5.		[飛行機 / 船]	が	[沈む / 飛ぶ]

F. 動詞の選択

42. 1つの名詞句に続く動詞の選択

目 的 動詞の読解の改善
適 応 文の読解に重度の障害のある失語症者
使い方 名詞句に対応する動詞に○をつける。
特 徴 文字のみから判断させる点で、「41. 動作絵に対応する名詞・動詞の選択」に比べて難しい。
応 用
1．選択した後で、文の模写、音読、復唱を行う。
2．中等度〜軽度の失語症者には、選択肢を与えずに動詞を想起してもらう。この場合、名詞句に対応する動詞は1つとは限らない。
3．中等度〜軽度の失語症者には、名詞句の部分に他の修飾句をつけて聞かせ、失語症者に動詞を言ってもらう（例：ST「ガスで魚を」→失語症者「ガスで魚を焼く」、ST「成田空港からアメリカ行きの飛行機に」→失語症者「成田空港からアメリカ行きの飛行機に乗る」）。この場合には2.よりも動詞は限定される。

正しい言葉に○をつけて文を完成してください。

1. 魚を 〔 焼く / 聞く 〕
2. 船に 〔 切る / 乗る 〕
3. 桜が 〔 咲く / 書く 〕
4. 鍋で 〔 煮る / 来る 〕
5. 鳥が 〔 飛ぶ / 買う 〕
6. 爪を 〔 切る / 飲む 〕
7. 椅子に 〔 刈る / 座る 〕
8. 川が 〔 流れる / 書く 〕
9. 手を 〔 食べる / 洗う 〕
10. お茶を 〔 飲む / 打つ 〕

関連教材

関連教材１：選択肢の中から名詞句に対応する動詞を選ぶ。

正しい言葉を上の　□　から選び、（　）に書いてください。

1. | 着る　飲む　閉じる |

・目を　　（　　　　）

・服を　　（　　　　）

・水を　　（　　　　）

2. | 咲く　流れる　吠える |

・犬が　　（　　　　）

・花が　　（　　　　）

・水が　　（　　　　）

関連教材２：線で結ぶ。

左と右の言葉を線で結び、文を完成してください。

1.

コーヒーを・　　　　　・刈る

猫を・　　　　　　　　・飼う

稲を・　　　　　　　　・飲む

2.

学校に・　　　　　　　・入れる

鞄に・　　　　　　　　・登る

木に・　　　　　　　　・行く

高頻度 | 重 | 中 | 軽

F．動詞の選択

43．2つの名詞句に続く動詞の選択

目　的　動詞の喚語の改善
適　応　動詞の想起に中等度の障害がある失語症者
使い方　文の前半に対応する動詞を選択肢から選び、文全体を言う。
特　徴　サンプルとして示した文には擬声語、擬態語が多く含まれているので、動詞の意味理解の手がかりとなりやすい。

アドバイス
1．文のはじめの部分をSTが音読し、失語症者に動詞を選択してもらう。
2．選択肢を隠して、動詞を言う（書字する）。
3．難しくするには、前につく助詞によって動詞が異なるもの（例：部屋から出る/部屋に入る）を含める。やさしくするには問題数を減らす。

応　用
1．動詞を選択した後（　　）の中に動詞を書き、完成した文を音読する。
2．録音・再生機器を使って文全体の復唱や書き取りを行う。

☐ から正しい言葉を選んで（　）に書いてください。

大きな声で助けを（　）
ラジオで音楽を（　）
図書館で本を（　）
雨がザーザーと（　）
鋏で紙を（　）
風がヒューヒューと（　）
包帯をグルグル（　）
足でボールを（　）
コップで水を（　）
靴をピカピカに（　）

　磨く　吹く　飲む　巻く　蹴る
　切る　降る　借りる　聞く　求める

F. 動詞の選択

44. 文脈に適した動詞の選択

目 的 述部の喚語力の改善
適 応 動詞の想起に中等度〜軽度の障害のある失語症者
使い方 適切な動詞を選択して文全体を言う。
特 徴 単なる名詞句と動詞句のマッチングとは違い、多文節文なので文脈を理解する必要がある。
アドバイス 軽度の失語症者には、選択肢を与えず想起してもらう。
応 用
1．動詞を選択した後（　）に書き、完成した文を音読する。
2．STが口頭で問題を出し、書字や発話で答えてもらう。

☐ から正しい言葉を選んで（　）に書いてください。

1．トンカツにキャベツの千切りを（　　）。

2．犯人は幼児を人質にして、家の中に（　　）。

3．もつれてしまった毛糸を丁寧に（　　）。

4．妹と人形のとりあいをしていたら、人形の手が（　　）。

5．弟に頼まれて、弟の会社の運転資金を（　　）。

6．娘は国語の授業で詩を（　　）。

7．夢中になって本を読んでいたら、夜がしらじらと（　　）。

8．兄が妹のことを冗談を言って（　　）。

> ほぐした　朗読する　添える　もげてしまった
> たてこもった　からかっている　明けた　用立てた

G. 形容詞の選択

45. 名詞句に対応する形容詞の選択

目 的 形容詞の理解の改善
適 応 形容詞の理解に重度の障害のある失語症者
使い方 適切な形容詞を選択肢から選んで○を記入する。
特 徴 課題中の名詞は、特徴や性質がほぼ決まっている（客観的な属性を表す）ものに限定してあること、選択肢は反対の意味の対であることから、漢字部分の意味が理解できれば選択はそれほど難しくない。形容詞の理解や表出の基礎的課題である。

アドバイス
1．困難な場合には、聴刺激を同時に与えたり、名詞部分を絵で提示したり、選択肢の形容詞2種をSTが身振りで示す。

応 用
1．選択が容易な場合は、STが前半部分を聴覚的に与え、形容詞を失語症者に言ってもらう（例：ST「砂糖は？」→失語症者「甘い」）などが考えられる。
2．文全体の音読、復唱、書き取りを行う。

正しいほうに○をつけてください。			
1．砂糖は	辛い（　） 甘い（　）	4．富士山は	低い（　） 高い（　）
2．冬は	寒い（　） 暑い（　）	5．雪は	赤い（　） 白い（　）
3．象は	大きい（　） 小さい（　）	6．注射は	痛い（　） 楽しい（　）

関連教材 2つのものを比較する場合の形容詞の使い方を理解させる課題で、やや高度な課題である。

正しいほうに○をつけてください。			
1．犬はネズミより	大きい（　） 小さい（　）	4．飛行機は電車より	速い（　） 遅い（　）
2．5月は2月より	暖かい（　） 寒い（　）	5．針は釘より	太い（　） 細い（　）
3．綿は鉄より	重い（　） 軽い（　）	6．5階は2階より	低い（　） 高い（　）

H. 動詞の想起

46. 動作絵に対応する動詞の想起

目 的 動詞の想起の改善
適 応 動詞の想起および書字に中等度の障害のある失語症者
使い方 適切な動詞を想起し、空白部分に記入する。

特 徴
1．名詞句が動詞想起の手がかりとなる。
2．保続が起こりにくいように、1枚のシート中の動詞（5種）は意味的に離れたものにしてある。

アドバイス
1．動詞が想起できない場合には、ヒントとして文の前半の部分をSTが読む。
2．動詞部分の書き方（漢字混じり、仮名書きのみ、語尾の活用形など）については失語症者のレベルに合わせて指導する。

応 用
1．完成した文を音読する。
2．動作絵のみを見て、口頭で説明したり、書字する。

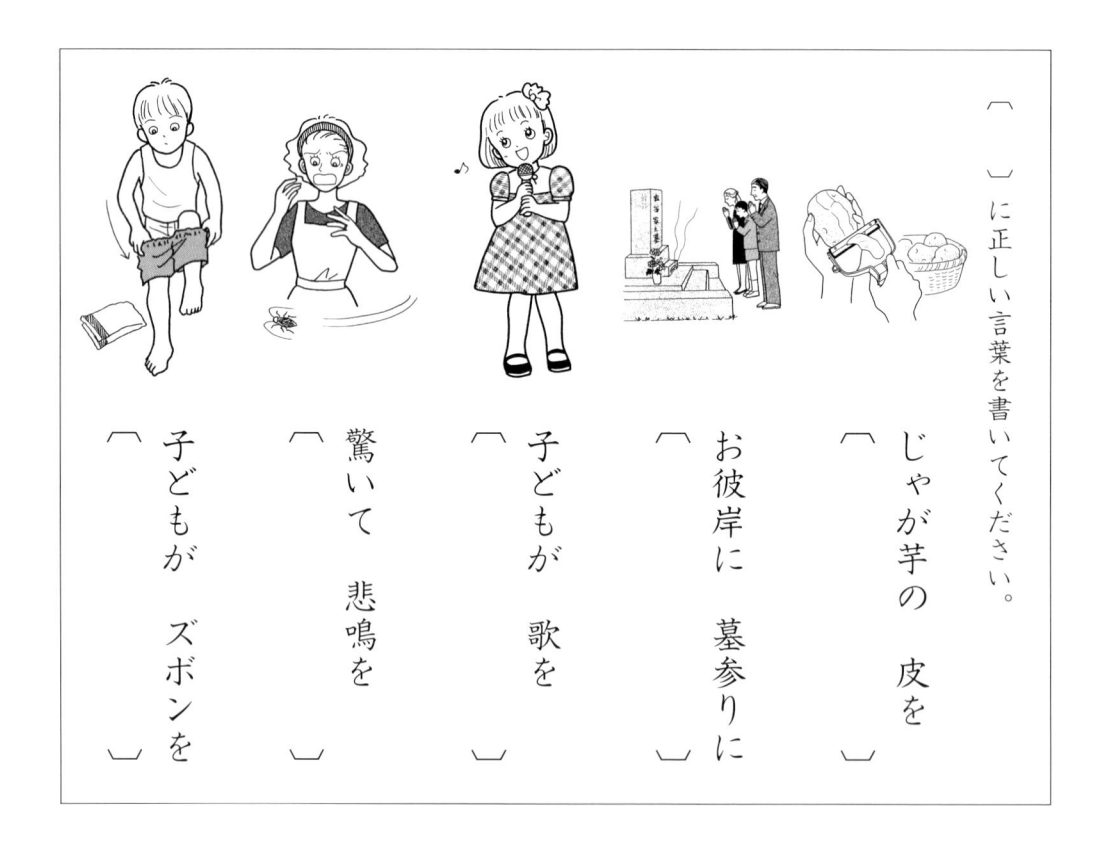

（　）に正しい言葉を書いてください。

じゃが芋の　皮を　（　）

お彼岸に　墓参りに　（　）

子どもが　歌を　（　）

驚いて　悲鳴を　（　）

子どもが　ズボンを　（　）

高頻度 〈重│中│軽〉

H. 動詞の想起

47. 名詞句に続く動詞の想起

目　的　動詞の想起の改善
適　応　動詞の想起および書字に中等度〜軽度の障害のある失語症者
使い方　動詞部分を想起して書き、名詞句に続く文を完成する。
特　徴
1．文字のみからイメージを喚起する必要があるので、動作絵が示される課題に比べて難しい場合が多いと考えられる一方、動作絵に縛られないために自由度が大きくなり複数の正解が可能となる。
2．助詞の使用法についての理解が要求される。

アドバイス
1．STが前半を読み、後半を続けて言ってもらう。
2．この課題がやや難しい人に対しては、選択肢からの選択課題を行った後にこの課題に進む。

応　用　文を完成させた後、音読、復唱を行う。

文
表出

後に続く言葉を考えて（　　　）に書いてください。

1．木が　　　　（　　　）
2．階段を　　　（　　　）
3．会社に　　　（　　　）
4．電話で　　　（　　　）
5．テレビを　　（　　　）
6．牛が　　　　（　　　）
7．風邪を　　　（　　　）
8．友達に　　　（　　　）
9．プールで　　（　　　）
10．本を　　　　（　　　）
11．老人たちが公園で　　　（　　　）
12．第2次世界大戦で日本は　（　　　）
13．新しい赤い靴を　　　　（　　　）
14．お菓子を宅配便で　　　（　　　）
15．台風で新幹線が　　　　（　　　）

高頻度 ⟨重 中 軽⟩

I. 動詞・形容詞の想起

48. 類推による喚語

目　的　形容詞・動詞などの想起の改善
適　応　意味的ヒントを与えると喚語が促される失語症者
使い方　対語を想起して、該当する言葉を書く。
特　徴　手がかりが文で与えられているため、想起しやすくなっている。

アドバイス
1．STが文字の部分を読み、それを失語症者に復唱してもらった後、続けて（　）に入る言葉を言ってもらう。
2．選択肢を設けると、比較的重度の人にも読解問題として使用できる。

応　用　回答後、文全体を音読してもらう。

文
表出

（　　　）に合う言葉を書いてください。

練習　　象は大きい、ありは（ 小さい ）。

1．髪の毛は黒い、雪は（　　　　）。

2．冬は寒い、夏は（　　　　）。

3．きりんは首が長い、象は（　　　　）が長い。

4．二階へ行くには階段を上る、地下へ行くには階段を（　　　　）。

5．塩は辛い、砂糖は（　　　　）。

6．起きたときは「おはよう」、寝るときは「（　　　　）」。

7．鳥は飛ぶ、魚は（　　　　）。

8．赤信号は止まれ、青信号は（　　　　）。

9．朝は明るい、夜は（　　　　）。

10．町はうるさい、田舎は（　　　　）。

〈重 中 軽〉

J. 動詞の想起

49. 文中の述部を別の表現で表す

目 的 動詞の想起の改善
適 応 述部の表現に軽度の障害のある失語症者
使い方 下線部の述部の別の言い方を想起し、書字する。
特 徴 難しい言い方を提示して、同じ内容のやさしい言い方を想起させている。
アドバイス
1．STが口頭で問題を出し、発話で答えてもらう。
2．想起が難しい人の場合は、選択肢を設ける。
応 用 回答後、文全体を音読する。

文表出

次の下線部の語を別の言い方に変えてください。

1．石につまずいて転倒した。（回答例：ころんだ）

2．明日の朝7時に出発することに決定した。（　　　　　　）

3．必要な事務手続きを全て完了した。（　　　　　　）

4．トイレの個室は3つとも使用中だ。（　　　　　　）

5．不要な書類を焼却した。（　　　　　　）

6．最新のパソコンを購入した。（　　　　　　）

7．不注意から窓ガラスを破損させた。（　　　　　　）

8．あなたの傘を無断で借用しました。（　　　　　　）

9．ひたすらに真理を探求する。（　　　　　　）

10．書き足りない部分を補足する。（　　　　　　）

11．作品を拝見させてください。（　　　　　　）

12．全員にプリントを配布する。（　　　　　　）

高頻度 | 重 | 中 | 軽

K．形容詞の想起

50．反対の意味の形容詞の想起

目　的　反対の意味の形容詞を表出可能にする。
適　応　形容詞の想起に重度〜中等度の障害のある失語症者
使い方　反対の意味の状態を表す2枚の絵を見て、それぞれを適切な形容詞で表現する。
特　徴　状態を表すわかりやすい絵が対になっているので、反対の意味の形容詞を表出させるのに便利である。『改訂新版日本語コミュニケーションゲーム80』(p.211参照)には、対となる28種計56枚の形容詞絵カードが付録についている。

アドバイス
1．形容詞の表現様式は、絵に合うものなら特に限定しない（例：「暑いなー」、「あっちい」、「あー暑い」など）。
2．自発的に言うのが難しい場合は、復唱した後、自発的に言ってもらう。あるいは、STが例のような質問形式でたずね、答えてもらう（例："寒い"を練習したい場合 ST「寒いそれとも暑い？」→失語症者「寒い」）。

応　用
1．書字が可能なら絵の下に記入してもらう。
2．形容詞の理解訓練として、「暑いのはどっち？」と質問し、絵を指さしてもらう。
3．語想起課題として、絵を見て思いつく言葉を形容詞に限らず自由に表出してもらう（例："寒い"に対して「ブルブル」「ピューピュー」「雪」「冬」「帽子」）。
4．2枚の絵について、文の形式で言ったり、書いたりしてもらう（例：「夏は暑い、冬は寒い」「夏は暑いけど、冬は寒い」）。

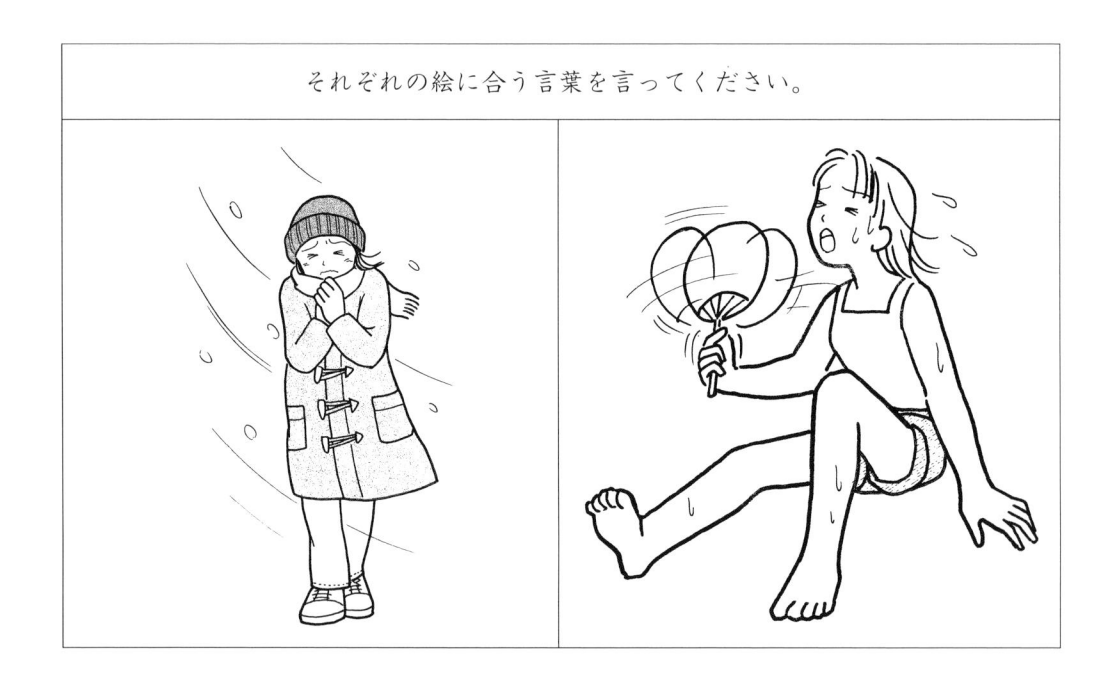

それぞれの絵に合う言葉を言ってください。

L. 文の表出

51. 動作絵の説明

目 的 短い文の表出の改善
適 応 文による説明に中等度の障害のある失語症者
使い方 動作絵を口頭で説明する。

特 徴
1．動作絵は「動作主」が表出できるように、人物が明確に描かれているもののみとしてある。
2．文は、「主語」、「目的語＋を」、「動詞」の形式で表出できるものにほぼ限定してあり、助詞の使用に問題があっても行えるようになっている。

アドバイス
1．難しい場合は、STがヒントとして、文の一部を聴覚的に与えて、動詞のみを喚語してもらう（例：ST「男の人が上着を……」、失語症者「脱ぐ」）、動詞の選択肢を設けて選択する。
2．文の表出形式は、「動作主＋が」、「目的語＋を」、「動詞」が基本であるが、それが困難な場合は「目的語＋を」、「動詞」形式から練習を開始してもよい。

応 用
1．口頭で説明した後、それを書字する。
2．書字した後、文を音読する。その他、文全体の復唱をしたり、書き取りの課題にもなる。
3．軽度の失語症者には動作絵を変えて、文法的に複雑な形式の練習課題を作る。

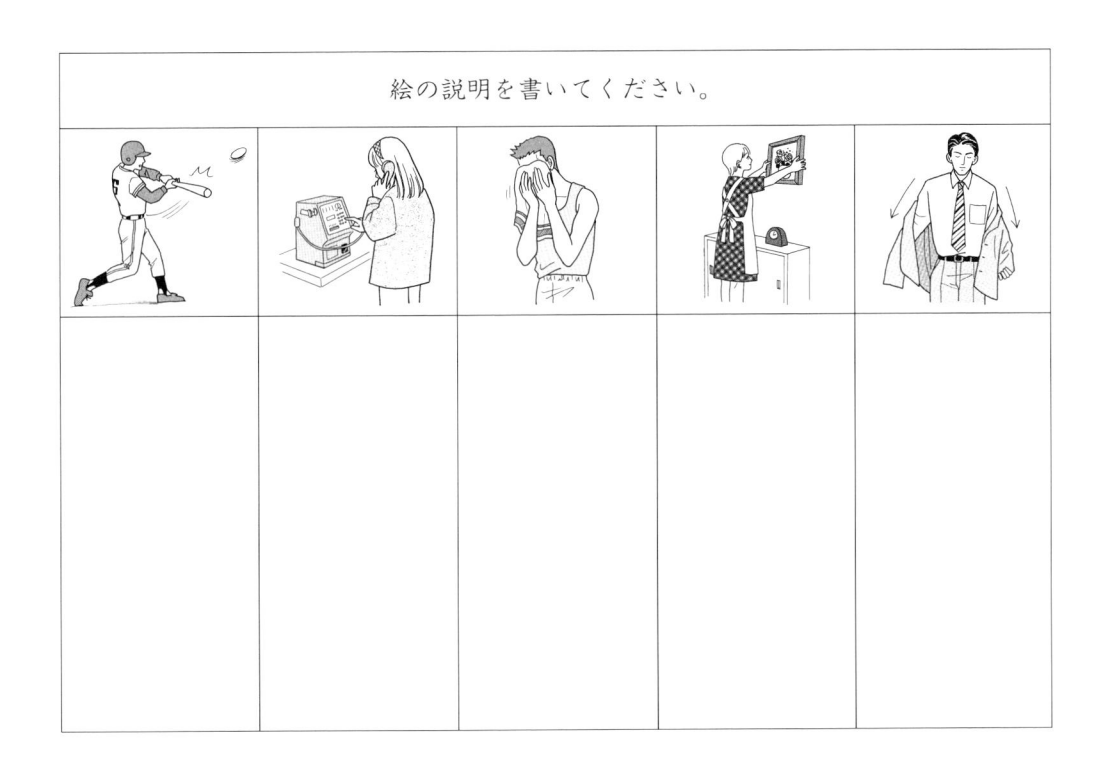

L. 文の表出

52. 文の構成

目的　文法構造の意識を高め、文レベルの表出改善を図る。
適応　文レベルの表出で文型が単純化する傾向のある失語症者（例：猫が餌を食べている絵を見て、自発的には「食べてる」としか表出しないなど）
使い方　助詞に合わせて語を選び、適切な文を作る。

特徴
1．同一の文型を反復して用いることで、主語（動作主）・目的語・動詞の意識を高め、定着できるよう工夫されている。
2．そのままの順で模写すればよいように、選択肢が並べられている。

アドバイス
1．要素の数を多くしたり少なくすることで、文法的に難易度を調節できる。
2．文章に該当する絵カードを作製し、文字を見ずに表出（書字説明・口頭説明）する。

応用
1．適切な語を書き入れる。
2．回答後、音読する。
3．回答後の文章を見ながら、ST の WH 疑問文に答えてもらってもよい（質問例「誰が本を読みますか？」「女の子が何を食べますか？」など）。

	誰が・何を・どうするの順で文を書いてください。					
1	男の子・本・読む		が		を	
2	女の子・御飯・食べる		が		を	
3	お父さん・家・建てる		が		を	
4	お母さん・赤ちゃん・あやす		が		を	
5	犬・橋・渡る		が		を	

関連教材

関連教材1：選択肢の並べ方を変えたもの

	誰が・何を・どうするの順で文を書いてください。					
1	男の人・テレビ・見る		が		を	
2	お金・男の子・拾う		が		を	
3	鳥・空・飛ぶ		が		を	
4	おじいさん・眼鏡・かける		が		を	
5	琴・女の人・ひく		が		を	

関連教材2：選択肢の並べ方を変え、助詞を失語症者に書かせるもの

	誰が・何を・どうするの順で文を書いてください。					
1	牛乳・飲む・女の子					
2	磨く・男の子・歯					
3	新聞・読む・男の人					
4	電話・女の人・かける					
5	餌(えさ)・食べる・犬					

文表出

L. 文の表出

53. 文の要素の配列

目的 文の構成力を高め、文の表出の改善を図る。
適応 文の構成力の低下した失語症者
使い方 意味の通る文になるように、文の要素を配列し直して書く。

アドバイス
1．各要素の下に（　）をつけ、正しい順番を数字で書き入れてもらい、その後模写してもらう。
2．各要素を一つひとつのカードにして配列し直してもらう。

応用 回答後、音読する。

正しい順に余白に書き直してください。

1．小鳥が/木に/止まっている/3羽

2．砂糖と/コーヒーに/入れる/ミルクを

3．着て/コートを/出かけた/寒いので

L. 文の表出

54. 提示された動詞で文を作る

目 的 文の表出の改善
適 応 単語レベルの発語はある程度可能だが、文の表出に中等度〜軽度の障害のある失語症者
使い方 提示した動詞を含む文を書く。
特 徴 動詞に対応するような部分を考えて、文を完成しなければならないので、やや難しい課題である。

アドバイス
1．それぞれの失語症者のレベルに合った文が書ければよい。この課題を始めるときに、どの程度の文が書ければよいのかを ST が例を示すことが必要である。
2．動詞を活用させた文を書くかどうか（手を洗っている、手を洗います、など）については失語症のレベルによって判断する。
3．必要な名詞句などがなかなか浮かばない失語症者には、文の出だしを聞かせたり、文字で提示するなどのヒントを与えてみる（ST「水道の水で…」→失語症者「手を洗う」）。

応 用 書き終えてから音読してもらう。

下の言葉を使って文を書いてください。

洗う ＿＿＿＿＿＿＿＿＿＿＿＿＿＿＿＿＿＿

乗る ＿＿＿＿＿＿＿＿＿＿＿＿＿＿＿＿＿＿

行く ＿＿＿＿＿＿＿＿＿＿＿＿＿＿＿＿＿＿

寝る ＿＿＿＿＿＿＿＿＿＿＿＿＿＿＿＿＿＿

L. 文の表出

55. 身体症状の表現

目　的　身体症状を形容詞や短い文で表出できるようにする。
適　応　喚語に中等度〜軽度の障害のある失語症者
使い方　身体症状を表した絵の横の「どうしました？」という問いに答える。
特　徴　身体症状の表現（主に形容詞）を集中的に練習する。身体部位の喚語練習にもなる。

アドバイス
1．絵はやや抽象的（漫画的）なので、絵で表現されている症状が理解されにくい場合もある。場合によっては、STがどんな状態なのかを説明することも必要。
2．1つの絵に対し複数の答えが考えられる場合もある（例：寒い、風邪をひいた、ゾクゾクする）が、何を正答にするかはSTがおのおので判断する。
3．答えられない場合は、ヒントとして身体部位を言い、答えを引き出す。
4．絵を提示し、STの「どこが痛いのですか？」の問いに、「歯」「おなか」のように身体部位を答える。

応　用
1．完成した文を音読する。
2．書字が可能な人には、口頭で答えた後、書字してもらう。

絵を見て質問の答えを書いてください。

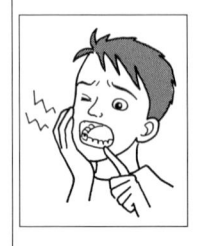

①どうしました？
＿＿＿＿＿＿＿．

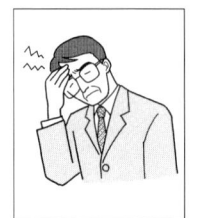

②どうしました？
＿＿＿＿＿＿＿．

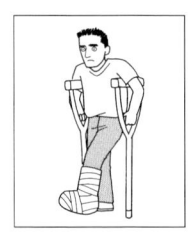

③どうしました？
＿＿＿＿＿＿＿．

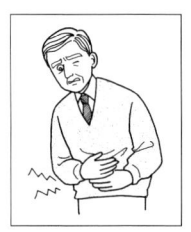

④どうしました？
＿＿＿＿＿＿＿．

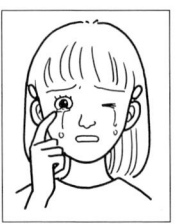

⑤どうしました？
＿＿＿＿＿＿＿．

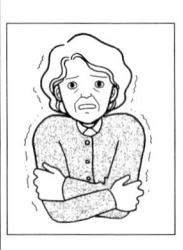

⑥どうしました？
＿＿＿＿＿＿＿．

関連教材　身体症状を表現するには、擬音語、擬態語などによる表現もある（のどがヒリヒリするなど）。そこで、あらかじめ絵に擬音語、擬態語などをつけ、これを利用して表現する。

文表出

絵と文字を見て質問に答えてください。

①どうしました？
_____.

39℃

②どうしました？
_____.

ヒリヒリ

③どうしました？
_____.

ゴホゴホ
ゼイゼイ

④どうしました？
_____.

ムカムカ
ゲーゲー

⑤どうしました？
_____.

クラクラ

⑥どうしました？
_____.

プツプツ
ポツポツ

77

| 高頻度 | 重 | 中 | 軽 |

M．台詞の表出

56．1コマの絵の台詞を言う

目 的 場面に即した簡単な表現を言えるようにする。
適 応 喚語に中等度〜軽度の障害のある失語症者
使い方 日常生活場面を表した1コマの絵を見ながら、登場人物の台詞や気持ちを言う。

特 徴
1．1コマではあっても、その中にストーリーが展開されているため、多くの表現が可能である。
2．登場人物の言葉や気持ちを反応的に短く表出する（例：「あぶない！」「寒い」）だけでもよいので、文法的に正しい文を構成して言う場合よりも自由度が高い。人によってはこの課題のほうが容易に行えることもある。

アドバイス
1．場面に即した表現が表出されにくい場合は、STが見本を示して復唱してもらう。
2．場面を誤って理解している場合には、STが絵の状況を説明する。
3．セリフのない4コマまんがの一部（『クリちゃん』*など）を利用して同種の教材を作ることができる。

応 用 場面を文で詳しく叙述したり、書字してもらってもよい。

* 根本　進：1951〜1965年朝日新聞にて連載された4コマまんが

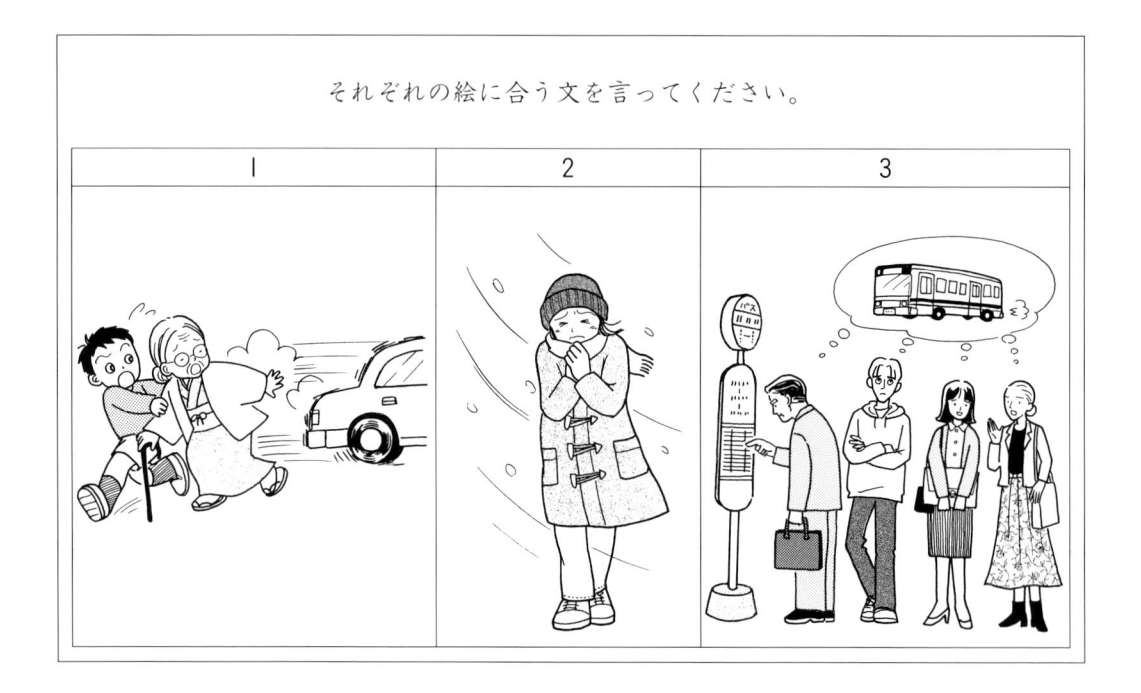

それぞれの絵に合う文を言ってください。

| 1 | 2 | 3 |

関連教材　2コマの情景画にヒントとなる台詞をつけ、①空白部分の台詞を言ってもらう、②STと台詞のやりとりをする、③その後台詞を書く、④台詞にはとらわれず、2コマ情景画全体の説明をする、などの課題が行える。

文　表出

絵に合う文を言ってください。

1.

すみません、
＿＿＿＿＿＿＿＿＿＿＿＿

はい、
＿＿＿＿＿＿＿＿＿＿＿＿

2.

すみません、
＿＿＿＿＿＿＿＿＿＿＿＿

はい、
＿＿＿＿＿＿＿＿＿＿＿＿

N. 動詞・形容詞の活用

57. 動詞・形容詞の語尾を変化させる

目 的 動詞・形容詞の語尾変化の改善

適 応 文の表出において、動詞の活用に困難がみられ、細かいニュアンスを表現できない失語症者。手紙や原稿などのまとまった文章を書くことをめざす軽度の失語症者。

使い方 動詞あるいは形容詞の基本形を例文の付属語に合わせて変化させ、（　）に記入する。

アドバイス
1．表出の難しい活用形がある場合は、それを取り出して集中的に練習する。
2．聴刺激も同時に与える。
3．課題が困難な人の場合は動詞・形容詞の活用についてさらに基礎的な訓練を繰り返す。

応 用
1．完成した文を音読したり、書き取ってもらう。
2．付属語とともに示し、それを使って文を複数書いてもらう。
　　　例：「読みたい」→　面白い本を読みたい。　読みたい本が見つからなかった。
　　　　　「読んだ」→　新聞を読んだ。　読んだけれども分からない。
　　　　　「読もう」→　秋には本を読もう。　読もうとした本をなくしてしまった。

〈動詞〉次の語を適切な形に変えて（　）に書き入れてください。

読む
①息子は外で遊んでばかりいて、ちっとも本を（　　）ない。
②正月休みには推理小説をたくさん（　　）たい。
③英語の本を（　　）ときは、辞書が必要だ。
④フランスの歴史を知るには、この本を（　　）ばいい。
⑤遊んでばかりいないで、もっとたくさん本を（　　）。
⑥長編小説を一晩で（　　）うとしたが、無理だった。
⑦みんなで同じ本を（　　）で、感想を話し合った。
⑧今朝の新聞で面白い記事を（　　）だ。
⑨息子も中学生になれば、もう少し本を（　　）だろう。

集まる
①会費がちっとも（　　）ないので、会の仕事ができない。
②この次はいつ（　　）ますか。
③次に（　　）時間と場所を決めましょう。
④会員がもっと（　　）ば、広い部屋が借りられるのだが。
⑤先生は大きな声で「（　　）」と言った。
⑥駅前に明朝七時に（　　）う。
⑦生徒たち全員が（　　）てから、バスに乗り込んだ。
⑧子どもたちはテレビの前に（　　）た。
⑨もう少し待てば会員が（　　）だろう。

〈形容詞〉次の語を適切な形に変えて（　　）に書き入れてください。

寒い
①厚着をしているので、少しも（　　）ない。
②12月になると、朝晩はだいぶ（　　）なります。
③今日はとても（　　）です。
④こんな（　　）部屋で勉強するのは、体に悪いですよ。
⑤もう少し（　　）ば、雨でなく雪が降るだろうに。
⑥この部屋は冬は（　　）て、夏は暑い。
⑦昨晩はとても（　　）た。
⑧東京がこの寒さなら、北国はもっと（　　）だろう。

遠い
①自宅から駅まではそれほど（　　）ない。
②引っ越したので、学校まで（　　）なりました。
③駅から自宅までは（　　）です。
④友人が（　　）ところから、会いに来てくれた。
⑤駅から会場まで（　　）ば、タクシーに乗っていこう。
⑥祖父は耳が（　　）て、困る。
⑦昨日泊まったホテルは、駅からとても（　　）た。
⑧広告には駅から徒歩8分と書いてあるが、実際はもっと（　　）だろう。

文法

Column

調理訓練で作業療法と連携

　右片麻痺、中等度ブローカ失語で入院訓練中の40代後半の主婦。病気になる前は活動的な人だったそうですが、気分的にも落ち込んでいて、訓練中に自分から話題を出すこともありませんでした。

　作業療法で卵焼きの調理をすることになり、作業療法士と相談して、料理の材料や手順の確認を事前に失語症の人とするのは、言語訓練をかねてSTがすることにしました。

　まずは、用意するもの。フライパン、ボウル、さい箸、油、卵2個、塩、こしょうなど、発話か書字で挙げてもらいました。

　次に、作り方。①卵を割る。ボウルに入れる。②塩、こしょうを入れる。混ぜる。③フライパンを温める。油をひく。④卵をフライパンに入れる。これも発話か書字で表現してもらい、一部STがヒントを出して補いましたが、細かい文法や文字や発音の誤りにはとらわれず、手順が合っていること、もれがないこと、言いたい内容が伝わることを第一としました。軽度の人なら、卵はフライパンの上に薄くのばして火の通ったところから隅に寄せるといった詳しい手順を説明してもらうとか、重度の人なら描画を中心に表現してもらうとか、内容や方法はその人の失語症のレベルに合わせて変えることができます。

　作業療法で調理訓練をした次の言語訓練の時間、その人は自分から「うまくできた」と報告してくれました。言語療法と作業療法で共通の課題に取り組むことで、その人の中に「うまくできたことを伝えたい」という気持ちが自然に生まれてきたのではないでしょうか。

　この他にも、言語訓練で訓練している語を作業療法の書字訓練で練習してもらうなど、共通の課題を通して2つの訓練を効果的に結びつけていくことができます。

O. 助動詞

58.「たい」を使った希望・願望表現

目　的　助動詞「たい」を使った希望・願望を表す表現の改善
適　応　文の表出に中等度の障害のある失語症者
使い方　絵を見ながら、「○○が飲みたい」と言う。○○部分は、絵の中の飲み物の名前を順番に入れ替えて、繰り返し練習する。
特　徴　飲み物の絵がたくさんあるので、名詞を入れ替えながら反復練習することができる。

【アドバイス】
1．表出が困難な場合は、例文を文字で提示しながら、助詞「が」を用いることや、動詞の語尾変化が必要なこと（飲む→飲み）などを理解させ、例文を音読、復唱してもらう。
2．例文の提示がなくても口頭表出が可能となってきたら、STの質問に答えてもらう（例：ST「喫茶店に入ったら何が飲みたいですか？」→失語症者「コーヒーが飲みたい」）。

【応　用】
1．同カテゴリーの名詞が絵で示してあるので単語の聴認知訓練や呼称訓練に使える。
2．飲み物の絵を指さしながら、STが質問し、失語症者に答えてもらう。
例：ST「コーヒーは好きですか？」→失語症者「好きです」あるいは「嫌いです」
　　ST「コーヒーが飲みたいですか？」→失語症者「飲みたい」あるいは「飲みたくない」
　　ST「コーヒーとジュースとどちらにしますか？」→失語症者「ジュースにします」
など
3．別のカテゴリーの絵を用意し、「○○が食べたい」、「○○に行きたい」などの反復練習をする。
4．文全体の書字を行う。

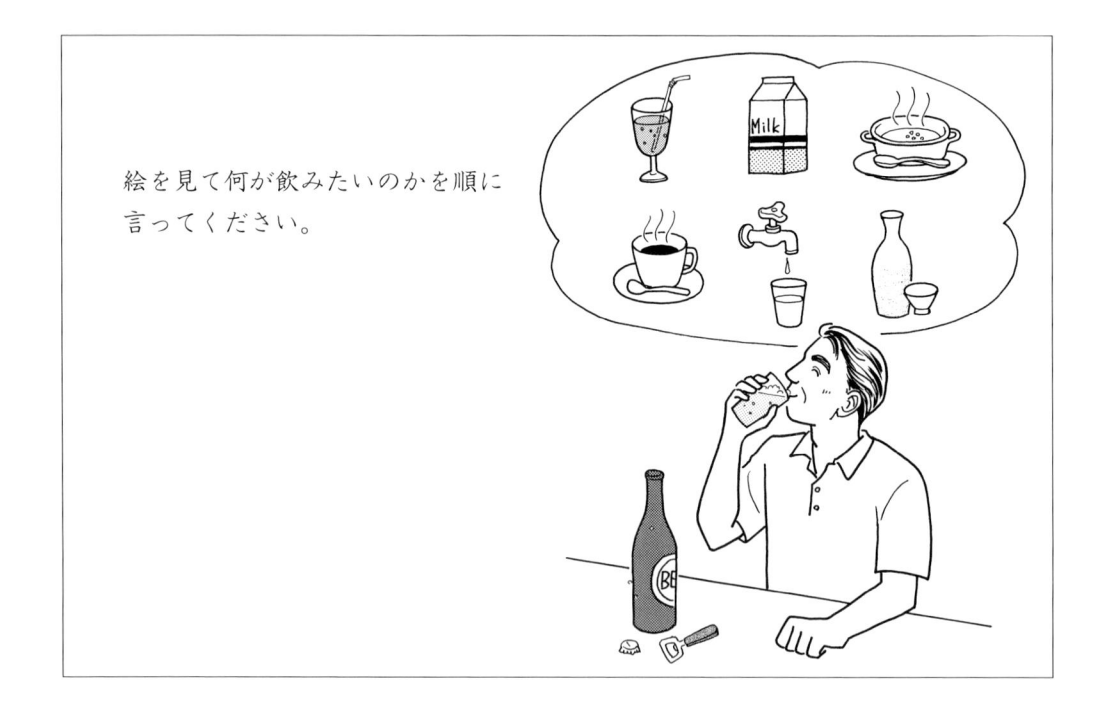

絵を見て何が飲みたいのかを順に言ってください。

〈重　中　軽〉

P. 格助詞

59. 格助詞の選択

目　的　基本的な格助詞の用法の改善
適　応　2文節文の理解は可能であるが、格助詞の操作に障害のある中等度の失語症者。
使い方　正しい2文節文にするために、格助詞を選択肢から選んで○で囲む。
特　徴　格助詞の中で、ここで練習するのは、「を、が、で」の3種類とし、さらにそれぞれは以下の意味に限定してある。

　を：動作の目的、対象を表す。
　が：主語を表す。
　で：動作の行われる場所、材料や方法を表す。

アドバイス　難しい場合には、以下を行ってみる。
　＊それぞれの助詞の機能を書いた文字カード（例：「を：目的」、「が：主語」、「で：場所、方法」）を提示しておいて、選択してもらう。
　＊3種類同時に提示せず紙などで隠しながら1つずつ提示して、どれが適当か考えてもらう。
　＊それぞれの助詞を入れた文を1つずつ聞かせて（例：熱を計る、熱が計る、熱で計る）、正しいものを選んでもらう。
　＊選択肢は提示せず、想起して書いてもらう。

応　用
1．空欄に文全体を模写する。
2．文全体を音読、書き取りする。

（　　）の中から、正しいものを選んで○で囲んでください。

熱	（を・が・で）	計る
時計	（を・が・で）	止まる
パン	（を・が・で）	買う
牛乳	（を・が・で）	飲む
病気	（を・が・で）	治す
水	（を・が・で）	こぼれる
返事	（を・が・で）	書く
靴下	（を・が・で）	洗う
花瓶	（を・が・で）	割れる
靴	（を・が・で）	磨く
ストロー	（を・が・で）	飲む
ベル	（を・が・で）	鳴る
玄関	（を・が・で）	話す
鮨	（を・が・で）	食べる
友達	（を・が・で）	来る

P. 格助詞

61. 格助詞の用法の理解

目 的　格助詞の種類により選択される動詞が異なることを理解させる。
適 応　助詞の使用に障害のある失語症者
使い方　名詞＋格助詞の後ろに、正しくつながる動詞を選択肢から選んで、○をつける。

特 徴
1. 格助詞によって、どの動詞をとるかが決まる。
2. 同じ名詞で始まる文が3つずつ並んでいるため、助詞の機能を比較することができる。
3. 格助詞は3種類（が、を、で）に限定してある。

アドバイス　誤る場合には、
＊聴覚刺激も同時に与えてみる（「体温計で買う、体温計で壊れる、体温計で計る」）。
＊紙などで隠して、選択肢を1つずつ提示する。
＊助詞のもつ役割をカードなどで提示しておいて（を：目的、が：主語、で：手段）、選択してもらう。

□から正しいものを選んで○をつけてください。

体温計で	買う / 壊れる / 計る	体温計が	買う / 壊れる / 計る	体温計を	買う / 壊れる / 計る
薬を	治す / 飲む / こぼれる	薬で	治す / 飲む / こぼれる	薬が	治す / 飲む / こぼれる
万年筆を	買う / 書く / 壊れる	万年筆で	買う / 書く / 壊れる	万年筆が	買う / 書く / 壊れる
コップが	飲む / 洗う / 割れる	コップを	飲む / 洗う / 割れる	コップで	飲む / 洗う / 割れる

関連教材

関連教材1：文を長くして、選択肢を増やし、難しくしたもの

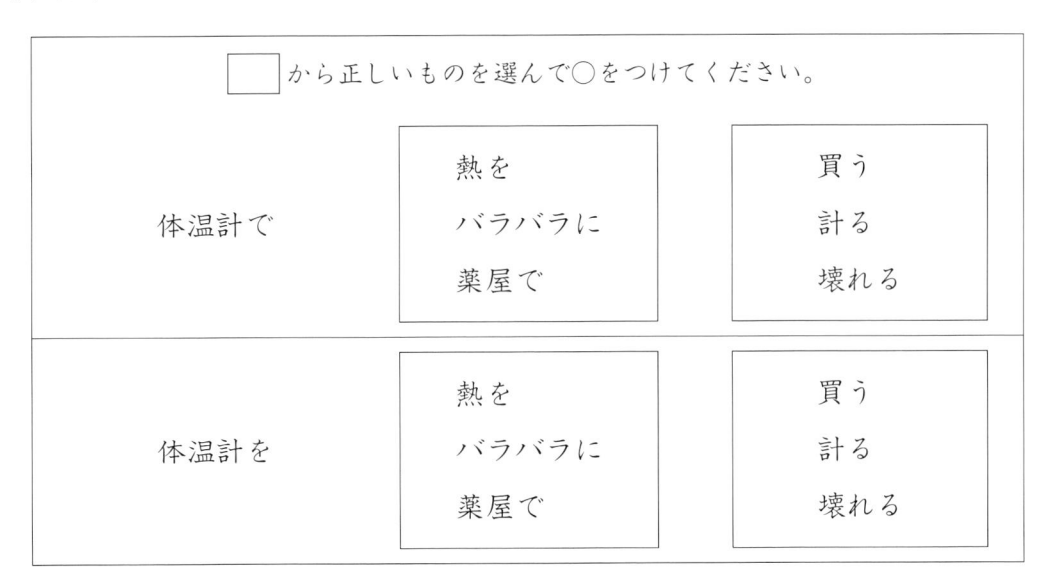

	☐から正しいものを選んで○をつけてください。	
体温計で	熱を バラバラに 薬屋で	買う 計る 壊れる
体温計を	熱を バラバラに 薬屋で	買う 計る 壊れる

関連教材2：名詞を一定にして、助詞を選択させる形式。助詞の機能を理解させるための課題

（　）の中から、正しい助詞を選んで○で囲んでください。

　　　家　（を・が・で）　建つ
　　　家　（を・が・で）　買う
　　　家　（を・が・で）　休む

　　　水　（を・が・で）　飲む
　　　水　（を・が・で）　洗う
　　　水　（を・が・で）　止まる

関連教材3：動詞を一定にして助詞を選択させる形式

（　）の中から、正しい助詞を選んで○で囲んでください。

　　　人　　（を・が・で）　歩く
　　　道　　（を・が・で）　歩く
　　　下駄　（を・が・で）　歩く

文文法

Q. 格助詞・副助詞

62. パラグラフでの助詞の想起

目的 助詞の想起の改善

適応 短い文では助詞がほぼ正しく想起されるが、長い文では誤りが認められる失語症者。パラグラフの読解は可能であること。

使い方 パラグラフ中の空欄に正しい格助詞、副助詞を記入する。

アドバイス 難しい場合には、
 * 1文ごとに音読してから、記入する。
 * 助詞の選択肢（例：が、を、の、に、と、は）を文字カードで提示しておき、選択肢から記入する。

応用
1. 接続助詞、終助詞などについても同様の課題を作成する。
2. 全体を音読する。

（　）に適切な助詞を記入しましょう。

「集金日には、そばを食え！」

　大晦日（　）年越しそば（　）食べるのは、細く長く生きられるように（　）いう願いからだ。ところが、昔から商人には、大晦日だけでなく、毎月末（　）「晦日そば」といって、そば（　）食べるならわし（　）あった。これには、もう一つ別の理由（　）ある。

　そば粉（　）、昔、金（きん）（　）採集（　）使われていた。なぜなら、そば粉には、細かい砂金（　）よく吸い取るという性質（　）あったからだ。つまり、そば（　）金（　）吸い寄せるというわけだ。月末といえば、商家（　）たいてい集金日である。そこで、金（かね）の集まり（　）いいようにという縁起（　）かついで、月末（　）そば（　）食べたのだ。となれば、月末（　）限らない。「金集めには、そば（　）食って出かけよ！」だ。

R. 副助詞

63. 副助詞の選択・記入

目的 「は、も、こそ」などの副助詞の働きを理解させる。
適応 仮名に障害のない失語症者で、短文の理解は可能だが、やや長い文の表出や理解が不十分な軽度の失語症者
使い方 選択肢から課題文に合う副助詞を選び、（　）に記入する。
アドバイス 難しくするには、選択肢なしで副助詞を記入させる、選択肢の数を文の数より多くする、選択肢および文を増やすなどを行う。
応用 文の音読、復唱、書き取りを行う。

［　］の中から適切なものを選んで（　）に書き入れてください。

(1) ［は、こそ、しか、だけ、さえ］

1. お金が千円（　）ありません。
2. 準備はできました。あとは出かける（　）です。
3. 雨ばかりでなく、風（　）強く吹いてきた。
4. 財布の中（　）空っぽだった。
5. 昨年はなまけたので、今年（　）頑張りたいと思います。

(2) ［も、でも、くらい、のみ、など］

1. あなたならこれ（　）の本は楽に読めますよ。
2. 猫は暗いところ（　）目が見えます。
3. この寮は、女子学生（　）入ることができる。
4. 水を飲む元気（　）ないほど、疲れてしまった。
5. 私のこと（　）どうぞおかまいなく。

関連教材 副助詞の理解に障害がある人については、このように比較しながら意味の違いを理解させる方法もある。

おのおのの文の意味の違いを説明してください。

お金が千円あります。
お金が千円しかありません。
お金が千円もあります。

〈重│中│軽〉

S. 接続助詞

64.「と」の理解と文の表出

目 的 接続助詞「と」の用法の理解と文の表出の改善
適 応 接続助詞を含んだ短い文の理解や表出が困難な失語症者
使い方 接続助詞「と」をはさんで、前半の部分は文字で、後半の部分は絵で示されている。後半部分について、適切な表現を記入する。
特 徴 接続助詞「と」の用法（文の後半部分が、前半部分の当然の結果であるという関係を表す）が、絵を手がかりにして、視覚的に理解できる。
アドバイス 自力では難しい場合は、選択肢を文字で示し（選択肢の例：日が沈むと、[明るくなる、暗くなる、広くなる]など）、選択させてから文全体を音読してもらう。選択肢の難易度は失語症のレベルに合わせる。
応 用
1．完成したら、文全体を音読する。
2．絵を隠して前半部分のみ提示し、接続助詞「と」以下の部分を自由に考えて表出してもらう。完成したら、全体を音読する。
　　例：日が沈むと、＿＿＿＿＿＿＿。
　　　　食べ過ぎると、＿＿＿＿＿＿＿。
　　　　勉強すると、＿＿＿＿＿＿＿。
3．反対に後半部分を絵と文で提示し、前半部分を表出してもらう。
　　例：＿＿＿＿＿＿＿と、外は暗くなります。
　　　　＿＿＿＿＿＿＿と、太ります。
　　　　＿＿＿＿＿＿＿と、眠くなります。
4．復唱、書き取り課題にもなる。

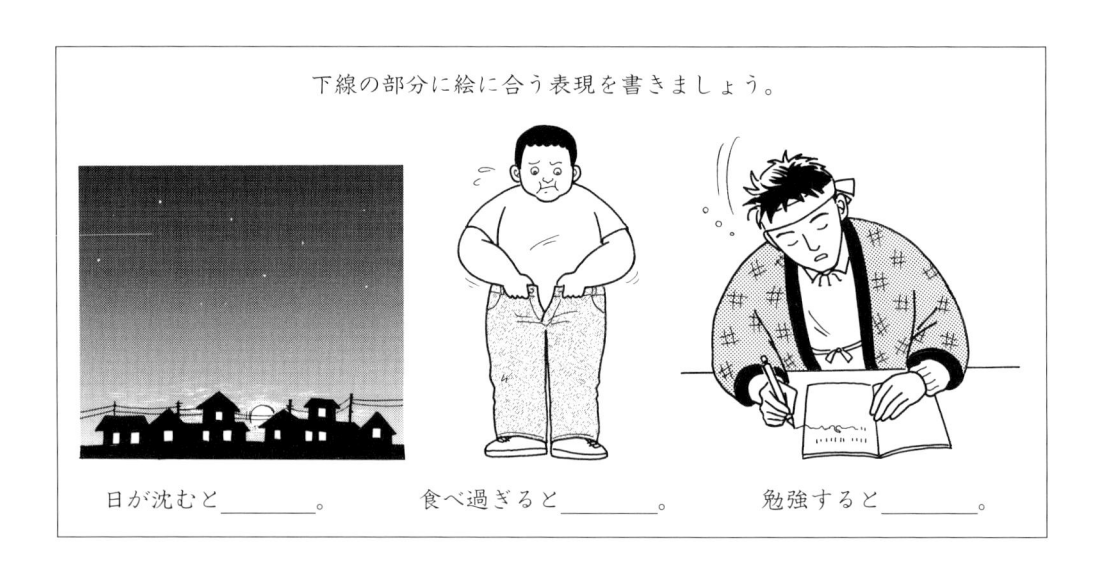

下線の部分に絵に合う表現を書きましょう。

日が沈むと＿＿＿＿。　　食べ過ぎると＿＿＿＿。　　勉強すると＿＿＿＿。

S. 接続助詞

65. 接続助詞の選択・記入

目的 接続助詞の使い方を理解させる。
適応 仮名に障害がなく、短文の理解は可能だが、やや長い文の表出が難しかったり、理解が不十分な失語症者
使い方 選択肢から課題文に合う接続助詞を選び、（　）に記入する。
特徴 接続助詞の前半の文と後半の文の意味および、どのような関係で両者が結びつけば正しいかがまず理解されなければならない。そのうえで、その関係を表すための適切な接続助詞を選択するため、この課題はかなり難しい。言語機能全体が軽度な失語症者向けの課題である。
アドバイス 選択肢を設けずに適切な助詞を記入させる。

［　］の中から適切なものを選んで、下の文の（　）に書き入れてください。

(1) ［ので、と、のに、ても、ながら］

1. 音楽を聞き（　）本を読む。
2. このあたりは、冬になる（　）、雪が積もります。
3. 苦しく（　）、我慢しなければなりません。
4. おなかが痛い（　）、学校を休みます。
5. あの人は年をとっている（　）、元気がいい。

(2) ［て、から、ば、し、ところで］

1. 雪が降れ（　）、寒くなる。
2. 朝起き（　）、すぐ散歩に出かけました。
3. バスがなくなった（　）、タクシーで帰った。
4. あの人は頭もいい（　）、気だてもいい。
5. これ以上話し合った（　）、時間の無駄ですよ。

関連教材

関連教材1：特定の接続助詞の働きを理解させるために、2文を、ある接続助詞で結びつける課題

> (1)「のに」を使って、2つの文を1つに書き直してください。
>
> 例：速く歩いた。　バスに乗り遅れた。
>
> 　　→速く歩いたのにバスに乗り遅れた。
>
> 1．真面目に働いている。　生活が苦しい。
> 2．風邪を引いている。　会社に出かけた。
> 3．駅まで遠い。　歩いて行った。
> 4．雨が降っている。　傘をささずに歩いている。
> 5．30分も待っている。　彼は来ない。
>
> (2)「ので」を使って、2つの文を1つに書き直してください。
>
> 例：速く歩いた。　バスに間にあった。
>
> 　　→速く歩いたのでバスに間にあった。
>
> 1．真面目に働いている。　生活が豊かになった。
> 2．駅まで遠い。　タクシーに乗った。
> 3．風邪を引いている。　会社を休んだ。
> 4．雨が降っている。　傘をさして歩いている。
> 5．隣の部屋がうるさい。　よく眠れない。

関連教材2：接続助詞の意味を理解させるために、接続助詞の後ろをあえて矛盾する内容とした文である。誤りを探すことができたなら、意味の通る文にするために書き直させてもよい。

> 次の文にはおかしい部分があります。おかしい部分の下に線を引いてください。
>
> 1．夕立の中、傘をさして歩いたので、ずぶぬれになってしまった。
> 2．苦しいことがあっても、すぐにあきらめなさい。
> 3．信号が赤に変わったので、横断歩道を渡りました。
> 4．風邪を引いて熱があったから、学校に元気よく行きました。
> 5．あの人は年をとっているけれども、体が弱い。

T. 態変換

66. 態変換に合わせた助詞の記入

目　的　態を変換した文を表出するための助詞の使用の改善
適　応　文の態変換が十分に行えない失語症者
使い方　上の文を態変換させて、下の文の（ ）に、助詞「は」「を」「に」のどれかを記入する。

特　徴
1．主体の関係する相手が一者である文のみ用いている。
2．記入すべき助詞は3種類に限定されている。

アドバイス
1．能動態→受動態への変換課題と、受動態→能動態への変換課題が混在しているため、上に提示してある文の助詞の種類や動詞の活用形に注意させる。
2．この課題が困難な失語症者は、態変換の基礎が不十分と考えられる。主体と相手の関係を変換させた文の理解・表出訓練を、絵カードや文字カードを使って、繰り返し行う必要がある。

応　用
1．完成した文を音読する。
2．上の文のみを見せて（聞かせ）、態を変換させた文を言う。
3．受動態では「に」以外の助詞を取る場合もあるので必要に応じて練習を行う。
　　「に」あるいは「から」の例：王様は国民に/から尊敬された。彼は人々に/から愛されている。
　　「によって」の例：源氏物語は紫式部によって書かれた。金閣寺は足利義満によって建てられた。

上下の文が同じ意味になるように、（ ）に「は」「を」「に」を書き入れてください。

1．その大きなハチは妹を刺した。
　　妹（　）その大きなハチ（　）刺された。

2．太郎は花子を助けた。
　　花子（　）太郎（　）助けられた。

3．田中君は先生に叱られた。
　　先生（　）田中君（　）叱った。

4．猟師が熊を撃った。
　　熊（　）猟師（　）撃たれた。

5．その男は刑事に怪しまれた。
　　刑事（　）その男（　）怪しんだ。

6．彼はおばあさんに育てられた。
　　おばあさん（　）彼（　）育てた。

7．犬は太郎を追いかけた。
　　太郎（　）犬（　）追いかけられた。

8．畑は害虫に荒らされた。
　　害虫（　）畑（　）荒らした。

T. 態変換

67. 態変換に合わせた文の書き換え

目　的　態に応じた文の書き換えを可能にする。
適　応　受動態、能動態の文の表出に低下のみられる失語症者
使い方　上に提示されている文と意味が同じになるように、下に書き直す。
特　徴　主語が提示してあるため、書き換えの手がかりとなる。

アドバイス
1. 難しい場合は以下のように手がかりを多くする。
   *動詞部分のみを書き換える。
   　例：妹はその大きなハチに刺されました。→その大きなハチは妹を（　　　　）。
   *動詞について選択肢を与えて選択してもらう。
   　例：妹はその大きなハチに刺されました。→その大きなハチは妹を［刺されました、刺しました］
2. 書き出しの主語を与えずに全文を書いてもらう（言ってもらう）と、さらに難しい。
3. 受動態→能動態、能動態→受動態を混在させると難しくなる。
4. 次のような、主体が2者と関係する場合は、書き換えがやや難しくなる。必要に応じて練習する。
   　例：山田さんは私を夕食に招待しました。→私は山田さんから夕食に招待されました。

応　用　記入後文全体を音読する。

（受動態→能動態）
　上下の文が同じ意味になるように、（　　）に書き入れてください。
1．妹はその大きなハチに刺されました。　　3．田中君は先生に叱られました。
　　その大きなハチは（　　　　　　）。　　　先生は（　　　　　　　）。
2．花子は太郎に助けられました。　　　　　4．熊は猟師に撃たれた。
　　太郎は（　　　　　　）。　　　　　　　　猟師は（　　　　　　　）。

（能動態→受動態）
　上下の文が同じ意味になるように、（　　）に書き入れてください。
1．先生は田中君をほめました。　　　　　　3．小さな犬は太郎にかみついた。
　　田中君は（　　　　　　）。　　　　　　　太郎は（　　　　　　　）。
2．おばあさんは彼を育てました。　　　　　4．泥棒は宝石箱を盗んだ。
　　彼は（　　　　　　　）。　　　　　　　　宝石箱は（　　　　　　　）。

U. 授受の表現（やり・もらい）

68. 助詞の記入

目 的 「やる」文を「もらう」文に書き換える際の、助詞の用法を理解する。
適 応 やりもらい文の表出に困難を示す失語症者
使い方 下の文は上に示してある「やる、あげる、くださる」の文の主語を変換して「もらう、いただく」の形式に書き換えたものである。下の文の空欄に適切な助詞を記入する。
特 徴 上の文が「やる、あげる、くださる」、下が「もらう、いただく」に統一されていること、記入すべき助詞が示してあることにより、助詞の記入はパターン化して覚えることができる。

アドバイス
1．やりもらい文は主体（与える人）と相手（受け取る人）との関係により、動詞に何をとるかが決まってくるため、理解も表出も難しい文である。失語症者の構文能力を事前に精査し、必要性のある人に行うべきである。
2．さらに難しくするには、記入すべき助詞を示さない、空欄を3つにし、助詞を3種類（は、に、を）記入する、「もらう、いただく」を「やる、あげる、くださる」へ書き換えた文も混在させる、などがある。

上の文と同じ意味になるように、下の文の（ ）に「は」、「に」を記入してください。

1．鈴木さんは僕の妹に人形をくれた。
　　僕の妹（ ）鈴木さん（ ）人形をもらった。
2．父は僕に本をくれた。
　　僕（ ）父（ ）本をもらった。
3．弟は犬に餌をやった。
　　犬（ ）弟（ ）餌をもらった。
4．先生は僕に手紙をくださった。
　　僕（ ）先生（ ）手紙をいただいた。
5．あなたのお母さんは僕の姉に絵をくださいました。
　　僕の姉（ ）あなたのお母さん（ ）絵をいただきました。
6．友人は僕にカメラをくれた。
　　僕（ ）友人（ ）カメラをもらった。
7．太郎さんは花子さんに犬をあげた。
　　花子さん（ ）太郎さん（ ）犬をもらった。
8．父は弟に小遣いをやった。
　　弟（ ）父（ ）小遣いをもらった。

関連教材

関連教材１：「もらう、いただく」の文を「やる、あげる、くださる」の文に書き換える課題である。

> 上の文と同じ意味になるように、下の文の（　）に「は」、「に」を記入してください。
> 1．僕の妹は鈴木さんに人形をもらった。
>   鈴木さん（　）僕の妹（　）人形をくれた。
> 2．僕は父に本をもらった。
>   父（　）僕（　）本をくれた。
> 3．犬は弟に餌をもらった。
>   弟（　）犬（　）餌をやった。
> 4．僕は先生に手紙をいただいた。
>   先生（　）僕（　）手紙をくださった。
> 5．僕の姉はあなたのお母さんに絵をいただきました。
>   あなたのお母さん（　）僕の姉（　）絵をくださいました。
> 6．僕は友人にカメラをもらった。
>   友人（　）僕（　）カメラをくれた。
> 7．花子さんは次郎さんに犬をもらった。
>   次郎さん（　）花子さん（　）犬をあげた。
> 8．弟は父に小遣いをもらった。
>   父（　）弟（　）小遣いをやった。

関連教材２：「貸す」・「借りる」、「与える」・「受ける」などの書き換え課題である。

> 上の文と同じ意味になるように、下の文の（　）に「は」、「に」、「から」を記入してください。
> 1．僕は弟に500円貸している。
>   弟（　）僕（　）500円借りている。
> 2．殿様は家来にほうびを与えた。
>   家来（　）殿様（　）ほうびをもらった。
> 3．山田君は太郎にカメラを預けた。
>   太郎（　）山田君（　）カメラを預かった。
> 4．おじいさんは村人に笠を売った。
>   村人（　）おじいさん（　）笠を買った。
> 5．先生は生徒に英語を教えた。
>   生徒（　）先生（　）英語を習った。

U. 授受の表現(やり・もらい)

69. 文の書き換え

目　的　やりもらい文の書き換えを可能にする。
適　応　やりもらい文の表出が難しい失語症者。ただし、書字は保たれている人。
使い方　上に示してある「やる、あげる、くれる、くださる」の文を下に示してある主語に変換して、同じ意味の文に書き換える。下の文の主語以下の部分を書く。
特　徴　書き換えに際し、手がかりとして主語が示してある。自力で全文を書き換える前の準備課題である。
アドバイス　「やる、あげる、くれる」の文を、受ける人を主語にして書き換えた場合は、動詞は「もらう」を使い、「くださる」の場合は「いただく」を使うことが理解されていることが必要。理解が不十分な失語症者には、この課題に進む前に、以下のような動詞のみの書き換えの段階を入れる。

例：同じ意味になるように（　）に記入してください。
　　鈴木さんは僕の妹に人形をくれた。→　僕の妹は鈴木さんに人形を（　　　　　）。
　　弟は犬に餌をやった。　　　　　→　犬は弟に餌を（　　　　）。
　　先生は僕に手紙をくださった。　→　僕は先生に手紙を（　　　　）。
　　あなたのお母さんは僕の姉に絵をくださいました。→僕の姉はあなたのお母さんに
　　　　　　　　　　　　　　　　　　　　　　　　　　絵を（　　　　）。
　　太郎さんは花子さんに犬をあげた。→　花子さんは太郎さんに犬を（　　　　）。
応　用　主語を示さずに書き換えてもらうとさらに難しくなる。

上の文と同じ意味になるように、下の文の（　）に正しく記入してください。
1. 鈴木さんは僕の妹に人形をくれた。
　　僕の妹は（　　　　　　　）。
2. 父は僕に本をくれた。
　　僕は（　　　　　　　）。
3. 弟は犬に餌をやった。
　　犬は（　　　　　　　）。
4. 先生は僕に手紙をくださった。
　　僕は（　　　　　　　）。
5. あなたのお母さんは僕の姉に絵をくださいました。
　　僕の姉は（　　　　　　　）。
6. 友人は僕にカメラをくれた。
　　僕は（　　　　　　　）。
7. 太郎さんは花子さんに犬をあげた。
　　花子さんは（　　　　　　　）。
8. 父は弟に小遣いをやった。
　　弟は（　　　　　　　）。

関連教材　反対に「もらう、いただく」の文を「やる、あげる、くれる、くださる」の文に書き換える課題である。この場合、「いただく」は「くださる」になるが、「もらう」は与える人が誰で受ける人が誰かということについての条件によって、「やる、あげる、くれる」のどれかに変換される。その違いが理解されていないと、難しい課題である。

上の文と同じ意味になるように、下の文の（　　）に正しく記入してください。
1．僕の妹は鈴木さんに人形をもらった。
　　鈴木さんは（　　　　　）。
2．僕は父に本をもらった
　　父は（　　　　　）。
3．犬は弟に餌をもらった。
　　弟は（　　　　　）。
4．僕は先生に手紙をいただいた。
　　先生は（　　　　　）。
5．僕の姉はあなたのお母さんに絵をいただきました。
　　あなたのお母さんは（　　　　　）。
6．僕は友人にカメラをもらった。
　　友人は（　　　　　）。
7．花子さんは次郎さんに犬をもらった。
　　次郎さんは（　　　　　）。
8．弟は父に小遣いをもらった。
　　父は（　　　　　）。

文法

Column

パラグラフと短文の入手先

1．パラグラフ

　100字程度で2つ以上の文からなり、ある程度の内容を含んだ文章を自分で考えるのは骨が折れます。私は夕刊の社会面の片隅に掲載されている、非常に短いこぼれ話をよく利用します。海外の話題ですが、長さも適当ですし、あまり生々しくないものが多いので、内容的に古くならないことが便利です。地名などの固有名詞も多く入っています。記事によっては、1つの文が長すぎる場合があるので、文を途中で切って2つ以上の文に書き換える、わかりにくい言い回しは避け、別の言葉に変える、句読点を打つ、などの手直しが必要です。

　週刊誌から拾おうとしたこともありましたが、新聞記事のように短くて簡潔な文章がなく、またほっとするような内容が見つけにくいことが多いようです。

　例1：米国サンディエゴで、アパートに侵入した泥棒を、飼い猫のジェイク君が引っかいて撃退した。アパートから逃げ出した泥棒は、間もなく引っかき傷が決め手となって、警官に逮捕された。

　例2：プエルトリコ生まれの102歳の女性が、地元の高校に復学し、今月無事に卒業した。この女性は、86年前はお金がなかったため、やむなく高校を退学していた。

2．短文

　3文節文の書き取りの自習教材として、文をトーキングカード[注]に録音して失語症の人に渡しています。カードの裏に、録音してある文を印刷して貼り付けています。文は小学生対象の漢字書き取り教材に変更を加えながら作成しています。

　注：トーキングカードとランゲージ・パルは、いずれもカードを使って音声の録音・再生ができる機器。ともにすでに販売終了となっているが、VOCA-PEN（p.160-161、p.215）を使用すれば同じ訓練が可能と思われる。

Column

伝える気持ちを引き出した宿題ノート

　重度混合性失語症のOさんは、とてもプライドが高く頑固な方で、当院を受診したときのリハ医の対応が気に入らないとへそを曲げ、STを受診する気になるまでその後2カ月もかかったというほどの方でした。発話は「そうそう」「あのさぁ、もうさぁ」「どうもね」「要するに」などのみで、有意味な言葉を自発的に話すのは困難でした。

　言語訓練が始まり、訓練室での訓練や宿題プリントのほかに、日記を書いてもらいました。日記には、氏名・住所・生年月日・家族名・気になったニュース・単語の練習などを毎日書いていただくようにしましたが、今一つやる気が出ず、ノートは1週間に1ページほどしか進みませんでした。家では何もせず、テレビを1日10時間以上見ているとのことでした。グループ訓練や友の会活動はいやがって、来ようとしませんでした。

　訓練開始から1年ほどたって書き初めを宿題にしたのをきっかけに、元来の趣味である毛筆書を時々持参するようになりました。さらに半年ほどたったある時、日記用のノートにSTと同じ名字の詩人の漢詩を書写してきて見せてくださいました。私はとても喜んで、興味をもって一緒に話し合い、「またいろいろ書いてきてくださいね」とお願いしたところ、それから毎日好きな唐詩や漢詩、年表、記事などを、1日2ページずつ、多い日には6ページも書いてくださるようになり、訓練時に夢中になってそれについて伝えようとされるようになりました。家庭でも夜遅くまで書斎で調べ物をして、喜んでノートを書いているとのことでした。失語症自体は重度のまま大きな変化はありませんでしたが、ノートを通して他者に何か（自分の興味のあるものや好きなもの）を伝えようという気持ちが出て、生活にも張りが出ているようでした。毛筆書も毎週のように持参するようになりました。その後、1年ほどして他の病気で入院されましたが、入院中も日記は欠かすことなく続け、病気で亡くなる前の1カ月間ほどは、般若心経を宿題ノートに毎日写経されていたそうです。

　注：Oさんの希望に沿った訓練内容に変更することにより、訓練が軌道に乗った。この例のように、STと失語症の本人・家族が協働し、当事者の希望を訓練ゴールや訓練内容に結び付けるやり方は『パーソンセンタードアプローチ』と呼ばれ、近年重視されている。

第3章
文章

訓練項目			教材名（★は高頻度教材）	重症度*		
				重度	中等度	軽度
理解	A	短い文章の読解	70. 文章の内容についての短文の正誤判断（★）			
			71. 文章の内容についての正答の選択（★）			
			72. 文章の内容についての質問に答える（★）			
			73. 道順を表す文章の読解			
	B	文章の要点の聴理解	74. 文章の要点についての質問に答える（★）			
	C	長い文章の読解	75. 新聞記事の内容についての質問に答える（★）			
			76. 物語の内容についての質問に答える（★）			
表出	D	文章による説明	77. 2つのものの共通点や相違点を述べる（★）			
			78. 短い質問に答える（★）			
			79. 情景画の説明（★）			
			80. パラグラフの説明（★）			
	E	短い文章の書字	81. 日記を書く（★）			
	F	要点を押さえた説明	82. 手順の説明			
			83. ことわざの説明			
	G	複雑な表現の表出	84. 4コマ漫画の説明（★）			
			85. 失語症の体験記を書く			
	H	会話	86. 写真などを見ながら思い出を話す（★）			
			87. ニュースを題材に話し合う（★）			

＊教材が訓練対象とする側面の障害の重症度

A. 短い文章の読解

70. 文章の内容についての短文の正誤判断

目　的　短い文章の読解の改善
適　応　短い文の読解はほぼ可能だが、文章の読解が困難な失語症者
使い方　文章を読んだ後で問題文を読み、その内容について、正しければ○、間違っていれば×を（　）に記入する。
特　徴　2～3文で構成される短い文章を用いている。
アドバイス　正誤の判断が難しい場合には、ヒントとなる部分を音読してもらう。その際、漢字が音読できない場合には仮名を振る。
応　用
1．文章や質問文を聴覚的に提示する。
2．×をつけた文に対して、どこが誤っているのか答えてもらったり、正しい答えを言ってもらう。
3．課題を行った後に、文章を見ないでその内容を話してもらう。
4．音読や仮名振りを行う。

文章を読んでから下の質問文を読み、その内容が正しければ○印を、間違っていたら×印を（　）内に記入しましょう。

　　新聞の社会面の記事のことを三面記事といいます。昔、新聞が四ページ立てだったとき、第三面に社会の出来事を載せた習慣から出たことばです。

（　）三面記事とはテレビ・ラジオ面についての記事のことです。

（　）新聞は昔も今も四ページ立てです。

（　）三面記事ということばは、昔、新聞が四ページ立てだったころからのことばです。

（　）面白い読み物のことを三面記事といいます。

（　）昔は、社会の出来事は第三面に載っていました。

A. 短い文章の読解

71. 文章の内容についての正答の選択

目 的 短い文章の読解の改善
適 応 短い文の読解はほぼ可能だが、文章の読解が困難な失語症者
使い方 文章を読んだ後で正答を選択肢から選ぶ。
特 徴
1．文章全体を正確に把握しなくても、文章の一部分が理解できれば正答を選ぶことができる。
2．社会的なできごとに対する関心を高めるために、新聞記事やエッセイなどを利用している。

アドバイス 誤答の場合は、文章中の該当部分を失語症者に音読してもらった後（あるいはSTが音読した後）、再度答えてもらう。
応 用 音読や仮名振りを行う。

文章を読んでから下の文を読んで、正しい答えを1つ選びましょう。

　アイドリングは地球の温暖化の元凶、二酸化炭素の排出量を増やす。環境省によると、東京都内の約400万台の車が1日に10分間ずつアイドリングをやめるだけで、1年間にドラム缶100万本分の燃料を使わないで済むという。つまり、その分だけ二酸化炭素が減るということになる。

1　アイドリングは、〔一酸化炭素／二酸化炭素／窒素ガス〕の排出量を増やす。

2　〔環境省／防衛省／警視庁〕は、二酸化炭素を減らすための提案をしている。

3　東京都内の400万台の車が、1日に10分間アイドリングをやめるだけで1年間にドラム缶〔50／100／150〕万本分の燃料を使わないで済むことにつながる。

A. 短い文章の読解

72. 文章の内容についての質問に答える

目 的 短い文章の読解の改善
適 応 短い文の読解はほぼ可能だが、文章の読解が困難な失語症者
使い方 文章を読んだ後で、その内容に関する質問に書字で答える。
特 徴
1．2〜3文で構成される文章を用いている。質問には、文章中の単語や文で答えられる。
2．文章全体を正確に把握しなくても、部分的に理解できれば正答することができる。
アドバイス
1．答えを誤った場合は、文章中の該当部分を音読してもらった後（あるいはSTが音読した後）、再度答えてもらう。
2．単語での反応が可能な人には、文で答えてもらうようにする。
応 用
1．文章を見せたまま（あるいは文章を見せないで）、質問を聴覚的に与えて答えてもらう。
2．課題を行った後に、文章の大まかな内容を話してもらう。
3．音読や仮名振りを行う。

文章を読んで下の問いに答えましょう。

　おじいさんは、どんなに寒い日でも朝六時に起き、愛犬のタローとサブを連れて近くの公園まで散歩します。そして、帰ってくると盆栽の手入れをします。

問１．おじいさんは朝何時に起きますか。

問２．おじいさんは散歩に何を連れて行きますか。

問３．どこまで散歩しますか。

問４．帰ってくると何をしますか。

関連教材　やや難しい教材の例

文章理解

文章を読んで下の問いに答えましょう。

　落語家の先代林家三平さんのところへ、越後から米を下げて青年が訪ねてきた。弟子入りしたいという。

　幾日か泊めて話をさせてみたところ、方言が強い。落語家に向かないと判断した三平さんは、青年に田舎に帰って進学するようにと勧めた。

　すると、そばで話を聞いていた奥さんが、「あら、お米はみんなで全部食べちゃった」と言った。それでは仕方がないと、三平さんは青年を弟子にすることにした。この青年が、林家こん平さんである。

1　青年の故郷はどこですか。

2　青年はどんな希望を持っていましたか。

3　なぜ三平さんは青年に進学を勧めたのですか。

4　奥さんは三平さんに何と言いましたか。

5　この青年の芸名は何ですか。

⟨重│中│軽⟩

A. 短い文章の読解

73. 道順を表す文章の読解

目　的　短い文章の読解の改善
適　応　位置関係や数字を含む文章の理解や細かい部分に注意して読む力が低下している失語症者
使い方　ある場所に行くための方法を書いた文章を読み、その場所が地図上のどこにあるか指さす。
特　徴
1．文章中に位置関係を表す言葉が多く含まれている。
2．地図上にある「〒」のようなマークの理解が必要である。
アドバイス
1．読解が困難な場合には、句ごとに区切って1つずつ音読させ、確認しながら行う。
2．駅ビルの地図や案内地図などをふだんから心がけて集めておくとよい。
応　用
1．聴覚的に文章を提示して、地図上でその場所を指さしてもらう。
2．表出の課題として、ある場所から他の場所へ行くための道順を説明してもらう。

文章

理解

文章を読んでから、その場所が地図上のどこにあるか、指さしてみましょう。

駅の南口を出て、デパートとケーキ屋の間の道をまっすぐ進む。2つ目の角を左に曲がり、角から3軒目、花屋の隣の家です。

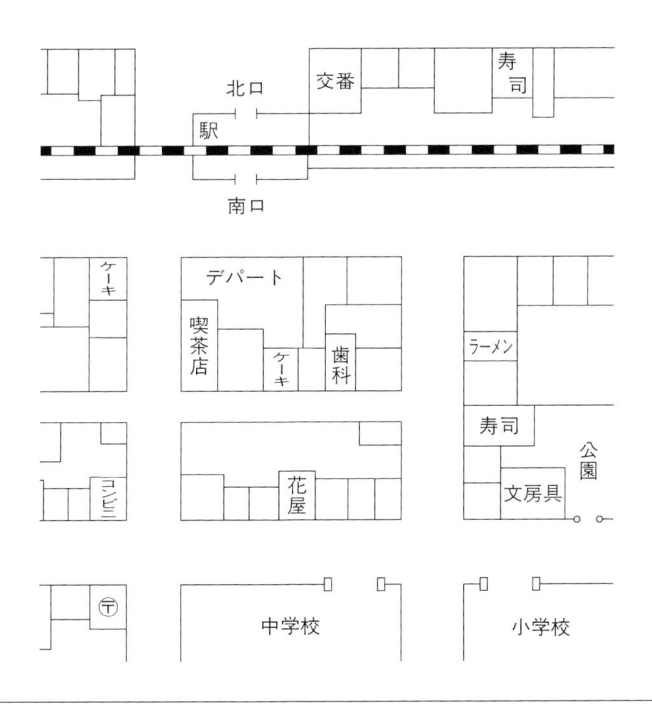

B. 文章の要点の聴理解

74. 文章の要点についての質問に答える

目　的　文章の要点の理解の改善
適　応　社会復帰を控え、電話の使用などに不安を感じる失語症者
使い方　多くの情報を含んだ文章を聞かせた後、重要な情報について質問をする。
特　徴　1つの文章中に重要な情報がいくつも含まれるので、記憶するには注意の集中が必要である。

アドバイス
1. いくつもの重要事項を記憶に留めておくことが難しい人には、文章を聞きながら、要点をメモしてもらう。
2. 聞き取れなかった場合には、失語症者から「もう一度言ってほしい」、「もう少しゆっくり話してほしい」、「ちょっと待って」などの要求を出してもらう。
3. 失語症者の社会復帰後の生活に合わせた文章を用いると励みになる。
4. 一度で聞き取れない場合には、何回か聞かせる。

応　用
1. 録音・再生機器に文章を録音し、宿題で全文を書き取ってもらう。もしくは質問に対する答えを書いてもらう。
2. 別の部屋から内線電話を使用して課題を行うと、より実用的な訓練となる。

文章を聞いてから、次の質問に答えましょう。

　来週火曜日から木曜日まで、東京文化会館で、コンサートが行われます。18時30分開場、19時開演なので、水曜日18時に上野駅の公園口改札口で待ち合わせをしたいと思います。チケットは前売り券3,500円、当日券4,000円なので、前売り券を2枚買っておきます。

1　出かけるのは何曜日ですか？
2　待ち合わせは何時ですか？
3　待ち合わせの場所はどこですか？
4　チケットはどうしますか？
5　料金はいくらですか？

関連教材　1文が長いと理解が難しい場合には、文を短くしてゆっくりと読んで聞かせる。

言い換えた問題（ゆっくりと区切りながら話す）

　来週火曜日から木曜日までコンサートがあります。場所は東京文化会館です。開場は18時30分です。開演は19時です。水曜日18時に待ち合わせをしたいと思います。待ち合わせの場所は、上野駅、公園口の改札口です。前売り券は3,500円、当日券は4,000円です。前売り券を2枚買っておきます。

文章理解

C. 長い文章の読解

75. 新聞記事の内容についての質問に答える

目 的 長い文章の読解の改善
適 応 短い文章は理解できるが、新聞などの長い文章の理解は困難な失語症者
使い方 新聞記事を読んで、質問に答える。
特 徴
1. 新聞記事を利用するために、新鮮な内容を教材とすることができる。
2. 質問に答えるときには、内容を要約することが必要である。

アドバイス 失語症者が関心をもちそうな記事を選ぶ。
応 用
1. 音読練習をする。
2. 内容についての感想や意見を聞く。

おやじの背中

「つま先は夢に」で踏ん切り

山梨学院大学陸上競技部監督　上田　誠仁

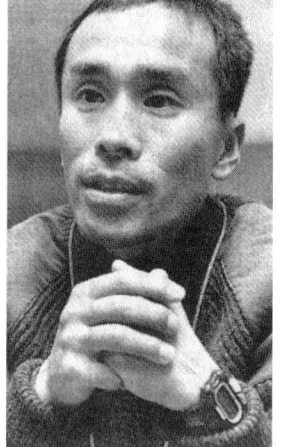

うえだ・まさひと　香川県善通寺市生まれ。1985年から山梨学院大陸上競技部の監督。創部2年目で箱根駅伝に初出場。92年に初優勝し、通算3度の優勝。

父が亡くなったのは一昨年。火葬場で骨になって出てくると、白いしゃれこうべの額だけが赤茶けてるんです。

私が小学校一年の時、家の前で花火をしてたんですが、そばを通ったトラックが荷崩れした。父は、下敷きになりそうになった私をかばい、頭に荷の直撃を受けた。その時の傷のことを思い出し、生きている自分を改めて感じました。

このけがで父は二年間入院しました。後遺症で、体調は良くなかった。それでも、私に弱みを見せたことがない。私が大学に入ってから、父はマラソンを始めたんです。あちこちの大会に三十回以上は出場しています。十三年前には直腸がんを患ったんですが、回復するとすぐ人工肛門（こうもん）をつけながら走り出す。「お前は完走したことないだろう。おれが自慢できるのはこれだけだ」と言っていた。山梨で頑張ろうと思えたのも、父の姿を見ていたからです。

大学を卒業してから、私は香川県で高校や中学校の教師をしていました。教師生活が軌道に乗り始めた時、順天堂大学の恩師の沢木啓祐先生から「山梨学院大の駅伝の監督に」というお話があったんです。

「やりたい」という気持ちが大部分だったんですが、あと一歩の踏ん切りがつかなかった。学院大は無名でしたし、相談すれば十人中八人は「山梨から箱根駅伝に出場できるのか」と言う。それに、せっかく地元に戻ってきたのにという思いもありました。

ある日、実家で父と晩酌してると、父が「どうするんだ」と聞くと、父が普段はほとんど、多くを語らない人なんですが、その時は珍しく、いい話をしてくれた。

「チャンスは必ず人の前を通る。お前は勉強はともかく、中学のころから陸上が好きで努力してきた。それだけがんばったからチャンスが来たんだ。つかんでみたらどうか」と言ってくれたんです。

『苦しい、できない』といって背中を向けたらチャンスは通り過ぎていく。前かがみになりそうになったり、風が冷たくてのけ反りそうになっても、つま先だけは、いつも夢の方向に向けて頑張れ」と。この言葉で背中を押してもらった。

特に今年は、この父の言葉を思い出すんです。（箱根駅伝で途中棄権し、来年出場のシード権を失った）今年みたいな時のために言ってくれたのかな、とね。学生たちにもいつも言ってるんです。「つま先だけは夢の方向に向けていよう」って。

（朝日新聞、1996年2月26日）

1. 「父」はどんな事故にあいましたか。
2. 駅伝の監督の話があったとき、引き受けようかどうか迷ったのはなぜですか。
3. 迷っている上田さんを、「父」はどのように励ましましたか。

C. 長い文章の読解

76. 物語の内容についての質問に答える

目 的 長い文章の理解の改善

適 応 文章レベルの読解が可能であるにもかかわらず、長いストーリーの理解は困難な失語症者

使い方 物語などを読んで、章ごとに用意してある質問に答える。宿題にするとよい。

特 徴 1冊読み上げると、読書に自信がつく。

アドバイス

1. 2〜3ページくらいでひと区切りになっている本を用いると取りかかりやすい。
2. 楽しく読みやすい内容の本を選ぶ。

応 用 内容を要約してもらったり、感想や意見を聞く。

はじめての駅

自由が丘の駅から降りると、ママは、トットちゃんの手をひっぱって、改札口を出ようとした。トットちゃんは、大井町線から降りて、改札口まで、あまり電車に乗ったことがないから、大切に握っていた切符をあげちゃうのは、もったいないなと思った。そこで、改札口のおじさんに、

「この切符、もらっちゃいけないの？」

と聞いた。おじさんは、

「ダメだよ」

というと、トットちゃんの手から、切符を取りあげた。トットちゃんは、いっぱい溜っている切符をさして聞いた。

「これ、全部、おじさんの？」

おじさんは、他の出て行く人の切符をひったくりながら答えた。

「おじさんのじゃないよ、駅のだから」

「へーえ……」

トットちゃんは、未練がましく、箱をのぞきこみながらいった。

「私、大人になったら、切符を売る人になろうと思うわ」

おじさんは、はじめて、トットちゃんをチラリと見て、いった。

「うちの男の子も、駅で働きたいって、いってるから、一緒にやるといいよ」

トットちゃんは、少し離れて、おじさんを見た。おじさんは肥っていて、眼鏡をかけていて、よく見ると、やさしそうなところもあった。

「ふん……」

トットちゃんは、手を腰にあてて、観察しながらいった。

「おじさんとこの子と、一緒にやってもいいけど、考えとくわ。あたし、これから新しい学校に行くんで、忙しいから」

そういうと、トットは、待ってるママのところに走っていった。そして、こう叫んだ。

「私、切符屋さんになろうと思うんだ！」

ママは、おどろきもしないで、いった。

「あら、スパイになるんじゃなかったの？」

でも、スパイになろうって決めたのに、いまの切符をいっぱい箱にしまっておく人になるのも、とても、いいと思うわ。

トットちゃんは、ママに手をとられて歩き出しながら、考えた。（そうだわ、昨日までは、絶対にスパイになろう、って決めてたのに。でも……どうするの？）

（『窓ぎわのトットちゃん』より「はじめての駅」黒柳徹子著／講談社刊より）

---

1. トットちゃんとママはどこの駅で降りましたか。
2. トットちゃんはなぜ、「この切符、もらっちゃいけないの」と聞いたのですか。
3. トットちゃんは切符をもらえましたか。
4. 改札口の箱には、何が入っていますか。
5. 大人になったら何になろうと、トットちゃんは思いましたか。
6. 昨日までは、何になろうと、トットちゃんは決めていましたか。
7. ママの心配は何でしたか。

D．文章による説明

77. 2つのものの共通点や相違点を述べる

目　的	句〜文章の表出の改善
適　応	句〜簡単な文が話せる失語症者
使い方	2つの単語を口頭で提示し、その共通点や相違点を答えてもらう。
特　徴	喚語能力とともに、共通性や相違点を見出すための抽象的思考力が必要である。

アドバイス

1．失語症者が的確に答えることができない場合には、まずそれぞれの単語について、特徴や用途を答えてもらう。その後で2つの単語の共通点や相違点を述べてもらう。

2．失語症者が共通点や相違点を1つしか答えない場合には、いくつか述べるように促す。

応　用	書字課題にする。

以下の2つの言葉の共通点と相違点を挙げてください。

①「オートバイ――自転車」

解答例
- 共通点：どちらも乗り物。
  - 2つの車輪がある。
  - 買い物に行ったり、移動したりするときに使う。
- 相違点：オートバイはガソリンで走るが、自転車は人がこぐ。
  - オートバイは自転車よりも速い。

②「ビール――日本酒」

解答例
- 共通点：どちらもアルコールである。
  - どちらも飲み物である。
  - どちらも飲むと、楽しくなったり、陽気になったりする。
- 相違点：ビールは麦から作る、日本酒は米から作る。
  - 日本酒はビールよりもアルコール度が高い。

D. 文章による説明

78. 短い質問に答える

目　的　文の表出の改善
適　応　文の聴理解が可能で、文～文章の口頭表出が困難な失語症者
使い方　口頭で質問して、答えてもらう。
特　徴　日常生活の中で生じる具体的なできごとを材料にしている。
アドバイス　質問は、失語症者の理解力に合わせて適当に言い換えたり、言葉を補ったりする。
応　用
1．質問を書いたプリントを渡して、宿題で行ってもらう。訓練では、誤りを訂正した後に答えを音読してもらったり、再度質問をして、口頭で答えてもらう。
2．質問文をカードに書いて、音読してもらった後に、答えてもらう。

以下の質問に答えてください。

・文字を書くとき今ではボールペンなどを使います。江戸時代の人はどうしましたか。
・子どもが小学校へ入学します。どんな用意が必要ですか。
・霧が深い日に車を運転すると、どんな危険がありますか。
・高速道路を走るとき、料金所でどうしますか。
・ドアが閉まる寸前に電車に飛び乗ると、どんな危険がありますか。
・悩みがあると身体の具合が悪くなるものです。どんな不調を訴える人が多いでしょうか。
・冷えた身体を温めるには、どうしますか。
・即席ラーメンは、麺だけ食べるのでは、栄養が偏るし、味気ないものです。即席ラーメンをおいしく食べるにはどうしますか。
・即席ラーメンを作りましたが、味が薄くておいしくありません。味を濃くするにはどうしますか。
・ビールより日本酒のほうが、早く酔います。なぜですか。
・電車の中に優先席というものがあります。これは何ですか。
・英語の単語の意味を調べるときにはどうしますか。
・皮肉を言われたとき、人はどんな気分になりますか。
・韓国の漬け物キムチは、とても辛いそうですが、なぜ辛いのですか。
・太り過ぎると、なぜよくないのでしょう。
・神社にお参りして、何かお願いするとき、どうしますか。

高頻度 〈重│中│軽〉

D. 文章による説明

79. 情景画の説明

目 的 文の表出の改善
適 応 句〜文レベルの口頭表出が困難な失語症者
使い方 情景画を説明してもらう。

アドバイス
1．喚語困難のために言葉が出にくい場合は、主要な単語をカードに書いておき、それをヒントにしながら説明してもらう。
2．簡単な説明しか行わない人に対しては、細部にわたって話すように促す。あるいは説明しようとする箇所を指さしてもらい、順次説明してもらう。
3．いろいろな情報が含まれる絵や写真を用いると、多くの発話を引き出すことができる。
4．情景画から推測できることを質問する。
　　質問の例：季節は？　→　登場人物の洋服などから判断してもらう。
　　　　　　時間は？　→　外の明るさなどから判断してもらう。
　　　　　　登場人物の気持ちは？　→　楽しいのか、悲しいのかなど、情景画を見て推測してもらう。

応 用 書字課題にする。

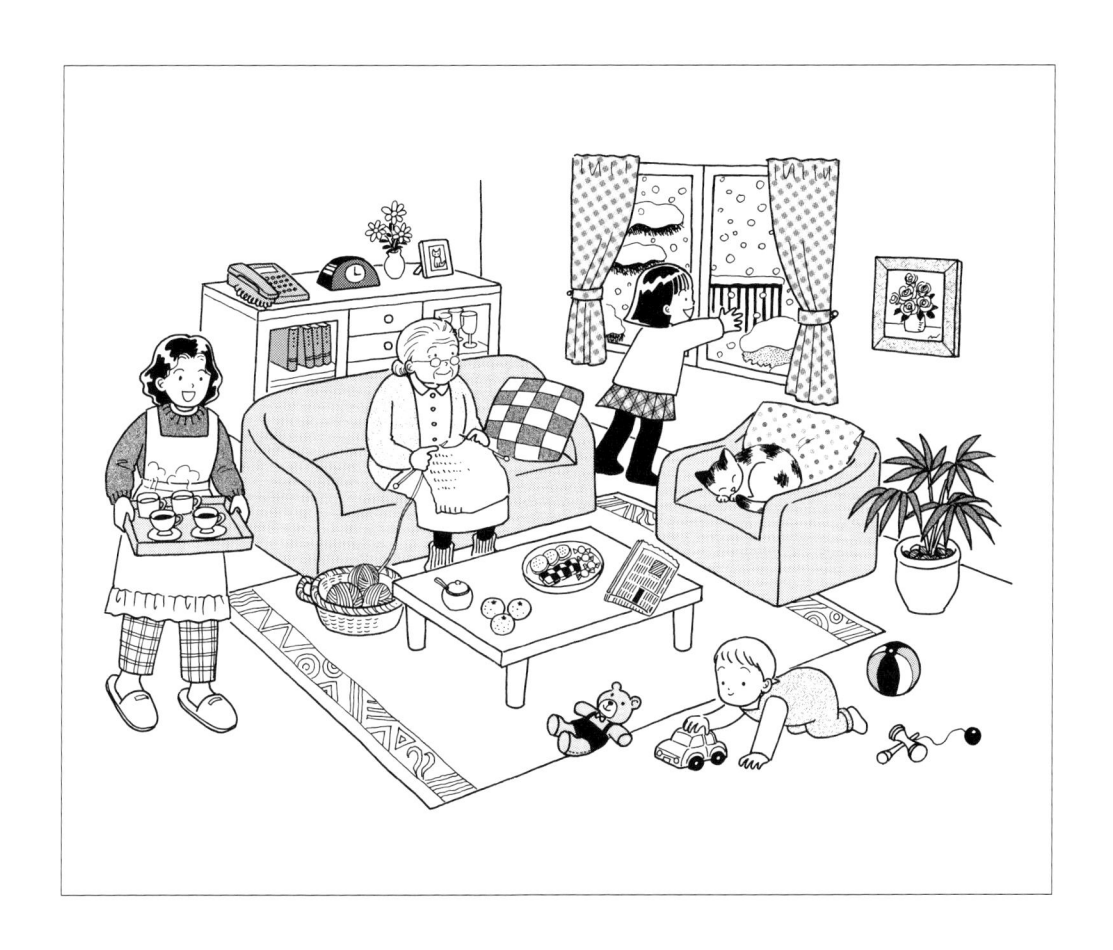

文章表出

D. 文章による説明

80. パラグラフの説明

目 的 文章の表出の改善

適 応 簡単な文の表出は可能だが、まとまった内容を文章で表現することが困難な失語症者

使い方 3つぐらいのパラグラフからなる文章を用いる。最初に1つ目のパラグラフをSTが読み、失語症者にそのパラグラフを説明してもらう。第2、第3のパラグラフも同様に行う。その後、文章全部をSTが読み、全体の内容を失語症者に説明してもらう。

アドバイス
1．1回で理解できない人には、STが何回か読んで聞かせる。
2．聴覚的理解力が顕著に低下している場合には、音読をさせ、内容を把握してもらった後に、説明してもらう。
3．失語症者が十分に説明できないときには、STが内容について質問をして答えてもらう。
4．主題や起承転結（もしくは序論・本論・結論）が明確な文章を用いると、内容が把握しやすくなる。

応 用
1．あらかじめ宿題として渡して、文章の模写や漢字の仮名振り、音読を行ってきてもらう。その後に上記のような訓練を行う。
2．質問を用意し、読解問題とする。

　講義のノートを仲間に取ってもらう。すると大学がその仲間に代筆料を払ってくれる。こんな制度を香川県の四国学院大学が始めた。目や耳が不自由で、ノートを十分に取れない学生を支援するための制度だ。

　代筆を頼みたいと名乗り出た学生は10人。これに36人が「請け合おう」と手を挙げた。90分の講義に大学は900円を払う。自分の履修する科目で代筆することは、勉強を妨げるので認めない。

　障害をもつ学生が学びやすいように、大学が環境を整える。周りにいる学生がその環境づくりに参加する。この制度は両方の大切さを問うている。

（朝日新聞，1998年6月21日，一部改変）

E. 短い文章の書字

81. 日記を書く

目 的 文章の表出の改善
適 応 短い文の書字は可能な失語症者
使い方 書字課題として、宿題で行ってもらう。
特 徴
1. 言語力に応じて自由に書くことができる。
2. 日常生活の様子が書かれていると生活上のアドバイスをするときの参考になる。

アドバイス
1. サンプルのようにはじめに下書きをして、推敲してから清書してもらってもよい。
2. わからない漢字は辞書などで調べてもらう。
3. 自発的に文章を書くことが難しい場合には、関心をもった新聞記事の見出しなどを書き写してもらう。
4. 重度の失語症者には「93.「日記カード」による日記」を使うとよい。

応 用
1. 訓練時間には、その日記を音読してもらいながら、誤りを訂正する。
2. 日記の内容について、さらに質問をして話を深める。

日記の下書き　　　　　　　　　日記の清書

関連教材

関連教材1：自発的に書くことが困難な失語症者には、日常生活の中からいくつかの項目（一日のできごと、おもしろかったテレビ番組、食事のメニューなど）を設定して、項目ごとに記入してもらう。

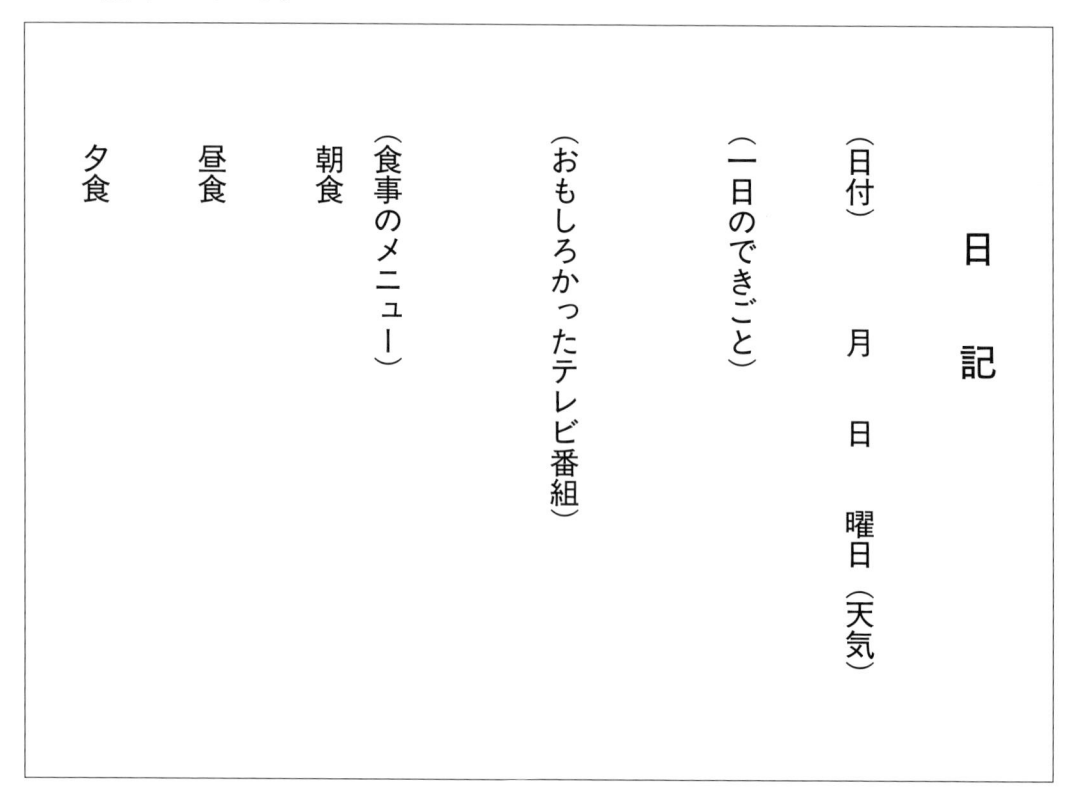

文章表出

日　記

（日付）　月　日　曜日　（天気）

（一日のできごと）

（おもしろかったテレビ番組）

（食事のメニュー）
朝食
昼食
夕食

関連教材2：長い文章を書くことが難しい場合には、1行だけ書いてもらってもよい。その場合にはビジネスダイアリーを利用するとよい。

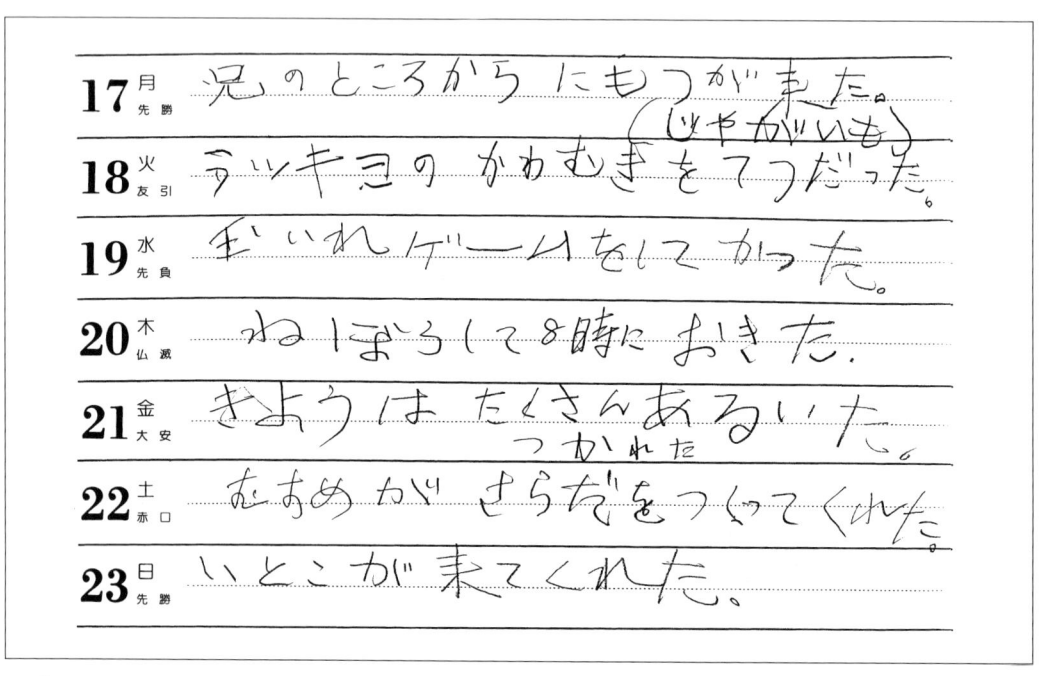

17 月 先勝	兄のところから にもつが 来た。
18 火 友引	ラッキョ（じゃがいも）の かわむきを てつだった。
19 水 先負	玉いれゲームをしてかった。
20 木 仏滅	ねぼうして8時に おきた。
21 金 大安	きょうは たくさん あるいた。つかれた
22 土 赤口	おかあが さらだを つくってくれた
23 日 先勝	いとこが 来てくれた。

〈重 中 軽〉

F. 要点を押さえた説明

82. 手順の説明

目 的 文章の表出の改善
適 応 簡単な文による表現は可能だが、まとまった内容を文章で表現することが困難な失語症者
使い方 日常しばしば行っていること(例えば「カレーライスを作る」)について、その手順を説明してもらう。

特 徴
1. 細かなステップに分けた説明が要求される。
2. 情報を整理しながら話を組み立てていくことが必要である。
3. 失語症者の病前の趣味や、今後の生活で必要なことを課題に取り上げることができる。

アドバイス
1. できるだけ詳しく話してもらう。例えば、カレーライスの作り方であれば、材料や分量、煮込む時間などについても説明してもらう。自発的に話さない場合には、STが「カレーを作るときの材料には、何が必要ですか」などと質問する。
2. 順序よく説明できなかったり、途中で話がとぎれてしまう場合は、STがそれまでの話を要約したり、「その次にはどうしますか」などと言って、説明を促す。

文章　表出

下の質問に答えてください。

1　カレーライスを作る時の手順を説明してください。

2　ファーストフード店で注文する時の手順を説明してください。

F. 要点を押さえた説明

83. ことわざの説明

目 的 文章の表出の改善
適 応 簡単な文による表出は可能だが、まとまった内容を簡潔に表現することが困難な失語症者
使い方 ことわざを口頭または文字で提示して、その意味を説明してもらう。
特 徴 ことわざの奥に隠された意味や教訓を説明することが要求される。
アドバイス ことわざの意味や教訓を言えない場合、STは「それはどんなときに使いますか」、「その教訓は何ですか」などとたずねて、説明を引き出す。
応 用
1．書字課題としてことわざの説明を書いてもらう。
2．ことわざ辞典を利用して、似た意味のことわざ、反対の意味のことわざを調べてもらう。
3．ことわざを前半と後半に分けて、カードに書いたものを何種類か用意する。それらを組み合わせてことわざとして完成させた後で、意味を説明してもらう。
4．ことわざの教訓が身にしみたときの経験談などを話してもらう。

次のことわざの意味をわかりやすく説明して下さい。

1．猿も木から落ちる

2．喉もと過ぎれば熱さを忘れる

3．井の中の蛙、大海を知らず

4．雨降って地固まる

5．盗人にも三分の理

高頻度 〈重│中│軽〉

G. 複雑な表現の表出

84. 4コマ漫画の説明

目　的　文章の表出の改善
適　応　簡単な文の書字は可能だが、まとまった内容を表現したり、多彩な表現を使用することは困難な失語症者
使い方　台詞のない4コマ漫画の筋を宿題で書いてきてもらう。訓練中には誤りを訂正しながら説明してもらう。
特　徴
1．登場人物の気持ちや状況を的確に把握して、言葉に置き換えていく必要がある。
2．課題を楽しむことができる。
アドバイス
1．簡単な説明しか行わない場合は、細部も説明するように促す。
2．漫画の筋の把握が困難な人には、訓練中に漫画の筋を説明してもらい、STが必要な点をアドバイスする。その後に宿題で書いてもらう。
3．まとまった文が難しい場合には思い浮かんだ台詞を書いてもらってもよい。
応　用　STがあらかじめ1コマごとに漫画を切り分けて、話の筋をバラバラにしたものを用意する。失語症者に正しい順序に配列してもらった後に、ノートに貼り、話の筋を書いてもらう。

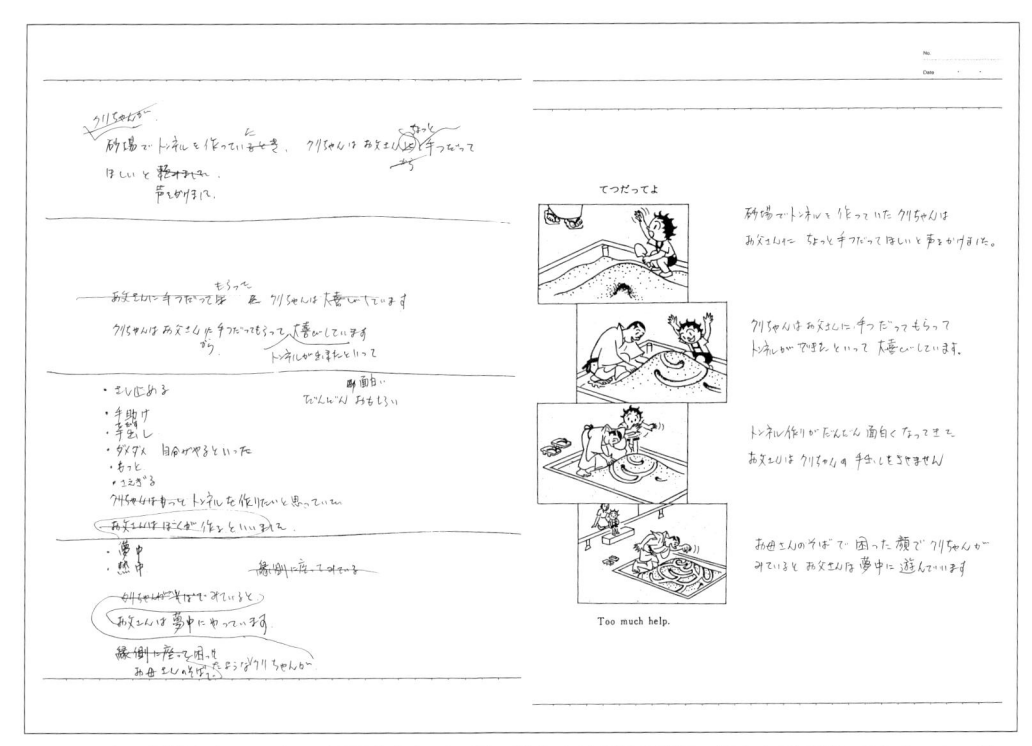

ノートの見開き左ページに、下書きとして、思い浮かんだ名詞や動詞、短文などを書いてもらった。その後下書きを見ながら適切な文を作り、右ページに清書してもらった。

表出

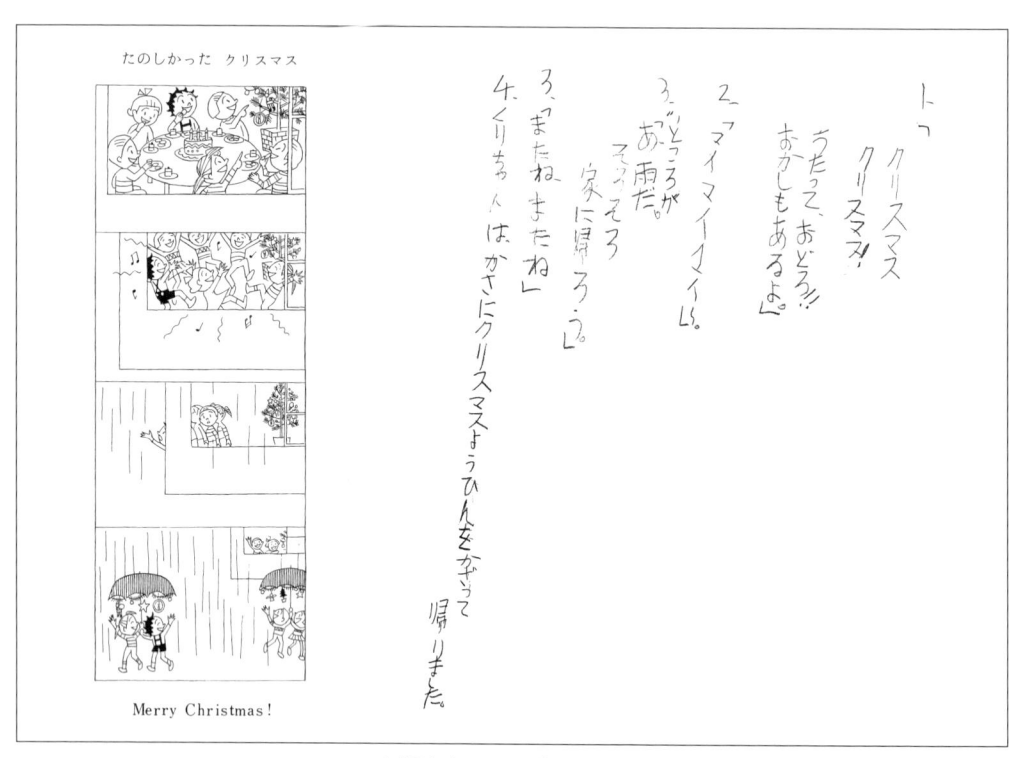

たのしかった クリスマス

1「クリスマス クリスマス!
うたって、おどろう!!
おかしもあるよ」
2「マイマイマイ」
「ところが
あ、雨だ。
そろそろ
家に帰ろう。」
3、「またねまたね」
4、くりちゃんはかさにクリスマスようひんをかぶって帰りました。

Merry Christmas!

台詞を主にして書いたもの

関連教材 台詞のある4コマ漫画を用いて、説明を書いてもらう。

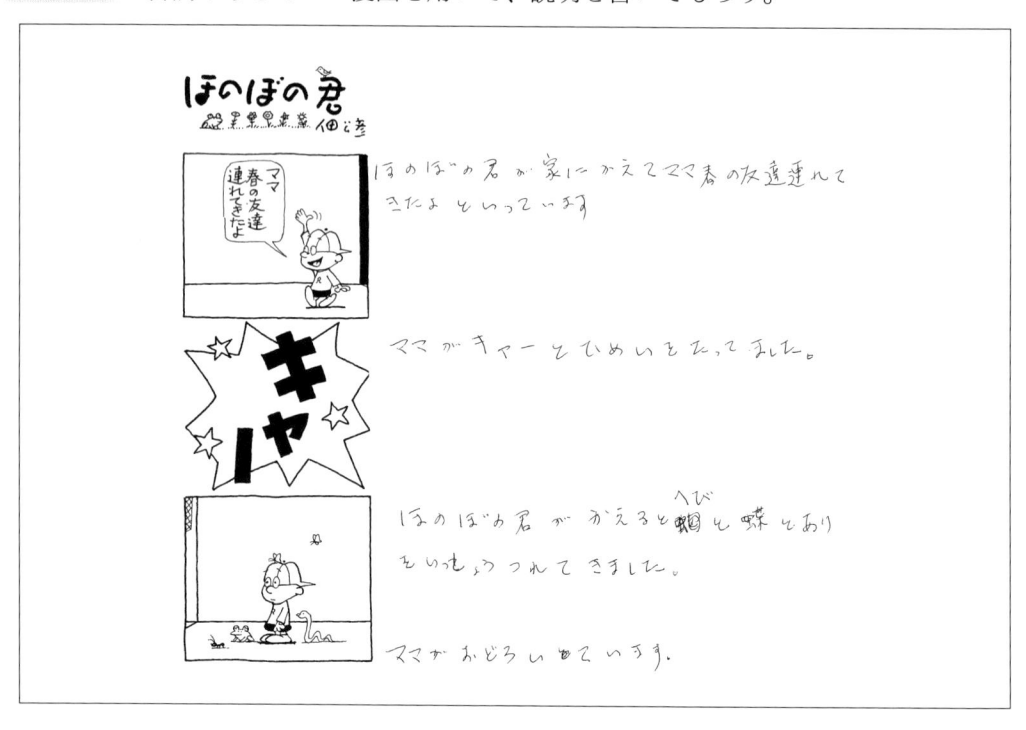

ほのぼの君

ほのぼの君が家にかえってママ春の友達連れてきたよ といっています

ママがキャーとひめいをあげてました。

ほのぼの君がかえるとへび蝶とありをいっしょつれてきました。

ママがおどろいています。

120

G. 複雑な表現の表出

85. 失語症の体験記を書く

目 的 文章の表出の改善
適 応 短い文章を書くことは可能だが、長い文章を書くことは困難な失語症者
使い方 宿題で行う。訓練時間中に、文字の誤りや不適切な表現を指摘し、訂正してもらう。
特 徴 失語症者自身の感情を整理し、病状の回復過程について客観的に見直す機会になる。他の失語症者や家族の参考になる。
アドバイス 筋道を立てて書くことが困難な場合には、項目を設定する（「発症当時のこと」、「入院した頃の言葉の様子」、「現在の言葉の様子」など）。
応 用
1．訓練中には、体験記をもとに話し合い、口頭表現の訓練を行う。
2．パソコンの練習をしている人には、パソコンで打ってもらう。
3．失語症友の会の文集などに掲載していくと励みになる。

　ただ幸いなことに、人の言う事は大体理解する事が出来ましたし、本や新聞も目を通すことが出来ました。（今思い出しても、「あいうえお」を読めないのに、活字に目を通して、ある程度理解していたということは不思議です）。
　頭の中では認識や理解する機能は働いているのに、それが「ことば」としては機能しないという感じは不思議なもので、ことばの記号を取り出すブラックボックスが故障してしまっているという感じでした。いままでの私の頭の半分はどこかに行ってしまったという感覚でした。そのときはまだ頭の中がぼんやりしていて、この事態を深刻に考えることができなかったことは幸いであったようです。今思うと、むしろ不思議な体験を楽しんでいたかのようでした。

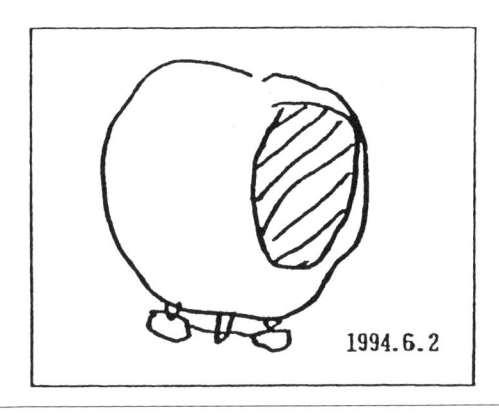

1994.6.2

体験記の例

文章は患者がワープロで打った。絵も患者が描いたもので、頭の中の半分はもやもやして働いていない、ということを家族に説明したもの。

Column

失語症のある復職者へのサポート

　現代のように多量の情報取得やコミュニケーション能力を必要とする社会の中では、失語症の影響はあらゆる社会活動、人間関係に現れます。失語症になると、電話やパソコンなどなにげなく使っていたコミュニケーション機器もスムーズには使えなくなり、言葉を直接扱う仕事や人前で話すような仕事だけでなく、ほとんどの業務に支障をきたすようになります。脳卒中で失語症の後遺症をもった人たちの復職率は10％以下と言われています。

　でも、すぐにあきらめないでください。失語症になったら以前とまったく同じ仕事はできないかもしれませんが、環境ややり方を配慮すればできることがたくさんあります。休職できる期間やその間の給与補償についての情報などをよくチェックし、あわてて退職したりしないようにしましょう。失語症の内容、回復の度合い、言語以外の障害などの見極めやご当人の障害理解と受け入れには時間が必要です。

　会社の種類や規模にもよりますが、現在会社は障害のある人を雇用するよう定められていますので、復帰に意欲を示すときちんと対応してくれるはずです。障害のある人のための就労支援機関にも応援してもらい、どんな仕事が向いているかを会社で実際に試すことができると復帰がスムーズでしょう。

　しかし、せっかく復帰できても現場ではさまざまな困難が待っています。ほとんどの人は給料は減額され、考えていたよりできないことが多く、落ち込むことがよくあるようです。周囲の人たちの障害に対する無理解、冷ややかな目線などを経験するかもしれません。

　でも、せっかく復職したのなら長く安定して仕事を続けられるように、上司や同僚に理解を働きかけることが必要です。ご本人は今まで働いていた会社の内容がよくわかっているので、その中でどんな仕事ならできそうかをしっかり考えてみることも重要です。

　また同じ失語症をもった方たちのグループなどに参加して、仲間同士で情報を交換したり悩みを話して心理的なサポートを得ることも効果的のようです。ここで「あゆむ会」のことを紹介しましょう。Aさんは脳梗塞の後ごく軽い失語症が残りましたが、発症後3カ月ほどで職場へ戻りました。そのうち元のようになるだろう、と楽観的に考えていました。

　しかし職場に戻ってみると簡単な社内メールを打つのにも1時間くらいかかってしまったのです。こんなこともできないのかと、あわてて言語訓練をしてくれる病院を探しました。そこで苦手になったことばの面を知りました。自分のように苦労している人がいるのだろうか、と担当のSTに話したことがきっかけとなり、復職した失語症の人が集う「あゆむ会」が発足しました。会は現在10年目となりますが、月1回十数名が集まり話し合いの時間をもっています。

　そこでは言語面の困難、職場での苦労や悩みなどの話題がたくさん出ますが、困難回避の方法、問題対処の仕方など別のメンバーから貴重なアドバイスもあります。また、余暇の過ごし方、新しい生活へのチャレンジなどの話題は参加者の気持ちを明るくしてくれます。言いよどんだり、言い間違えたり、文字を手がかりにしながらゆっくり話すメンバーの姿をみるのも励みとなっているようです。

　Bさんは会社から与えられた仕事が難しく、ミスが多く出て体もきつくなっていました。「あゆむ会」のメンバーがまず会社のだれかに相談してみようと言っていたのを思い出し、「あゆむ会」が自分をバックアップしてくれていると感じて、思い切って上司に失語症や仕事内容について話し部署を変えてもらうことになりました。

　このようなグループをSTとしてサポートすることも重要だと思います。

第4章

書字・音読

訓練項目		教材名（★は高頻度教材）	重症度*		
			重度	中等度	軽度
A	模写	88. 図形の模写			
		89. 単純な形態の文字の模写（★）			
		90. 身近な物品名の漢字の模写（★）			
		91. 季節の挨拶状用例文の模写（★）			
		92. 新聞の見出しの模写（★）			
		93.「日記カード」による日記			
B	漢字の書字	94. 絵カードによる漢字の自発書字（★）			
		95. 文脈を手がかりにした漢字の自発書字			
		96. 読みの類似した漢字の書字			
C	仮名の書字・音読	97. キーワードによる仮名1文字の書字訓練（★）			
		98. 語音の抽出と仮名書字（★）			
		99. 仮名の配列			
		100. 漢字単語の仮名振り（★）			
		101. 清音以外の仮名表記			
		102. 仮名単語の音読と漢字の対応（★）			
D	漢字仮名ドリル	103. 漢字や仮名の書字・音読（★）			
E	文の音読	104. いろいろな長さの文の音読（★）			

＊教材が訓練対象とする側面の障害の重症度

A. 模写

88. 図形の模写

目　的　　線、図形の模写の改善
適　応　　文字の模写が難しい重度の失語症者に模写への導入として用いる。
使い方　　太線で示された図形を見て、ヒントを手がかりに繰り返し模写する。
特　徴　　縦線、横線、円、交差線などからなっている。細い実線の上をなぞるところから始め、破線の補助線、起点と終点、補助線なしと徐々にヒントが少なくなり、自力で書けるまで段階的に練習できるようになっている。
アドバイス　　高次脳機能に問題のある人には、まず大きな動作で示すなどして一緒に書いてみせ、"模写する"ことへの理解を促す。
応　用　　視覚認知や構成行為に問題のある人の訓練にも使える。

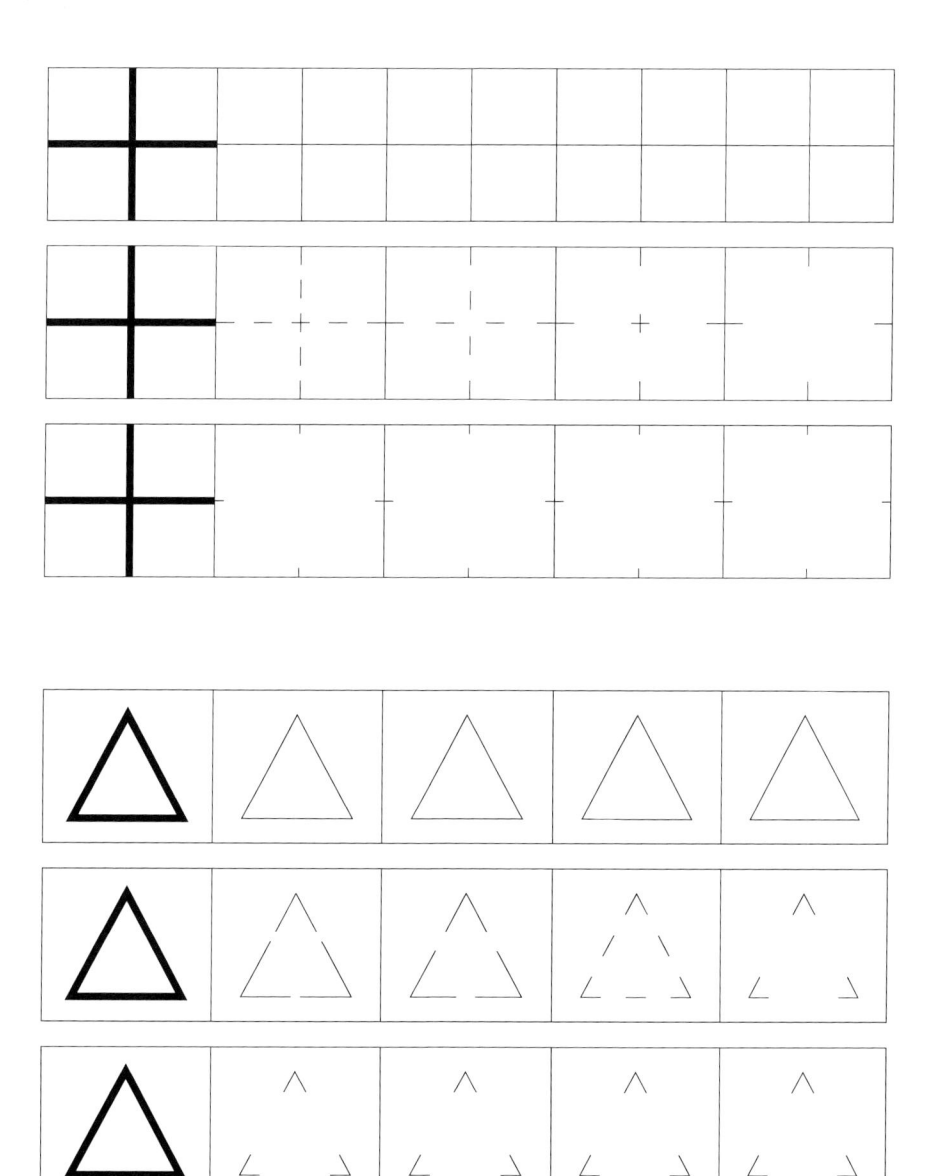

A. 模写

89. 単純な形態の文字の模写

目的 数字や漢字の模写の改善

適応 書字行為が難しく、自分の名前でも模写が容易ではない失語症者に、模写の導入として用いる。

使い方 見本を見て、繰り返し模写する。

アドバイス

1．構成障害を伴う場合には、三、川、口、日、田など画数の少ない単純な形態の漢字から入るとよい。

2．個々の見本をそれぞれ字カードにして、1枚ずつ見ながら写すようにすると、注意が転導することなく書きやすいことがある。

応用 具象名詞を模写する場合、絵カードの裏に漢字を書いて、それを写すようにすると、自発書字につなげることもできる（「94．絵カードによる漢字の自発書字」を参照）。

字の練習をしましょう。

7				
8				
9				

川				
上				
下				

A．模写

90．身近な物品名の漢字の模写

目　的　　漢字単語の模写の改善
適　応　　自発書字は難しいが、漢字の模写は可能な失語症者
使い方　　絵を見て意味を理解したうえで、物品名を模写する。
特　徴
1．意味と結びつけて練習することにより、自発書字への導入としても使うことができる。
2．カテゴリーの異なる高頻度語を集めて1セットにすることにより、意味の混乱を防いでいる。
アドバイス　　はじめは、犬、木、手、目など画数が少ない、1文字で表すことのできる具象名詞を用いるとよい。
応　用
1．氏名、家族名、住所などについても練習し、自発書字へ進めていく。
2．音読が可能であれば、音読の練習を行い、呼称へつなげる。
3．漢字に仮名もつけて漢字と仮名の両方を一緒に模写する。

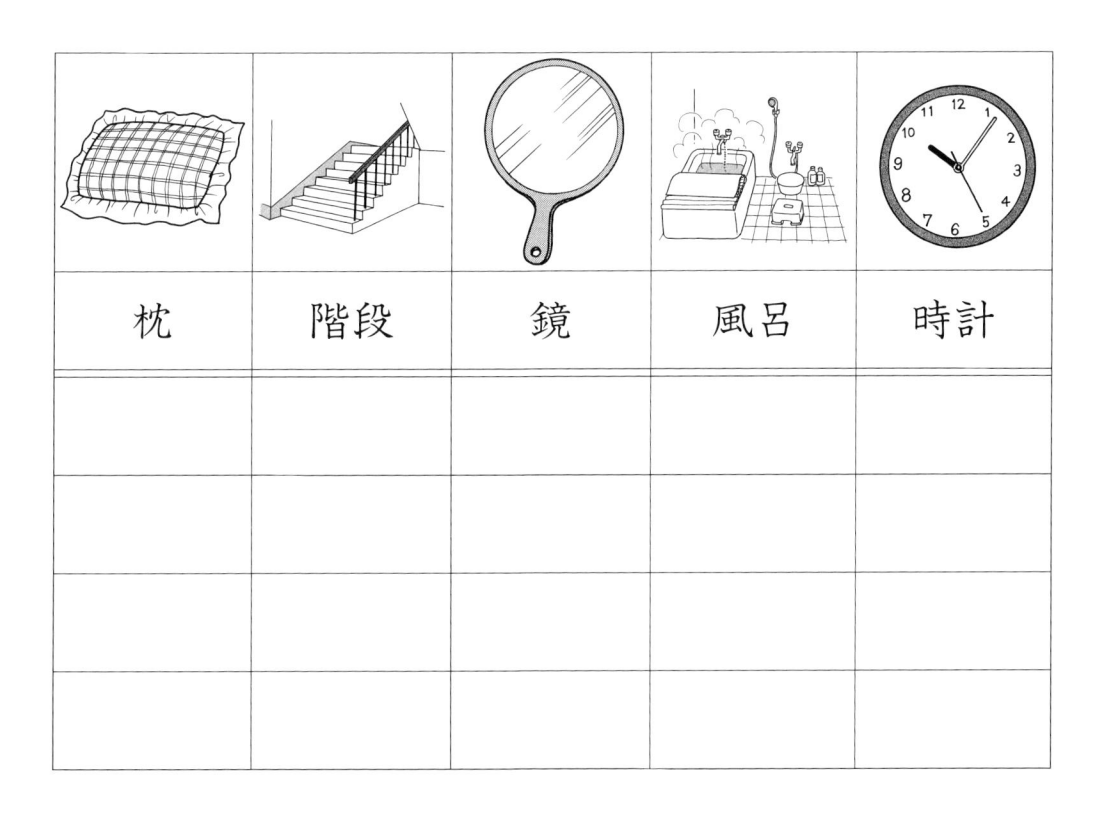

枕	階段	鏡	風呂	時計

高頻度 〈重 中 軽〉

A. 模写

91. 季節の挨拶状用例文の模写

目　的　短い文や句の模写の改善
適　応　自発書字は難しいが、句や文が模写できる失語症者
使い方　例文を模写することにより、挨拶状を書く。年賀状用、暑中見舞い用、クリスマス用など、それぞれに何種類かの例文を用意しておき、その中から好きな句や文を選び、模写する。表書きも住所録から書き写す。
特　徴　日付など書状に必要なことは、すべて見本が示されているので、模写だけで完成できる。挨拶文は、数種類用意しておき、好みに合わせて選択する。
アドバイス　たとえ模写であっても、季節の挨拶を自分で書くことにより、季節の流れを感じたり、社会の一員であることを自覚する助けとなる。重度のグループでは、メンバー同士で挨拶状をやりとりするよう勧めたい。
応　用　絵が好きな人は絵を添えて、絵手紙のようにして楽しむこともできる。

《新年のご挨拶》
❖ 明けましておめでとうございます。
❖ 謹賀新年
❖ 今年もよろしく。
❖ 迎春
❖ 賀正
❖ 平成二十八年元旦
❖ 二〇一六年一月一日

A. 模写

92. 新聞の見出しの模写

| 高頻度 | 重 | 中 | 軽 |

目　的　短い文や句の模写の改善
適　応　自発書字は難しいが、句や文の模写ができる失語症者
使い方　毎日の新聞から、興味をもった記事の見出しを写す。
特　徴　日常なじみ深い新聞を使うために、模写という単純な課題にもかかわらず、抵抗は少ない。毎日新しい課題が提供できるうえ、自分の好きな記事を選んで写すので、単調になりがちな訓練に変化をつけられる。単語の読解が可能であれば、記事の内容はおおよそ見当がつくので、重度〜中等度まで幅広い層の失語症者が対象になる。
アドバイス　社会への関心をもち、社会とのつながりを維持していくうえで役立つ。症状が安定してきた入院中の人の訓練や家庭復帰後の毎日の自習課題としても勧められる。
応　用
1. 模写した見出しを音読し、その内容について話し合う。
2. 毎日1〜2個ずつ記事を写すようにすると、日記の代わりになる。

書字・音読

A. 模写

93.「日記カード」による日記

〈重 中 軽〉

目 的 日記を書く。
適 応 書字力が日記を書くには十分でないが、模写は可能な失語症者
使い方 日記カードに記された項目の中から、その日の生活に沿って適当なものを選び出して書く。

特 徴
1．書字力が十分でなくても、ある程度の読解と模写ができれば、このやり方で日記をつけることができる。
2．反復書字学習の単調さに変化をつけ、楽しみながら継続できる。

アドバイス
1．カードの内容は失語症者の生活と失語症の重症度に合わせて決める。
2．はじめは日付の模写と簡単な図形の練習だけでもよい。
3．家庭でできる自立した言語訓練として、とにかく毎日続けることを目標にする。

応 用 失語症の重症度や意欲に合わせてカードの内容をさらに詳しくしたり、自分で書ける部分を多くする。毎日のニュースの記述と感想の他に、写真や絵を添えたり、旅行記にまとめたりと、中身を豊かにする工夫を徐々に加えるとおもしろくなる。

基礎訓練（直接ノートに手本を書く）

4月 20日 土

日記カード

○月○日○曜日　天気（　）
住所：
名前：
今日は、良い天気です。
　　　　曇りです。
　　　　雨降りです。
今日は、暖かいです。
　　　　寒いです。
○時に起きた。
○時から散歩をした。
○時から勉強をした。
○時から習字をした。
○時から○○へ行った。
（病院、買い物、○○さんの家）
○時からテレビを見た。
家事をした。（炊飯、洗濯、
　皿洗い、水撒き）
○○さんと会った。
○時に寝た。
今日のニュース（新聞から）

（参考資料：横張琴子「日記・趣味こと始め」家庭でできる言語訓練．言葉の海 臨時増刊 13号より引用．一部改変）

B. 漢字の書字

94. 絵カードによる漢字の自発書字

目 的 漢字の自発書字の改善
適 応 高頻度漢字の書字がかなり困難な重度の失語症者で、模写は可能な者
使い方 絵カードの裏に漢字を書いておく。はじめは表の絵を見て裏の文字を模写し、覚えてきたら、絵を見て文字を想起して書く。思い出せないときは、裏の文字を模写する。
特 徴 練習方法が単純なので、訓練手順が複雑だと混乱する重度の失語症者にも用いることができる。
応 用
1．絵カードをランゲージパル用カード注に貼り、復唱・呼称・音読と並行して、書字練習も行うと、効果的な学習ができる。
2．重度の失語症者では、付箋紙に文字を書いて絵と並べて貼ると、模写を繰り返す間に、絵と文字の対応がつけやすい。およそ対応ができたら、付箋紙は絵カードの裏に貼り直し、自発書字の練習をする。
3．5〜10枚で1セットのカードをいくつか作っておき、順に繰り返し練習をさせると学習が定着しやすい（p.4 Column 参照）。
4．同じ方法で、漢字のみでなく、漢字と仮名をともに練習する。
5．読解が良好な失語症者は、自発書字がある程度定着したら、「95．文脈を手がかりにした漢字の自発書字」に進んで意味を強化する。

注：ランゲージパルとトーキングカードはいずれもすでに販売終了となっているが、VOCA-PEN（p.215）を使用すれば同じ訓練が可能と思われる。

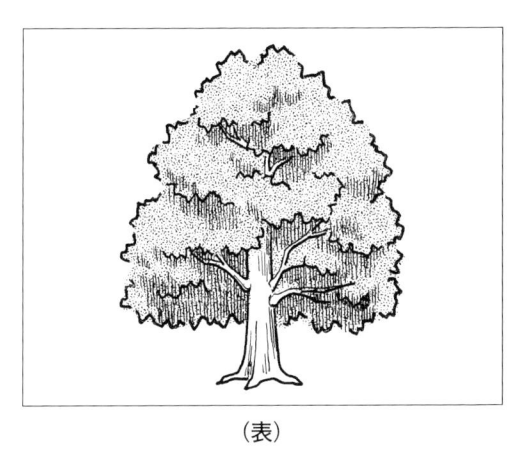

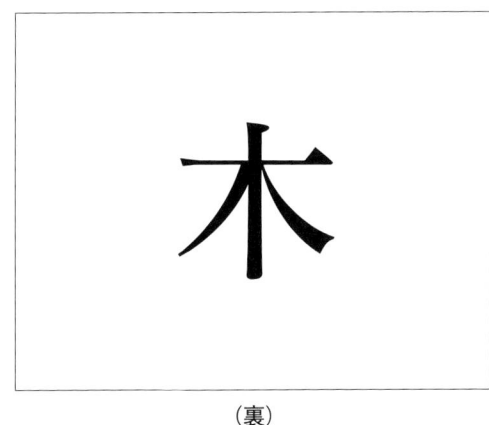

（表）　　　　　　　　　　（裏）

〈 重 中 軽 〉

B. 漢字の書字

95. 文脈を手がかりにした漢字の自発書字

目 的 漢字による具象名詞の自発書字の改善
適 応 漢字の学習が比較的容易で、短文の理解が良好な失語症者
使い方 文脈に適した語を、絵で提示された選択肢の中から選び、（　）の中に漢字で書く。
特 徴 絵と文脈の２種類のヒントを手がかりにして語を想起する。同じ単語（文字）を異なる文脈の中で繰り返し練習できる。
アドバイス 基本練習として、まず漢字で自発書字の練習を繰り返す必要のある場合もある（「94. 絵カードによる漢字の自発書字」を参照）。
応 用 軽度の人では、絵の選択肢を省略して文だけにし、自由に（　）を埋めるようにすると、読解と語想起の練習にも使える。

次の（　　）に合う語を、下の絵から選んで入れましょう。

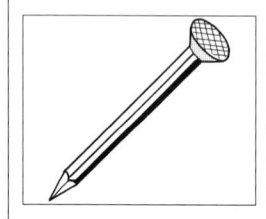

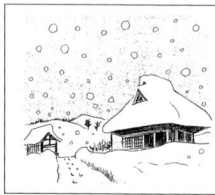

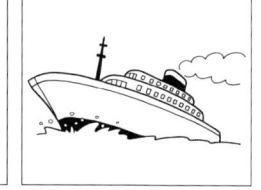

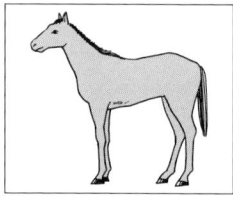

1. 金槌(かなづち)で（　　）を打つ。

2. （　　）が大海原を進む。

3. 子供たちが（　　）合戦をしている。

4. （　　）に乗って野山を駆(か)け巡(めぐ)る。

5. 日本海側は（　　）の多い地方です。

6. （　　）を競争させることを競馬という。

7. 手応えのないことを「糠(ぬか)に（　　）」という。

8. （　　）が遠くで汽笛を鳴らす。

9. （　　）がしんしんと降りつもる。

10. （　　）を踏んで大怪我をした。

11. 大きな（　　）が港に停泊している。

12. （　　）の親子が牧場を走っている。

B. 漢字の書字

96. 読みの類似した漢字の書字

目 的 漢字単語の書字の改善
適 応 漢字の書字で同音異字の混乱が認められる失語症者
使い方 読みの類似した漢字の中から文脈に最も適したものを選択し、（　）を埋めて文を完成させる。
特 徴 文脈により意味の違いが把握できるようにしてある。
アドバイス 適切な意味の漢字を選択するために、国語辞典や電子辞書の使用も練習するとよい。
応 用
1．それぞれの漢字を用いてさらに短文を作り、定着を図る。
2．漢字がある程度書ける場合は、選択肢を省くと漢字想起の練習にもなる。

正しい漢字を下から選んで（　　）の中に書いてください。

送り仮名も書いてください。

1．ラジオで音楽を（き　く）。
2．和服を（き　て）初詣に行く。
3．包丁で指を（き　って）しまった。
4．アメリカから手紙が（き　た）。
5．そんな話は（き　い　た）ことがない。
6．この薬はよく（き　く）。
7．寝るときにはパジャマを（き　る）。
8．（き　く）の花が美しい。
9．はさみで爪を（き　る）。
10．朝9時に受付まで（き　て）下さい。

　　　［　切　・　聞　・　菊　・　着　・　効　・　来　］

C. 仮名の書字・音読

97. キーワードによる仮名1文字の書字訓練

目　的　仮名1文字の書字の改善
適　応　単音や単語の復唱が可能で、漢字は書けるが仮名はほとんど書けない失語症者
使い方
段階1：各音に対応するキーワード（「あ」に対して「雨」など）をあらかじめ決めておく（アドバイス1参照）。そのキーワードと仮名を対にして、口頭と書字で表出する（ランゲージパルの前半に「あ」、後半にキーワードの例えば「あめ」を録音し、「あ」と「あめ注」の間でカードが一旦停止するように切り込みを入れる）。
　　　　例）ランゲージパル：「あ」（一旦停止）→　失語症者：「あ　あめ」と言って、「雨　あ」と書く（答え合わせをする。答えがわからない場合には、カードを再び動かすとキーワードの「あめ」が聴覚的に、またカードの裏には文字が視覚的に提示されている）。
段階2：キーワードに対応する仮名1文字を書く（単語カード使用。カードの表にキーワードを漢字で、裏に仮名1文字を書く）。
　　　　例）カードの表の「雨」の文字を見て、「あ」と書く。
段階3：音とそれに対応するキーワードを言って仮名1文字を書く（段階1と同じランゲージパル使用）。
　　　　例）ランゲージパル：「あ」→　失語症者：「あ　あめ」と言って、「あ」と書く。
段階4：音に対応する仮名1文字を書く（ランゲージパル使用）。
　　　　例）ランゲージパル：「あ」→　失語症者：「あ」と書く。

特　徴　各音に1枚のカードを使うので、特に練習したい音と文字だけを取り出して練習できる。段階1、3、4では、ランゲージパルに録音することで、自習が可能である。

アドバイス

1. キーワードは、呼称練習などで用いた単語が覚えやすいが、各音が語頭にくる漢字単語で失語症者が想起しやすいものであれば、家族の名前や地名など固有名詞でもよい。本人や家族とよく相談して決める。場合によっては平仮名単語でもよいが、漢字のほうが早く定着するようである。意味が類似したもの同士は、想起の際に混乱することがあるので避ける。訓練開始後のキーワードの変更は可能だが、最小限にしたい。
2. いきなり五十音すべてを練習するのではなく、「あ～お」から始め、それが定着したら「あ～こ」のように徐々に文字数を増やしていく。
3. 段階1を主に訓練室で、段階2を主に自習課題として、並行して訓練することも可能である。ただし訓練方法が正しく行われているかどうか確認する必要がある。段階3と4は、それぞれその前の段階が定着してから訓練を始めたほうが無難である。
4. 録音・再生機器の操作が可能な失語症者では、段階1、3、4でキーワードをカセットテープに録音することもできる。または、家族などに音を言ってもらってもよい。しかし、音と文字の情報が別々になるため訓練効率が低くなる。
5. キーワード法の仮名訓練の詳細については、以下の文献を参照のこと。

1) 物井寿子：ブローカタイプ（Schuell III群）失語患者の仮名訓練について―症例報告―．聴覚言語障害　**5**：105-117, 1976．

2）柏木あさ子, 柏木敏宏：失語症患者の仮名の訓練について―漢字を利用した試み―. 音声言語医学 **19**：193-202, 1978.
3）鈴木　勉, 物井寿子, 福迫陽子：失語症患者に対する仮名文字訓練法の開発―漢字1文字で表記する単音節語をキーワードとし, その意味想起にヒントを用いる方法―. 音声言語医学 **31**：159-171, 1990.
4）鈴木　勉：失語症の仮名書字訓練導入の適応と訓練方法. 失語症研究 **16**：246-249, 1996.

応用　同様の手順を逆に使って、仮名1文字の音読訓練も可能である。

注：ランゲージパルとトーキングカードはいずれもすでに販売終了となっているが、VOCA-PEN（p.160-161、p.215）を使用すれば同じ訓練が可能と思われる。

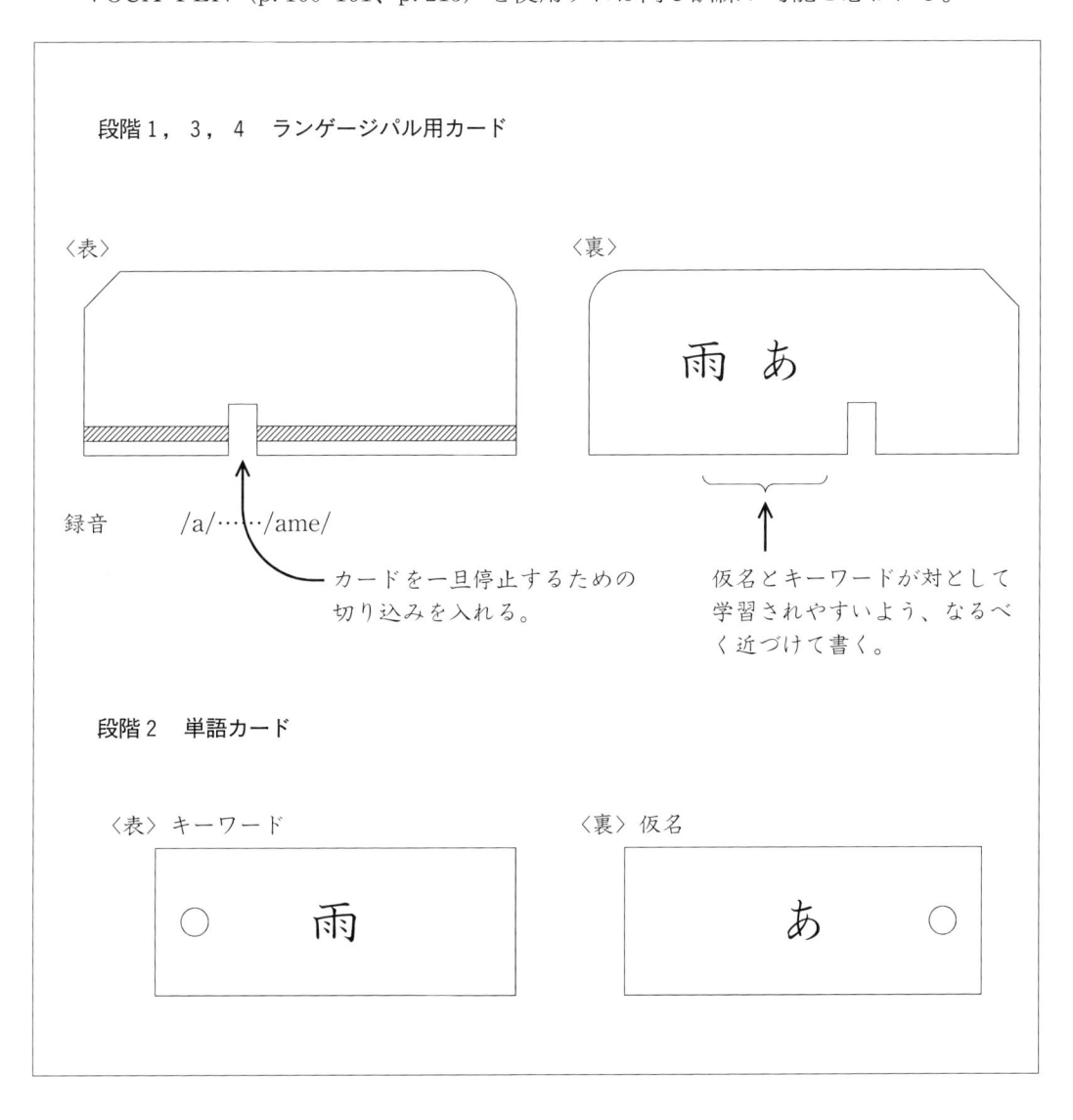

段階1, 3, 4　ランゲージパル用カード

〈表〉　　　　　　　　　　　　　〈裏〉

録音　/a/……/ame/

カードを一旦停止するための切り込みを入れる。

仮名とキーワードが対として学習されやすいよう、なるべく近づけて書く。

段階2　単語カード

〈表〉キーワード　　　　　　　〈裏〉仮名

○　雨　　　　　　　　　　　あ　○

C. 仮名の書字・音読

98. 語音の抽出と仮名書字

目 的 指定された位置にある語音を抽出し、仮名で書く。

適 応 語音の抽出が困難なために、個々の仮名は書けても単語の書字に至らない失語症者

使い方 はじめに漢字を読み、次に○で示された語頭の音を抽出して言った後、選択肢の中から仮名を選んで○の中に書く。

特 徴 書き入れる仮名が選択肢として与えられているので、手がかりが多く負担が少ない。漢字音読の練習にもなる。

アドバイス

1．これに先立って、単語の字数を数えて、その数だけ○を書く練習をすると、この課題に入りやすい。

2．語音抽出の力が十分でない失語症者では、まず語頭音のみ練習し、次に語尾、語中と範囲を広げていくとよい。

3．仮名の選択肢は、あ行〜ら行、が行〜ば行と行別に与えられているので、仮名1文字の書字訓練の応用として併用できる。

応 用

1．目標語を漢字ではなく絵で提示して、呼称の練習を兼ねることもできる。

2．漢字や絵は提示せず、一部を○で表した仮名単語に書き取り形式で書き入れるようにすると、語音の聞き取り練習にもなる。

○の中に正しい平仮名を選んで書き入れてください。

[あ・い・う・え・お]

1. { 足 / ○し }　　5. { 海 / ○み }　　9. { 鬼 / ○に }

2. { 馬 / ○ま }　　6. { 駅 / ○き }　　10. { 鉛筆 / ○んぴつ }

3. { 犬 / ○ぬ }　　7. { 牛 / ○し }　　11. { 池 / ○け }

4. { 頭 / ○たま }　　8. { 雨 / ○め }　　12. { 男 / ○とこ }

C. 仮名の書字・音読

99. 仮名の配列

目　的　語音の配列の改善
適　応　語音の抽出が困難なために、個々の仮名は書けても単語の書字に至らない失語症者
使い方　与えられた仮名文字を並べ替えて、絵で提示された単語を作る。
特　徴　仮名がすでに与えられているので、仮名を想起する必要がない。呼称の練習を兼ねることができる。
アドバイス　各音ともそれぞれ単語から抽出し、口で言った後、仮名を書く。
応　用
1．仮名をそれぞれ別のカードにして与え、机の上で実際に並べながら練習することもできる。
2．目標となる語を漢字単語で提示すると、漢字音読の練習にもなる。
3．目標語を与えないで仮名文字のみを並べ替えるようにすると、より難しい課題になる。

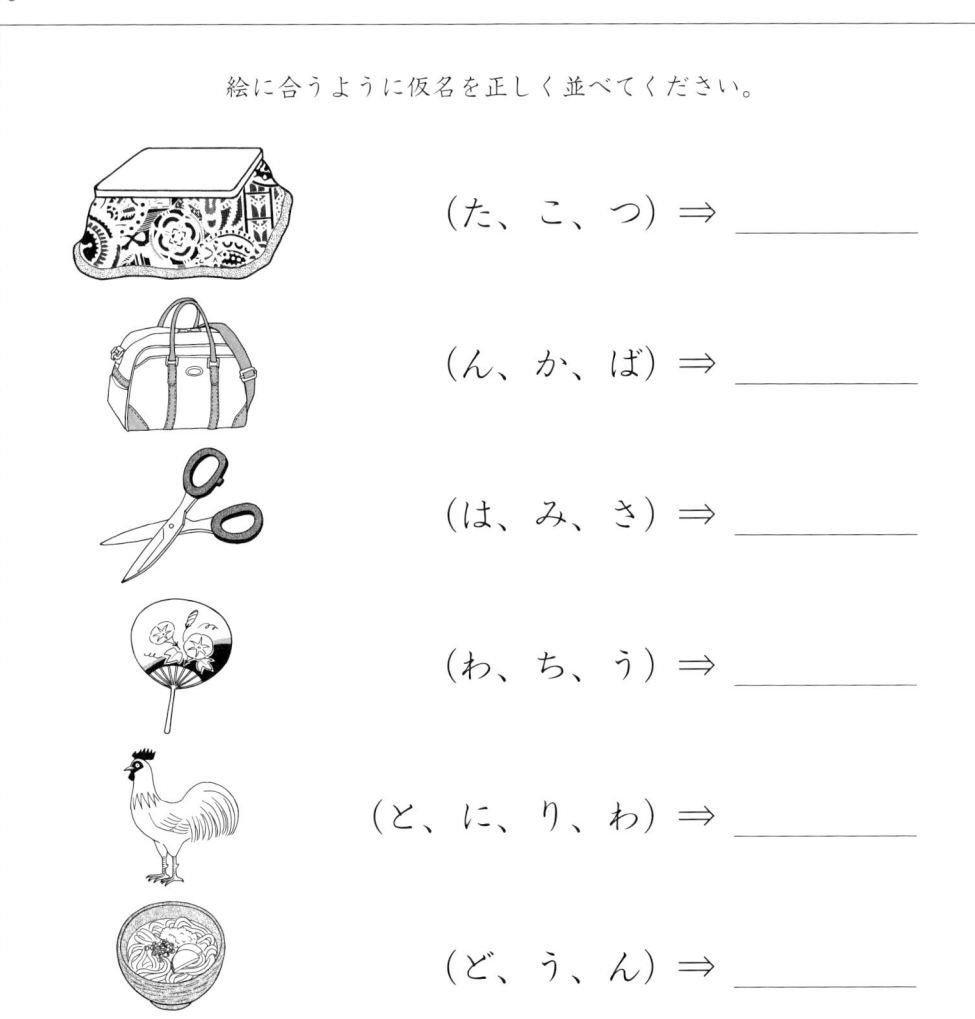

絵に合うように仮名を正しく並べてください。

（た、こ、つ）⇒ _____

（ん、か、ば）⇒ _____

（は、み、さ）⇒ _____

（わ、ち、う）⇒ _____

（と、に、り、わ）⇒ _____

（ど、う、ん）⇒ _____

| 高頻度 | 重 | 中 | 軽 |

C. 仮名の書字・音読

100. 漢字単語の仮名振り

目　的　仮名単語の書字の改善
適　応　清音の仮名1文字の書き取りがほぼ可能で漢字の音読が可能な失語症者
使い方　漢字単語に仮名を振る。
特　徴　清音2文字からなる単語から始め、清音3文字、清音4文字、濁音を含む2〜6文字語、拗音、促音を含む語と、単語の長さと難易度を徐々に上げながら訓練できる。

アドバイス
1．病前から漢字にはあまりなじみのない人もいるので、できるだけ高頻度の漢字を使用する。
2．仮名1文字の書字訓練と並行して行う場合は、はじめは仮名の種類を「あ〜こ」のように、1文字の訓練を行った範囲に限定し、訓練が進むにしたがって範囲を広げていく。
3．字が思い出せないとき、五十音表や「かなトーク」などのアプリ（p.219）を使うとよい。

応　用
1．呼称のできる人は漢字単語の代わりに刺激に絵を用いて、仮名の自発書字として練習することもできる。
2．答え合わせを兼ねて音読したり、同じ単語を用いて書き取りをしたりする。
3．ある程度書けるようになったら、新聞記事や本の文章に、音読練習を兼ねて仮名を振ったり、小学生用の漢字のドリルを利用すると練習量を増やすことができる（「103．漢字や仮名の書字・音読」を参照）。
4．音韻性錯語の多い失語症者には、単語の音形想起、修正に使うことができる。

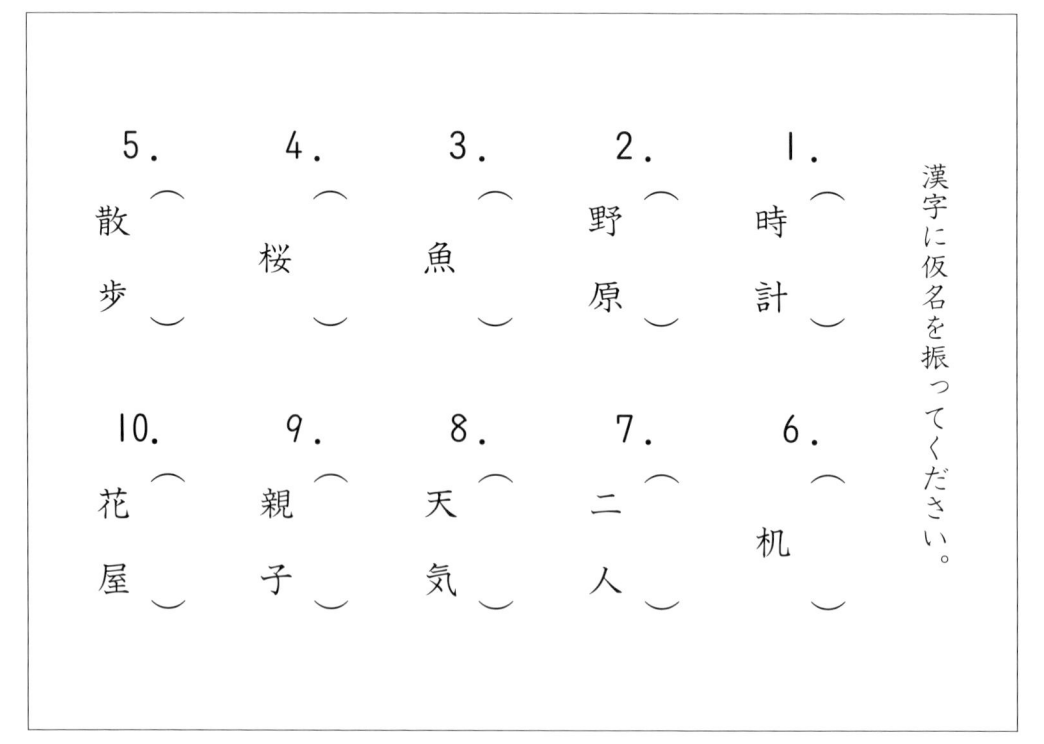

漢字に仮名を振ってください。

1. （　）時計
2. （　）野原
3. （　）魚
4. （　）桜
5. （　）散歩
6. （　）机
7. （　）二人
8. （　）天気
9. （　）親子
10. （　）花屋

C. 仮名の書字・音読

101. 清音以外の仮名表記

目 的 濁音、拗音、促音など清音以外の仮名表記の改善
適 応 清音以外の表記に誤りが多い失語症者
使い方 同じ漢字単語に対して、以下の3つの段階を順に行う。

段階1：濁音の1文字だけが異なる2つの仮名表記（例えば「子供」に対して「こども」と「こども」）から正しいほうを選択する。
段階2：仮名表記で1文字のみ空白になった部分に、清音か濁音の正しいほうを記入する。
段階3：仮名を振る。

アドバイス
1．仮名2文字で表記できる短い単語から始め、だんだんと長い単語に進む。
2．直接段階3の仮名振りから始められる場合もあるが、音韻操作の難しい失語症者では語音弁別の訓練も兼ねて段階1から始めるとよい。

応 用 まったく同じ段階を踏んで、拗音の書き分け（例えば「きょ」と「こ」、「きょ」と「ぎょ」）や促音の書き分け（「つ」と「っ」）、長音と撥音の書き分け（「う」と「ん」）の練習もできる。

段階1 正しい読み方を選んでください。

1. 満足　まんそく／まんぞく
2. 変身　へんしん／へんじん
3. 体操　たいそう／たいぞう
4. 譲る　ゆする／ゆずる
5. 自然　しせん／しぜん

段階2 ○の中に正しい仮名を書いてください。

1. 満足　まん○く
2. 変身　へん○ん
3. 体操　たい○う
4. 譲る　ゆ○る
5. 自然　し○ん

段階3 振り仮名を振ってください。

1. （　　）満足
2. （　　）変身
3. （　　）体操
4. （　　）譲る
5. （　　）自然

C. 仮名の書字・音読

102. 仮名単語の音読と漢字の対応

目 的 仮名単語の音読と読解の改善
適 応 仮名訓練の途中の段階で、1文字はどうにか読めるようになった失語症者で漢字単語の読解が比較的容易な人
使い方 仮名単語を音読し、対応する漢字単語と線で結ぶ。
特 徴 特定の語頭音で始まる2音節語を用いているので2音節を読みとる負担が軽い。
アドバイス まず仮名単語の音読を行い、困難な場合は漢字単語をヒントに仮名単語の読みや意味を推測する。
応 用 仮名訓練が進むにしたがい、音節数を増やしたり、語頭音の範囲を特定音から特定行に進め、さらに不特定なものへと広げていく。

声を出して読んでください。それから上と下の同じ単語を線で結んでください。

いけ・　いし・　いす・　いと・　いね・　いま・　いも・

石　池　椅子　今　糸　芋　稲

142

関連教材　仮名単語と絵を結びつける課題

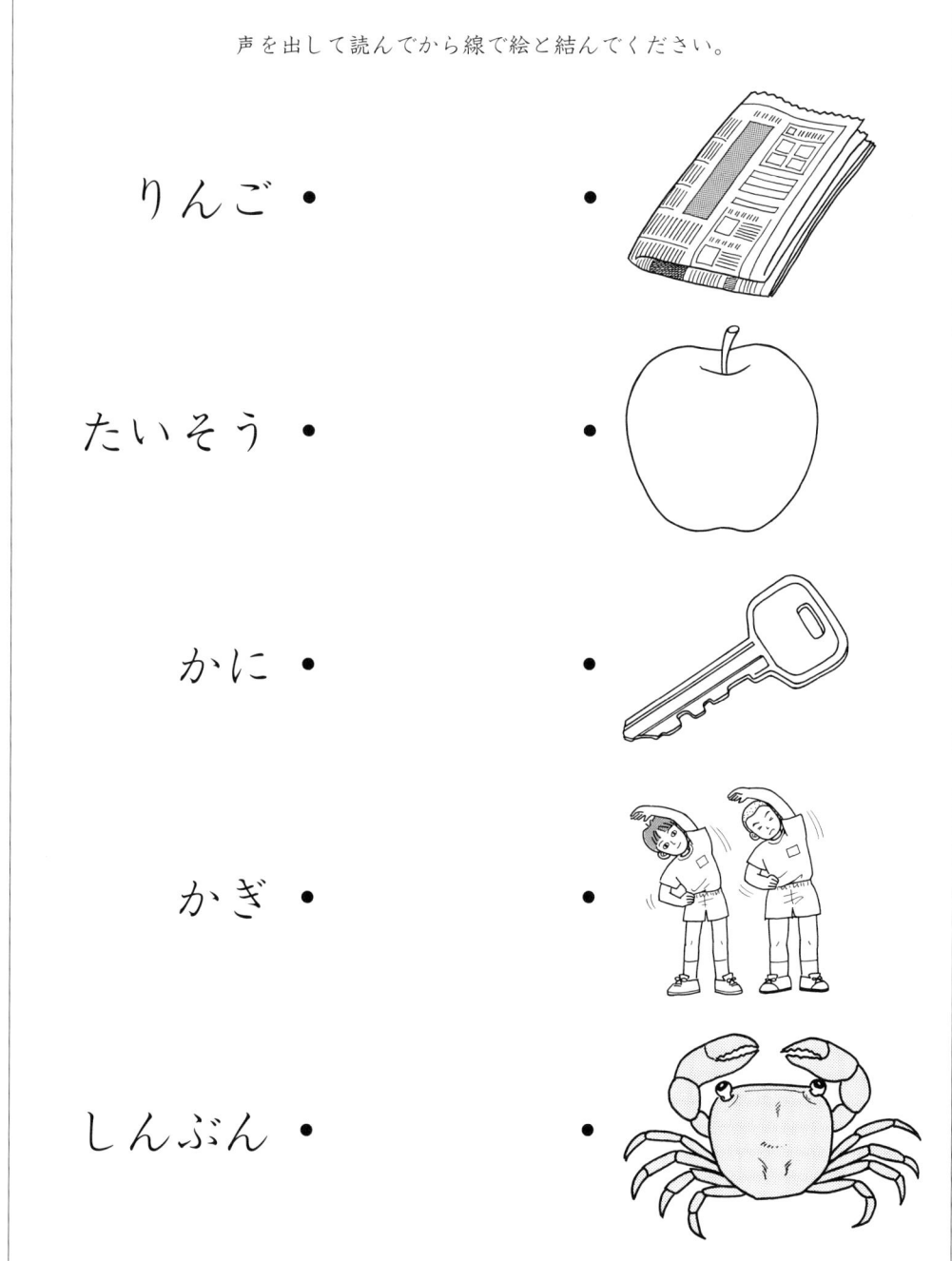

声を出して読んでから線で絵と結んでください。

りんご・

たいそう・

かに・

かぎ・

しんぶん・

書字・音読

| 高頻度 | 重 | 中 | 軽 |

D. 漢字仮名ドリル

103. 漢字や仮名の書字・音読

目 的　漢字や仮名の書字・音読の改善
適 応　絵カードなどを用いた、単語レベルの漢字や仮名の書字・音読練習を一通りすませた失語症者で短文の読解が可能な人
使い方　仮名を漢字に直したり、漢字に仮名を振る。
特 徴　いわゆる漢字ドリルである。市販の小中学生用のドリルを利用することができる。

アドバイス
1．市販のドリルは内容が子ども向けにできているので、その点を考慮して使用する。
2．教育漢字は4年生レベルまで書ければ、日常生活にはあまり困らない。

応 用
1．短文の読解の練習にもなるし、文の音読にも使用できる。
2．2〜3語文であれば、問題をSTが読んで書き取らせることもできる。また、録音・再生機器を使って、書き取りの自習にも使える。
3．市販のドリルでは、同じ文章が漢字の読み（仮名書字）の練習と書字の練習に使われているものが使いやすい。答えを確かめられるので、自習にも利用できる。
4．ドリル以外には、仮名書きの文章を漢字仮名混じり文に直すことで、読解と漢字書字の練習ができる。かるたの読み札や『のはらうた（1）〜（5）』（p.204参照）などが利用できる。
5．文の漢字に仮名を振る練習としては、長文読解や音読の教材、新聞などを利用できる。

書字・音読

太字の部分を漢字で書きましょう。

1. **あさ**六時に**おき**ます。
2. **でんき**をつけたら**あかる**くなった。
3. 歴史の**ほん**を**よみ**ました。
4. **えき**で**ともだち**に**あい**ました。
5. **さくら**の**はな**が満開です。
6. **おおきなこえ**で**うたい**ましょう。
7. **そら**に**ほし**が光っています。
8. 子供たちが**げんき**に**あそ**んでいる。

太字の部分に仮名を振りましょう。

1. **朝**六時に**起**きます。
2. **電気**をつけたら**明**るくなった。
3. 歴史の**本**を**読**みました。
4. **駅**で**友**だちに**会**いました。
5. **桜**の**花**が満開です。
6. **大**きな**声**で**歌**いましょう。
7. **空**に**星**が光っています。
8. 子供たちが**元気**に**遊**んでいる。

E. 文の音読

104. いろいろな長さの文の音読

目 的 文の音読の改善
適 応 中等度〜軽度の文レベルの発話が可能な失語症者
使い方 いろいろな長さの文章を音読する。教材には①格言、俳句、短歌、詩、②長文（新聞その他のコラムなど）、③本（エッセイ、闘病記、台本など）などが利用できる。

特 徴
1．①は、定型でリズムがあるものが多く、発話しやすいので、やや重い失語症者でも、復唱を交えながら使うことができる。
2．②では、新聞のコラムを使うと、毎日新しい教材を用意できる。失語症者の能力や訓練目的に合わせて要約して用いるとよい。

アドバイス 本が読める程度の軽度の人では障害受容が進まない場合が案外多いが、失語症者の闘病記を教材に使うと、同病者の体験を知ることができ参考になる。しかし、中には"がんばれば治る"式のものもあるので、奨めるときには注意を要する。

応 用
1．これらはすべて自由会話の題材にもなる。
2．宿題にして練習してもらい、訓練場面ではチェック程度にするようにしていくと、訓練終了後も自立した訓練として使えるようになる。

Column

失語症の人が考えた教材

　教材はSTが失語症の症状や訓練目的に合わせて用意しますが、失語症の人やご家族が工夫されることもあります。

　Hさんは20年前、中等度の失語症と軽度の運動障害性構音障害がありました。文レベルでの発話は可能でしたが、喚語困難と字性錯語、語性錯語が顕著で、伝達には大きな障害がみられました。仮名文字の音読と書き取りの練習に持って来られたのは、当時4歳と7歳のお子さんが使われたのでしょうか、子ども用の文字積み木でした。文章の音読を課題に入れたところ、Hさんはどうせ訓練するならおもしろいほうがいいと、サザエさんやいじわるばあさんの漫画を用意され、奥様に見てもらいながら、音読の訓練を続けられました。多くの場合、ご夫婦での自習はけんかになってうまくいかないのですが、Hさんは奥様と上手に訓練を進められました。

　Hさんは、全国失語症友の会連合会(注)の活動に精力的に取り組んでいらっしゃいます。病院での訓練は1年足らずでしたが、その後のHさんの回復は目覚ましく、「Hさんは本当に失語症なんですか」と多くの人にいわれるほどになっています。もしかしたら、自ら取り組んだ失語症友の会の活動がHさんにとって一番有効な教材だったのかもしれません。

　STが失語症の人と相談しながら、訓練教材を工夫していくことも楽しいのではないでしょうか。

注：平成26年11月1日、名称が「特定非営利活動法人 日本失語症協議会」に変更になった。

第5章
発語失行

	訓練項目	教材名（★は高頻度教材）	重症度*		
			重度	中等度	軽度
A	構音器官の運動	105．構音器官の運動（★）	■		
B	（視覚的手がかりを使用した）音節の構音	106．口型模倣による構音（★）	■		
		107．視覚的サインを使った構音（★）	■		
C	（失語症を考慮した）単語の構音	108．特定の音で始まる物品の絵の構音・呼称（★）	■		
		109．音韻抽出と構音（★）	■		
D	構音	110．紛らわしい音の出し分け（★）		■	■
		111．言いづらい音・音連続の構音（★）		■	■
		112．拗音かるた		■	
		113．歌を使った練習		■	■
		114．詩の朗読		■	■

＊教材が訓練対象とする側面の障害の重症度

A. 構音器官の運動

105. 構音器官の運動

目　的	構音器官の意図的な運動の改善
適　応	口腔顔面失行を伴う重度〜軽度の発語失行の人
使い方	対象者の前で、口唇や舌などを動かして見せ、動きを模倣してもらう。
特　徴	発声や発語を伴わずに意図的に構音器官を動かす練習である。

アドバイス

1．口型模倣による構音練習の前段階の練習として使用する。運動の例としては図のようなものがある。
2．準備体操として、訓練に入る前に軽く行ってもよい。
3．視覚的フィードバックを助けるために、鏡を利用するとよいことがある。
4．模倣が困難な重度の人には、手や舌圧子、綿棒などを用いて動きを誘導したり、スプーンを口に近づけて開口を促すなどの自動的な反応を利用して動きを引き出したりする必要がある。
5．図のようなイラストを渡すと、自習に役立つ。

(1) 口を開き、閉じる運動を交互に行います。

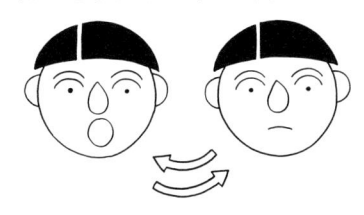

(2) 唇をとがらせ、引く運動を交互に行います。

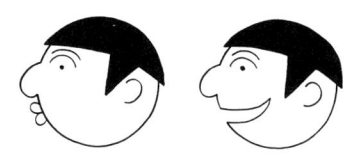

(3) 舌の先を出したり、ひっこめたりする運動を交互に行います。

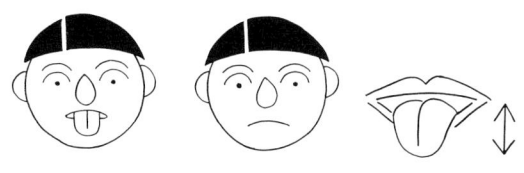

(4) 舌の先を唇の右端につけ、次に左の端につけます。これを交互に行います。

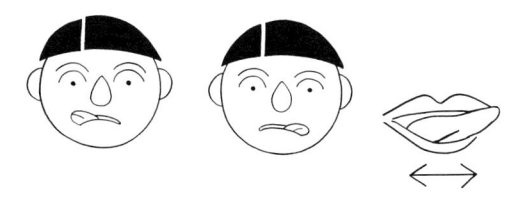

構音器官の運動の例

B.（視覚的手がかりを使用した）音節の構音

106. 口型模倣による構音

目 的 音節の構音の改善
適 応 重度の発語失行の人
使い方 対象者の前で、はっきり口型を見せながらゆっくり構音し模倣してもらう。
特 徴 構音動作を視覚的に明確に提示することにより、構音の再獲得を促す。

アドバイス
1．訓練の順番は対象者にとってやりやすそうなものからでよいが、「あいうえお」の母音から練習し、マ行など口型のわかりやすい音を導入するのが一般的である。
2．外からだけでは見えにくい構音動作の理解を助けるために、手を使って舌の位置や動きなどを示すこともある（ラ行など）。
3．口型を視覚的にフィードバックさせたほうがよい場合は、鏡を利用する。
4．構音が可能になった音だけでできる表現をすぐに導入するとよい（例：「いい」「まあまあ」）。復唱で言えるようになったら、こうした言葉が答えになるような質問をし、答えとして言ってもらってもよい（例：ST「ご気分は？」対象者「まあまあ」）。
5．口腔顔面失行を伴う対象者には、「105．構音器官の運動」も並行して行う場合が多い。
6．一緒に言えるようになったら、復唱へ、次にはSTの口型提示をヒントとして自力で言えるように進める。STが提示する口型はだんだんと小さくしていく。

応 用 呼称や復唱などの口頭表出面の練習の際に口型をうまく形づくれない場合、ヒントとしてSTが音を出さずに口型のみ提示してもよい。

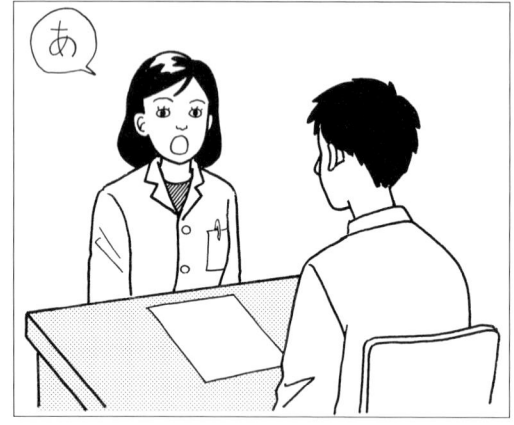

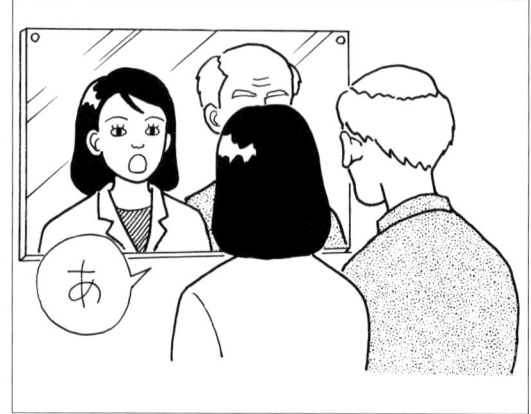

大きめの鏡に2人で向かう。
鏡に口を開けた顔が映る。
大きめの鏡のあるときは，このような座り方をするとわかりやすいこともある。

B．（視覚的手がかりを使用した）音節の構音

107．視覚的サインを使った構音

目 的 音節の構音の改善
適 応 重度～中等度の発語失行の人
使い方 特定の音節のイメージや構音動作を思い起こさせるような視覚的サインを提示しながら、復唱や音読を行う。

アドバイス
1．個々の対象者に合わせてサインを考えたり、変更したりする。形はできるだけシンプルなほうがよいが、色も工夫してみるとよい場合があるかもしれない。
2．すべての音に対して視覚的サインを使う必要はない。対象者にとって構音が困難で、かつ視覚的なヒントが役立つような音について使用する。
3．軽度の人の場合には、音読用テキストの中で、誤りやすい音のわきにこのようなサインを記入しておき、そこに注意して読むようにする。
応 用 呼称などの訓練の際の音韻ヒントとしても使用できる。

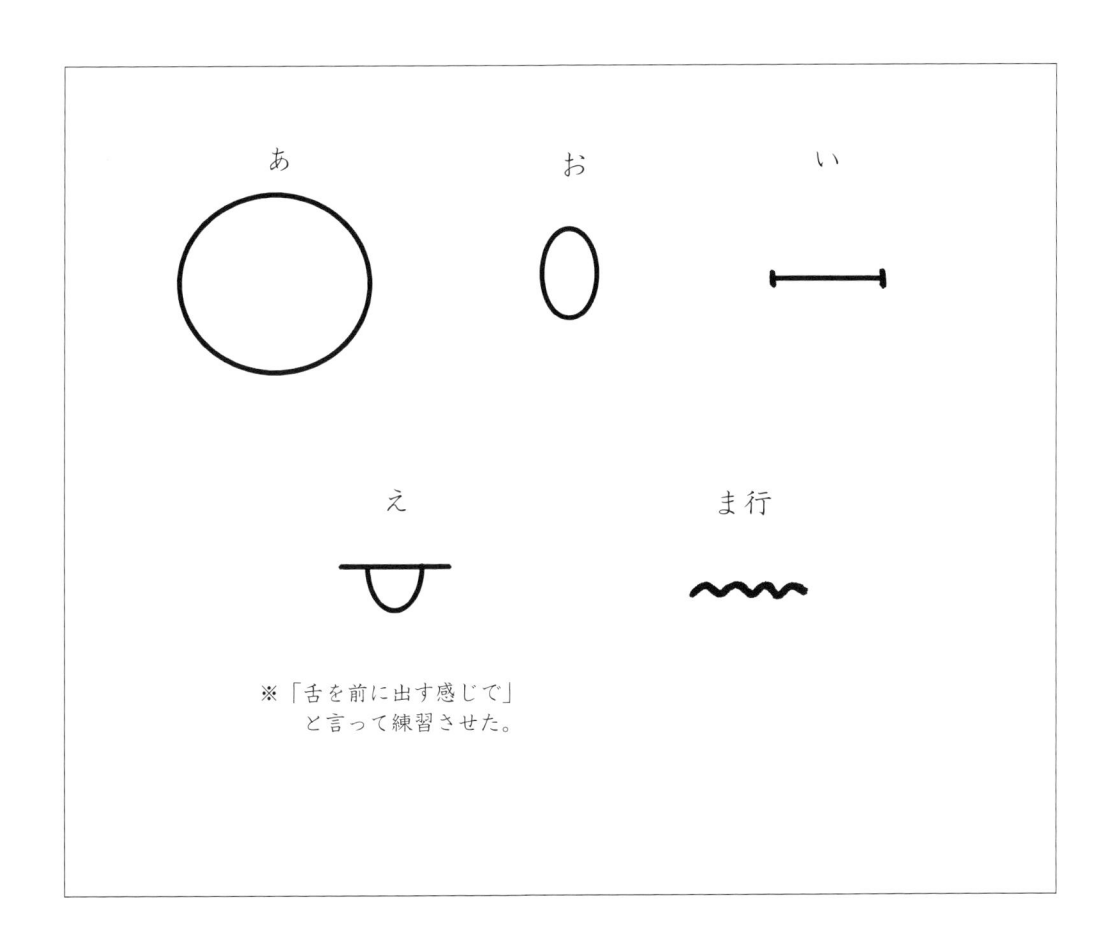

あ　　　　お　　　　い

え　　　　　ま行

※「舌を前に出す感じで」
　と言って練習させた。

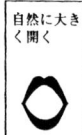

C．（失語症を考慮した）単語の構音

108．特定の音で始まる物品の絵の構音・呼称

目　的　単語の構音訓練
適　応　失語症を伴う重度～中等度の発語失行の人
使い方　語頭音の構音に注意しながら呼称・音読を行う。
特　徴　喚語訓練を加味してある。語頭音が決まっているのでふつうの呼称課題より導入しやすい。

アドバイス
1．サンプルのような絵や漢字単語を各音について用意しておくとよい。
2．練習する音の構音方法を示す図を添付すると、正しい構音のイメージを意識したり思い出したりするのの助けになる。この図は、「107．視覚的サインを使った構音」に示したようなものでもよい。
3．はじめは語頭の音節を繰り返し練習し、構音できるようになってから導入する。
4．対象者の症状に応じて、絵を用いたり、文字単語を用いたりする。
5．サンプルでは、単語の長さ、使用頻度、抽象度の点でさまざまなものが含まれているが、個々の対象者に合わせて使用する語を決める。重度の人向けには、比較的構音のしやすい音からなる短い単語だけを集める。

応　用
1．発語失行のない失語症者の呼称練習に用いる。
2．漢字書字、仮名振りなどの練習教材として使用する。
3．提示された語を用いて短文を作成する。

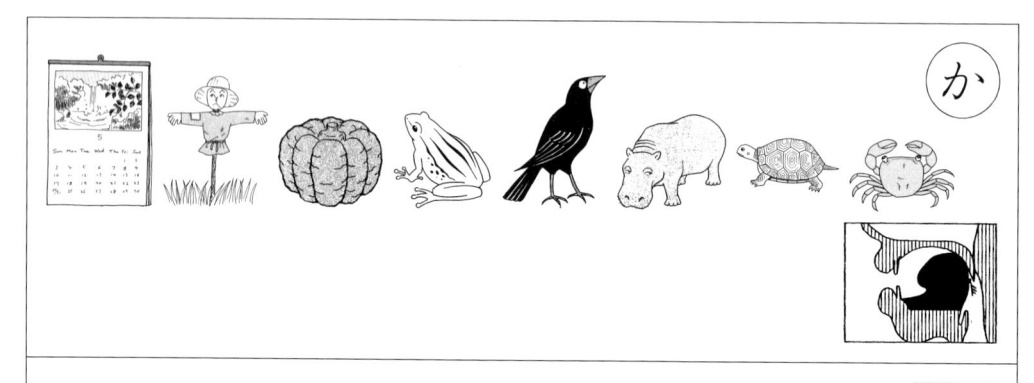

家族　鏡　科学者　価格　火事　会社　蛙　傘　顔　貝　柿　亀

高頻度 | 重 | 中 | 軽

C. （失語症を考慮した）単語の構音

109. 音韻抽出と構音

目 的 単語中の目標音への注目を促し、単語の構音の改善を図る。

適 応 音節レベルでの構音はほぼ可能で音韻抽出もある程度可能だが、単語レベルでの構音に誤りのみられる重度〜中等度の発語失行の人。視覚刺激で行う場合は、漢字単語が読める人。

使い方

聴覚刺激で行う場合：白丸（○）を並べた紙を対象者の前に置く（サンプルでは3モーラ単語使用のため○は3つ）。STは、音韻抽出する音が何なのかを対象者に理解させ（サンプルでは「と」）、単語を1つ聞かせる。対象者は、目標音がその単語の何モーラ目にあったかを○を塗りつぶして示し、（「ふとん」なら○●○となる）●の音に注意しながら単語を復唱する。

視覚刺激で行う場合：漢字単語とそのモーラ数と同じ数の○を並べて書いておく。STは、音韻抽出する音が何なのかを対象者に理解させる。対象者は、目標音がその単語の何モーラ目にあるかを○を塗りつぶして示し（「時計」なら●○○となる）、●の音に注意しながら単語を音読する。

特 徴

1. 目標音の位置が視覚的に示されるので、構音時に注意が喚起されやすい。
2. 音韻抽出の練習にもなる。

アドバイス

1. 音韻抽出がかなり困難な場合は、目標音が語頭に位置する単語のみとする。また、「●○○」のように、あらかじめ目標音の位置を提示した用紙を用いて行う。
2. 軽度の対象者には、モーラ数の多い単語を用意する。
3. 目標音が何であるかが理解されにくい場合は、平仮名を提示しておくなどの工夫も必要である。

聴覚刺激で行う場合に患者が記入する用紙

10	9	8	7	6	5	4	3	2	1
○	○	○	○	○	○	○	○	○	○
○	○	○	○	○	○	○	○	○	○
○	○	○	○	○	○	○	○	○	○

聴覚刺激で行う場合にSTが読んで聞かせる単語例（3モーラ単語で目標音は「と」）

10	9	8	7	6	5	4	3	2	1
仕事	太い	テスト	とんぼ	港	都会	布団	今年	ポスト	豆腐

視覚刺激で行う場合（目標音は「と」）
「と」の箇所の○を塗りつぶしてください。

| 一人 ○○ | 床屋 ○○ | 従兄弟 ○○○ | 毛糸 ○○ | 砂糖 ○○ | 仕事 ○○ | 小鳥 ○○ | 時計 ○○ |

発語失行

D. 構音

110. 紛らわしい音の出し分け

- **目　的**　混同しやすい音の構音の改善
- **適　応**　中等度〜軽度の発語失行の人
- **使い方**　構音上、似た音を含む無意味音節・単語リストを音読・復唱する。

アドバイス
1．サンプルの例はラ行とダ行音用のものであるが、他にもザ行、サ行、ダ行、シャ行、ヒャ行、シャ行、チャ行、ジャ行など、一般的に難しい音について、また、対象者の言語症状に合わせてリストを作る。
2．練習したものを録音・再生機器で録音し、対象者に聞かせ、どこを改善したらよいか考えてもらいながら、繰り返し練習する。

応　用
1．語音の聴覚的弁別に問題のある人には、聞き分けの練習教材として使ってもよい。
2．ごく軽い人の場合には、語の意味を調べる、説明してもらうなどの課題も一緒に行える。

①無意味音節での対	②1音の異なる単語の対	③2音を含む単語
アダーアラ	題名―雷鳴	とどろき
コダーコラ	暖房―乱暴	メドレー
クダークラ	童顔―老眼	みどころ
メダーメラ	灘―奈良	緑　色
ヨダーヨラ	今度―コンロ	へだたり
デダーデラ	派手―晴れ	ふりだし

D. 構音

111. 言いづらい音・音連続の構音

目 的 単語〜文レベルでの構音・プロソディの改善
適 応 中等度〜軽度の発語失行の人
使い方 言いづらい音連続を音読または復唱で繰り返し練習する。

アドバイス

1．サンプルの例はラ行音用のものであるが、言語症状に合わせたものを作る。サ行音、ザ行音、チ、ツ、拗音、また、ウ段の音とイ段の音の連続などで困難のある場合が多いので、それぞれについてこのようなリストを作っておくと便利。
2．軽度の人の場合は、早口ことばや俳優向けの滑舌用教材（外郎売りなど）も役に立つ。
3．練習したものを録音・再生機器を使い、対象者に聞かせ、どこを改善したらよいか考えてもらう。

単　語	文
1．ちらしずし	1．出前のラーメンを来客にふるまう
2．ちりぢりばらばら	2．来年こそライフワークにとりかかろう。
3．つらなる	3．路地裏まで立候補の挨拶にまわった。
4．つりざお	4．うらみつらみを聞かされるのはやりきれない。
5．虎の巻	5．コレステロールが心配でサラダばかり食べる。
6．とろろ汁	6．折りたたみの傘が開かずいらいらした。
7．のらりくらり	7．ふり出しに戻ったつもりで開き直る。
8．腹立たしい	8．カリフォルニアのきらめく海を眺めた。
9．バレリーナ	9．乗りなれないヘリコプターに乗って疲れた。
10．開き直る	10．なるほどとらえどころのない人だ。

D. 構音

112. 拗音かるた

目　的　拗音を含む文の構音・プロソディの改善
適　応　拗音の構音に問題のある、比較的軽度の発語失行の人
使い方　復唱をしてから、該当するカードを取る。
特　徴　ゲーム感覚で行えるように作られたもの。読み札には、目標となる拗音が多用されている。また、言いやすく、覚えやすいリズムになっている。

アドバイス
1．読み札は、復唱・音読教材として使用できる。
2．復唱や音読で練習した後、取り札だけを見て空で言ってみる。また、取り札を一般の絵カードのように提示し、目標音に注意しながら、何があるか、何をしているかなどを絵を見て自由に話す。
3．対象者が読み上げてSTが取る。また、読み手と取り手の役割を途中で交代しながら行う。

応　用　小人数のグループ訓練に使える。

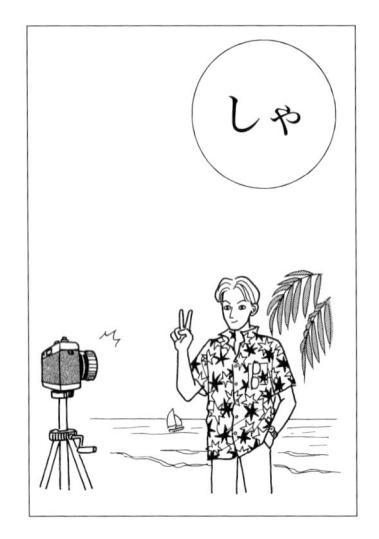

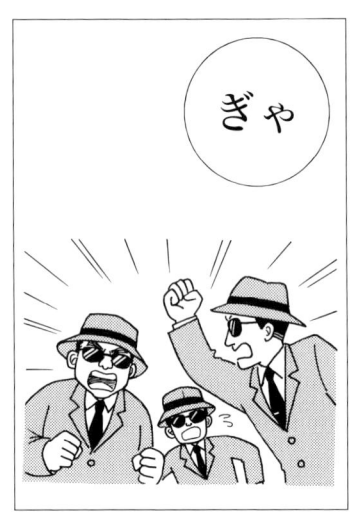

しゃ

ぎゃ

しゃれた
しゃつ きて
しゃしんを とった

ぎゃんぐが
ぎゃあ ぎゃあ
さわいでる

発語失行

* ㊧きゃんでー きゃらめる おいしいな
* ㊧きゅうしょくに きゅうりが でてきたよ
* ㊧きょうの べんきょう こくごと ずこう
* ㊧しゅうじの しゅくだい きょうは やめ
* ㊧しょっくが おおきい きょうの しょくじ
* ㊧ちゃいろの ちゃわんで ひるごはん
* ㊧ちょこれーとを ちょっぴり かじる
* ㊧ちゅーりっぷが うちゅうで さいた
* ㊧にゃんこが こんにゃく たべてるよ
* ㊧にゅうがくしきに さくらが さいた
* ㊧にょきにょき たけのこ でてきたよ
* ㊧ひゃっほう ひゃっほう ひゃくてんだ
* ㊧ひょこひょこ あるく かわいい ひよこ

* ㊧みゃーみゃー こねこが ないている
* ㊧みゅーじかるを みに げきじょうへ
* ㊧りゅっくを しょって きょうりゅう けんぶつ
* ㊧りょうて りょうあし きずだらけ
* ㊧ぎゅうにゅう ぎゅうにく いっぱい たべる
* ㊧ぎょろ ぎょろ ねこの めが ひかる
* ㊧じゅうじに じゅーすを のみましょう
* ㊧びゅーびゅー つよい かぜがふく
* ㊧ぴゅー ぴゅー かぜが ふいている
* ㊧じゃんぐる じむで じゃんけん せーの!
* ㊧じょうずに おじぎ おじょうさん
* ㊧びょうきに なったら びょういんへ
* ㊧ぴょんぴょん うさぎだ かわいいな

発語失行

D. 構音

113. 歌を使った練習

重 中 軽

目 的	文〜文章での構音・プロソディの改善
適 応	発語失行があるが、歌は歌える中等度〜軽度の人
使い方	歌の中で正しい構音を引き出す。正確な構音を意識しながら歌を歌う。
特 徴	歌うことで、訓練に変化をもたせ、繰り返し練習を可能にする。

アドバイス

1．目標の音の構音が歌っているときのほうが良好な場合は、歌で導入し、単音節でも正しく構音ができるように導く。

2．歌詞カード上の目標音に印をつけて、その音を歌の中で正しく言うように注意を促す。メロディーをだんだんとはずして、歌詞の音読においてもきれいに言えるように導く。

3．単音節での構音が可能になった音や、単語などの課題で訓練中の音について、歌を使うことによって、気楽に繰り返し練習してもらい、般化への足がかりとなれば効果的。練習する音が比較的多く含まれたものを、もともと知っている歌や好みの歌の中から選び、毎日、回数を決めて家で歌ってもらったり、何かをするときに必ず歌うなど日課の中に組み込んで歌ってもらうように指導してもよい。

4．構音の練習だけでなく、滑らかに話す練習として行ってもよい。

応 用 友の会やグループ訓練で披露するといった目標をもつとよい。

サ音練習に「さくらさくら」を歌う

さくら さくら 野山(のやま)も 里(さと)も

さくら さくら 朝日(あさひ)に 匂(にお)う 花(はな)ざかり
霞(かすみ)か 雲(くも)か
見(み)わたす 限(かぎ)り

さくら さくら 弥生(やよい)の 空(そら)は
見(み)わたす 限(かぎ)り
霞(かすみ)か 雲(くも)か 匂(にお)いぞ いずる
いざや いざや 見(み)にゆかん

⟨重 中 軽⟩

D. 構音

114. 詩の朗読

目　的　文章レベルの構音・プロソディの改善
適　応　音読の可能な中等度〜軽度の発語失行の人
使い方　鑑賞しながら、繰り返し音読する。
特　徴　趣味や楽しみの要素を取り入れることができる。

アドバイス
1．俳句や百人一首から現代の詩まで、障害に応じた長さや複雑さの作品を選ぶ。対象者の気に入っているものを自分でいくつか持ってきてもらってもよい。
2．言葉のリズムやその詩のもつ情感にも注意を払って、朗読を行う。
3．録音・再生機器を使い、自分で改善点を考えてもらう。
4．家での日課に含めてもらい、毎日、決めて朗読することを宿題にする。

応　用
1．グループ訓練や友の会などで、発表の機会を与えられると練習の励みになる。
2．絵の得意な人には、詩に合った絵を描いてもらってもよい。

発語失行

比較的軽度の患者の促音練習用

河童(かっぱ)

河童(かっぱ)　　　谷川俊太郎

河童(かっぱ) かっぱ らった
河童(かっぱ) ラッパ かっぱ らった
トッテ チッテ タ
河童(かっぱ) 菜(な)っ葉 買(か)った
河童(かっぱ) 菜(な)っ葉 一把(いっぱ) 買(か)った
買(か)って 切(き)って 食(く)った

（原文はすべて仮名書きだが、訓練にあたっては一部の語を漢字に書き換えた。『ことばあそびうた』より「かっぱ」谷川俊太郎詩／福音館書店刊より）

Column

機器を活用した自主訓練

病室や自宅などでの自主訓練が失語症の回復につながっている効果を実感することも少なくありません。最近ではインターネットで「失語症自主訓練教材」で検索すると、市販のものやSTなどが作成した教材などがヒットします。自主訓練で大切なことは、自分で間違いを自覚できず、間違ったまま繰り返し練習してしまうことがないようにすることだと思います。つまり、できる限り正誤を自分で確認でき、繰り返し練習することで、達成感が得られる自主訓練教材が効果的だと考えます。では、音声を必要とする呼称、聴覚理解の自主訓練はどうでしょう？

私はこれまで、あらかじめ録音しておいたカードを機械に通すと、音声が再生される「ランゲージパル」を使用してきました。この機器を長年活用してきたSTも多いのではないでしょうか。しかし、本機は絶版となり、修理も終了してしまいました。そこで、最近は機器に付属されているシールに音声を録音し、それを再生できるVOCA-PENを使用した、自主訓練教材を作成しています。

例えば、「机」の絵が描かれたカードに青色のシールと赤色のシールを貼ります。青色のシールには語頭音のみ、赤色のシールには「つくえ」と録音。カードの裏面には「机」「つくえ」と記載し、それぞれの横に音声を録音したシールを貼ります（図1）このカード1枚で、呼称、自発書字、音読の練習が可能です。

このVOCA-PENを使用して、聴覚理解の向上を目的とした教材も作成しています（図2）。通常STが音声で単語や短文を提示し、失語症の人が複数の選択カードから該当するものを選択する場合と同様の方法です。例えば「男の子がコップを洗っている」という文の聴き取り課題だとすると、1枚のカードに課題文1つを録音したシールを貼ります。A4判の紙に選択肢となる絵を4種類印刷し、選択肢の左上に番号を記載します。課題文カードの裏面には、正答である絵の番号と課題文を記載しておきます。失語症の人はVOCA-PENから音声再生される課題文に該当する絵を選択します。VOCA-PENの先をシールに当て直すことで、音声を繰り返し聴くことができます。選択した絵の正誤は、カードの裏面を見て確認することができます。

本機は1回に14分間の録音が可能です。上記のような方法で、長文の聴覚理解訓練も可能です。

他にも、パソコン用ソフトやアプリケーション教材も増えています。子ども用の学習ソフトは視覚的にわかりやすく、ヒントや課題の進行状況、正答数の視覚的フィードバックがあり、楽しく継続できます。その一方、子ども向けの図柄や構成を失語症の人がどのように受け止められるかに配慮することも必要です。

VOCA-PENのような録音した音声を使用できる教材を、日常生活でAACとして実用的に使用することができれば、さらに練習のモチベーションも上がると思います。例えば、コミュニケーションノートにシールを貼り付けることで、重度の失語症者も選択した内容を音声で確認することができます。つまり、既存の機器をそのまま使用するだけではなく、STの柔軟性、創造性をいかし、使用する失語症の重症度や生活場面での必要性なども考慮した、オリジナルな教材に仕上げていく発想力が重要だと思います。

図1
カード：表
①呼称（音声再生：青色シールで語頭音、赤色シールで正答確認）
②自発書字

カード：裏
③書字の正答を確認
④音読（音声再生で正答を確認）

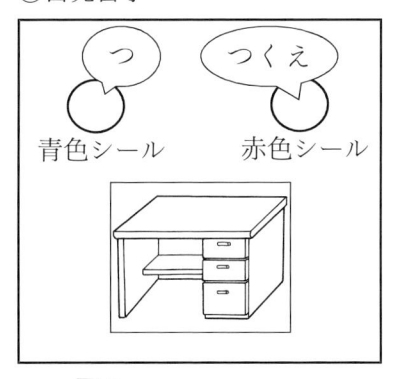

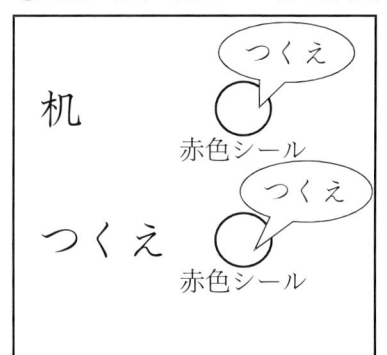

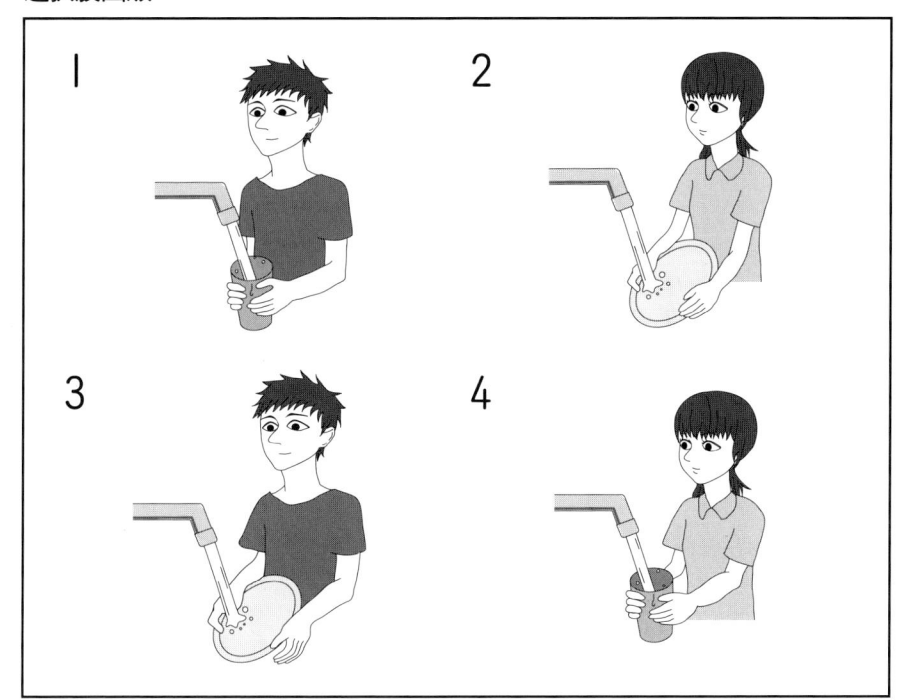

図2
選択肢図版

課題語　カード（表）
男の子がコップを洗っている
青色シール

課題語　カード（裏）
正答：1
男の子がコップを洗っている。

参考
・VOCA-PEN　㈱コムフレンド　http://godaicart.cart.fc2.com/
・学習ソフト ランドセルシリーズ　㈱がくげい　http://www.gakugei.co.jp/products/rando/

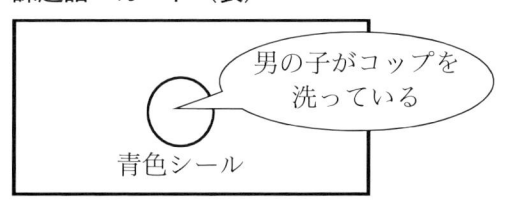

Column

デイケアで使用できる教材
── 高次脳機能の低下している高齢者や重度失語症者のデイケアで心がけていること ──

1．デイケア利用者の中には、注意力・集中力・コミュニケーション意欲・学習能力などに低下が見られたり、体調に影響されやすい傾向がある人も少なくありません。このため、適度の緊張感と楽しさがあって、なおかつ個々の人の能力に合った簡単な訓練メニューを幾種類か用意しておき、その日の調子をみて数種類を選び、調子の悪い時は短時間で終わらせるようにしています。

教材は市販のカードゲームをヒントにして、高齢者向けに簡単で見やすいように作り直したものや、安価な材料を使って手作りしたもの（*をつけた教材）などを使っています。

言語的なメニューの例を以下に示します。
・病気になってからのことや、住んでいる町の様子について話してもらう。
・最近のニュースについて話してもらう。
・コミュニケーションノートや昔の写真、地図などを見ながら、イエス・ノーで答えられる質問をして、コミュニケーションを楽しむ。

非言語的メニューやゲーム性のある課題としては、以下のようなものを使用しています。

・絵合わせ（絵と文字合わせ）*
・動物絵合わせカードゲーム
・トランプのババ抜き風数字合わせ
・漢字の偏と旁を合わせるカードゲーム*
・UNO（数字と色のみ）
・ジグソーパズル
・型はめ
・積木
・マグネットシート付きキューブ並べ*
・塗り絵
・じゃんけん
・身振り動作
・歌
・使用した絵カードやブロックの片づけ
・目と手の協応課題

2．反応できそうなところを手がかりにコミュニケーションをとり、コミュニケーションに興味をもってもらうようにしています。できたところは強調してほめるようにしていますが、子ども扱いしないように、言葉づかいや態度に気をつけます。

3．視覚認知障害や失行を合併している利用者もいます。そのような人には刺激の与え方や道具や教材に、特別の配慮をしなければならないことがあります。

第6章
非言語的機能

	訓練項目		教材名（★は高頻度教材）
認知	A	視知覚	115．図形と図形の対応(抽象図形)
			116．絵合わせ
			117．絵とシルエットの対応
	B	時計課題	118．時計を読む（★）
			119．時計に針を書き入れる（★）
	C	地理的知識	120．地図上での地名の位置の認知
数と計算	D	数	121．数字の模写（★）
			122．数を数える（★）
			123．数系列の完成（★）
			124．数字の大きさの比較
			125．数を答える（★）
			126．電話番号の聞き取り（★）
	E	計算	127．加減乗除（★）
			128．マトリックスを使った加算・九九
			129．そろばんの問題集を使った電卓計算
			130．時間の計算
その他	F	カテゴリー	131．異質な絵の発見
	G	色	132．塗り絵
	H	音楽	133．歌（★）

※非言語的機能については多様な教材が混在しているため、重症度表示を行っていない。

A. 視知覚

115. 図形と図形の対応（抽象図形）

目　的　絵（図形）の細部に注意し、弁別する力をつける。
適　応　視覚的認知や注意力に障害のある人
使い方　左の図と同じ図を右から選び、印をつける。
特　徴　具体的物品の絵ではなく、言語的記号化の必要がない抽象図形を使用している。

アドバイス
1．CD-ROMのクリップアート集や市販のカット集の中から作ることができる。
2．選択肢間の相違は空間的位置関係の相違（図1）や形の相違（図2）、それらの組み合わせなどさまざまなレベルで作ることができる。
3．半側無視や視野障害のある人の場合は刺激と選択肢を縦に配列するとよい。

応　用　1つだけ他の図形と違うものがあり、それを選ぶという課題にすることもできる。

図1：左の図と同じ向きの図を選んでください。

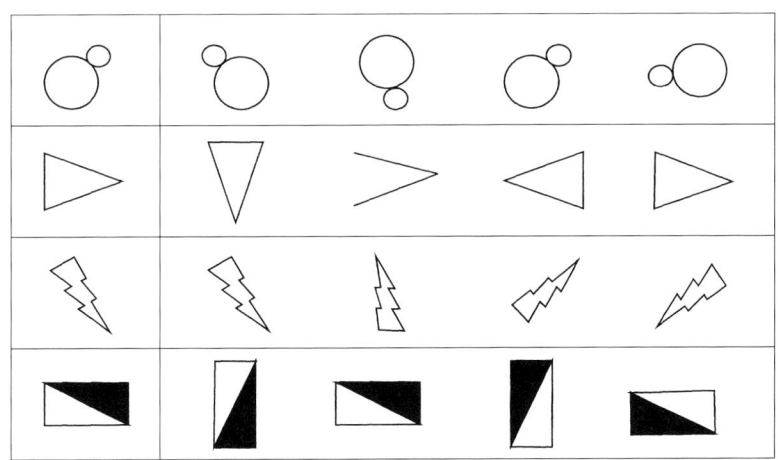

図2：左の図と同じ図を選んでください。

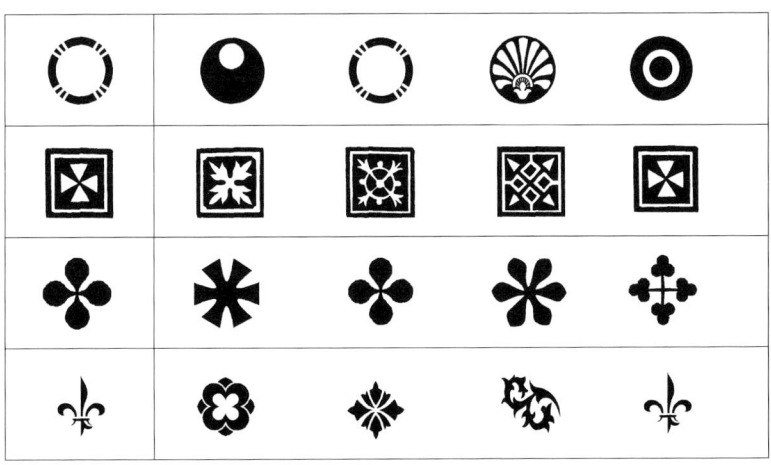

非言語的機能

認知

A. 視知覚

116. 絵合わせ

目 的	視覚的弁別力の改善
適 応	視覚的認知や注意力に障害のある人
使い方	数枚並べたカードの中から、別に提示された1枚と同じ絵を指さす。
特 徴	物品の絵をよく見比べ、同じ絵を確認することが必要である。

アドバイス
1．プリント形式にするよりは、カードで提示するほうが刺激の数や配置を柔軟に変えられる。
2．同じ種類の物品でも絵の描き方を変えたり、形の違うものを提示すると、絵の意味理解が必要となるので難しくなる。

応用
1．実物と実物、実物と写真、実物と絵との対応の課題も考えられる。
2．同じ絵を2組用意して、裏返して神経衰弱のようにする。ゲーム的要素を取り入れると、意欲的に取り組む人もいる。

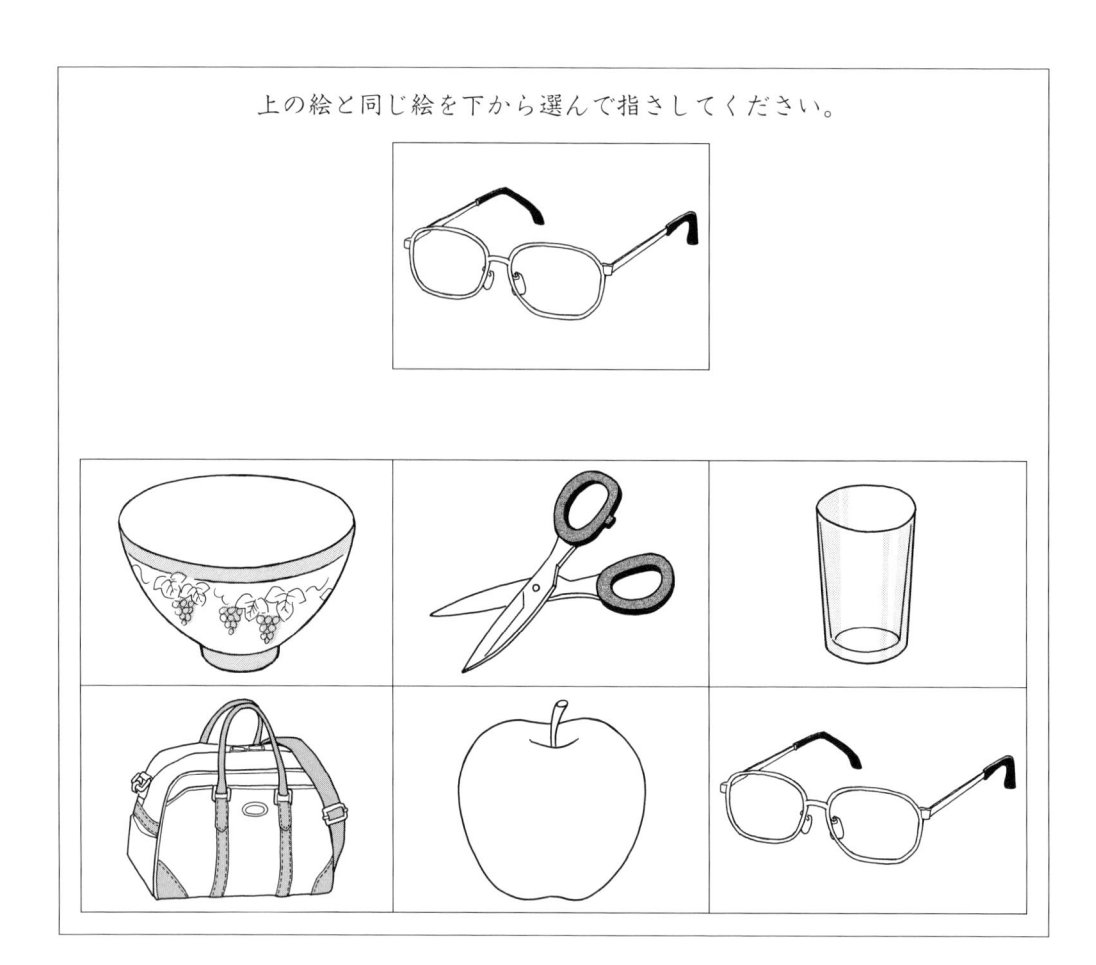

非言語的機能

認知

上の絵と同じ絵を下から選んで指さしてください。

A. 視知覚

117. 絵とシルエットの対応

目　的　物品形態のイメージの活性化を促す。
適　応　視覚的認知や注意力に障害のある人
使い方　左側のシルエット絵と、それに対応する物品絵とを線で結ぶ。
特　徴　「116. 絵合わせ」の具体物同士の対応よりゲーム性があるので楽しめる。
アドバイス　シルエットを1枚ずつカードにしてバラバラに提示し、該当する絵に重ねる方法もある。
応　用　シルエットを見せて、元の物品を当てる。

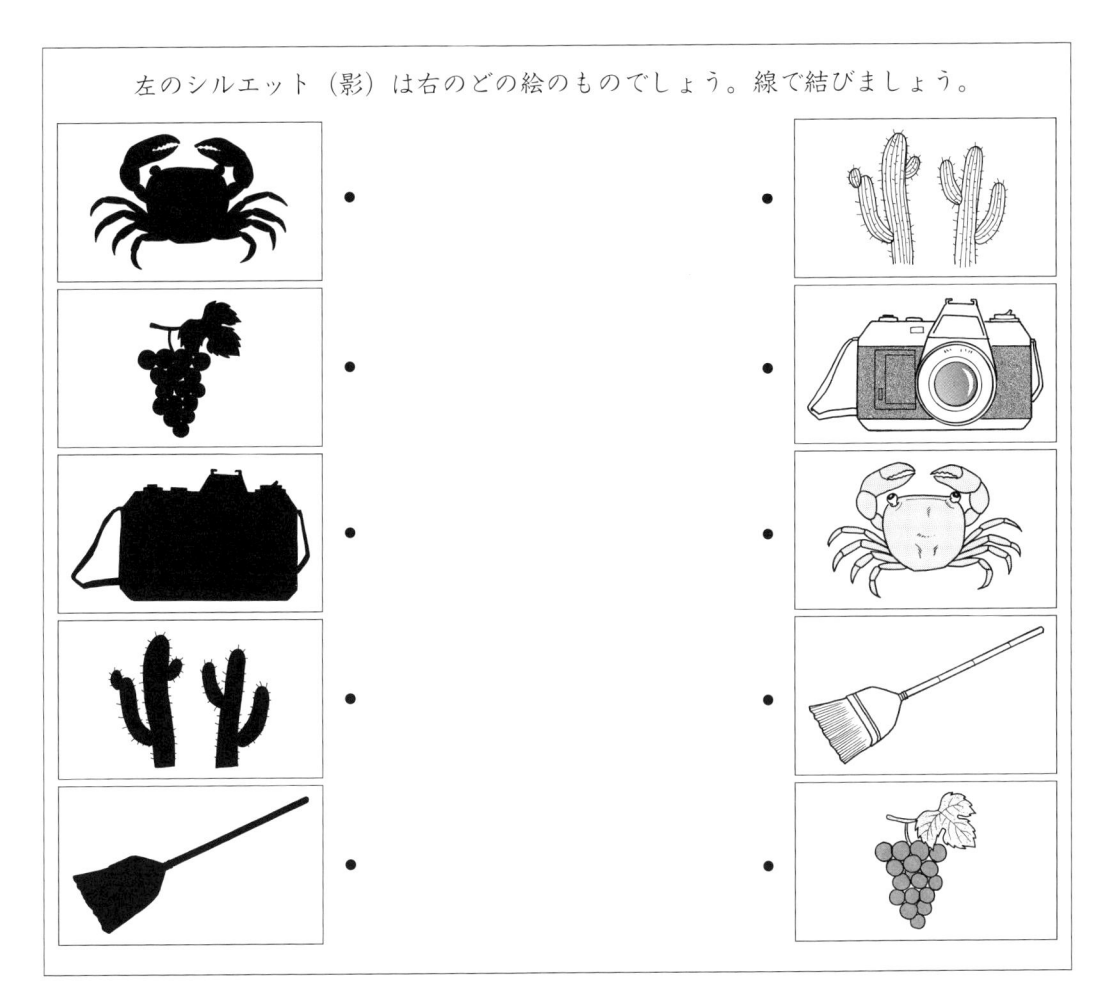

非言語的機能

認知

左のシルエット（影）は右のどの絵のものでしょう。線で結びましょう。

B. 時計課題

118. 時計を読む

目 的 時計の読み取りの改善
適 応 時計を読むことが困難な人
使い方 文字盤のみの絵に ST が針を入れ、時刻を [　] に記入させる。

アドバイス
1．短針は「時」を、長針は「分」を表すことの理解が困難な場合には、理解を促すために、例えば、短針は赤、長針は青と色分けし、回答欄の「時」「分」も針の色と対応させて書いておく。
2．文字盤の数字の読み方が短針と長針とで異なることを覚えられない場合には、「分」の読み方を文字盤にふって（例：1 ⇒ 5 分）手がかりにする。
3．文字盤の数字や1分刻みの目盛りを省略すると、読み取りが難しくなる。
4．読みとる時刻の設定によって難易度が変わる。

応 用 記入した時刻を音読する。

高頻度

非言語的機能
認知

時計の示す時刻を [　] に記入してください。

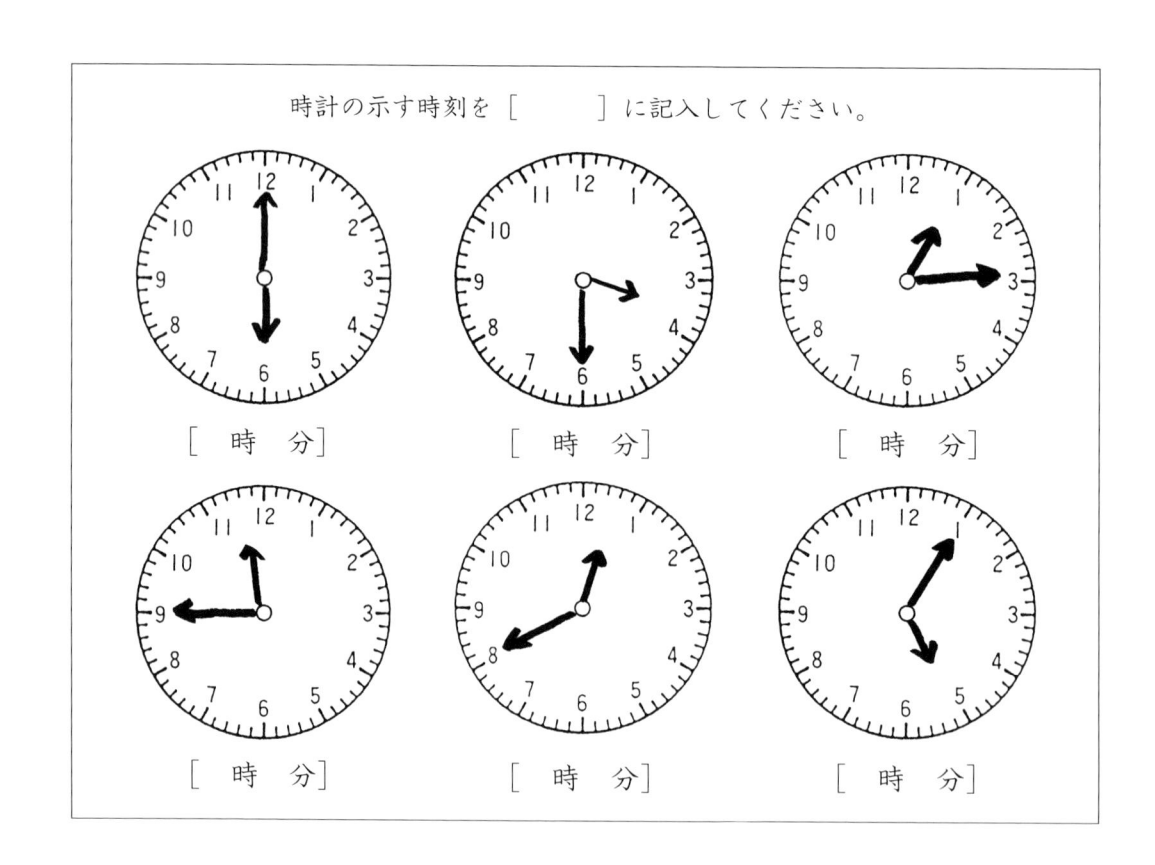

[　時　分]　　[　時　分]　　[　時　分]

[　時　分]　　[　時　分]　　[　時　分]

B. 時計課題

119. 時計に針を書き入れる

目　的　　針の位置と時刻の対応の改善
適　応　　時計を読むことが困難な人
使い方　　時計の文字盤に指定された時刻になるように、針を記入する。

アドバイス
1．設定する時刻によって難易度が変わる。
2．短針と長針の区別が困難な場合がある。手がかりとして、短針は「時」を示し、長針は「分」を示すことを、メモして与えるのもよい。

応　用
1．時刻を音読する。
2．針を入れるだけではなく文字盤も対象者に書かせる。
3．短針と長針が連動して動く時計を用いると、書くことは困難でも、針を合わせることができる場合がある。

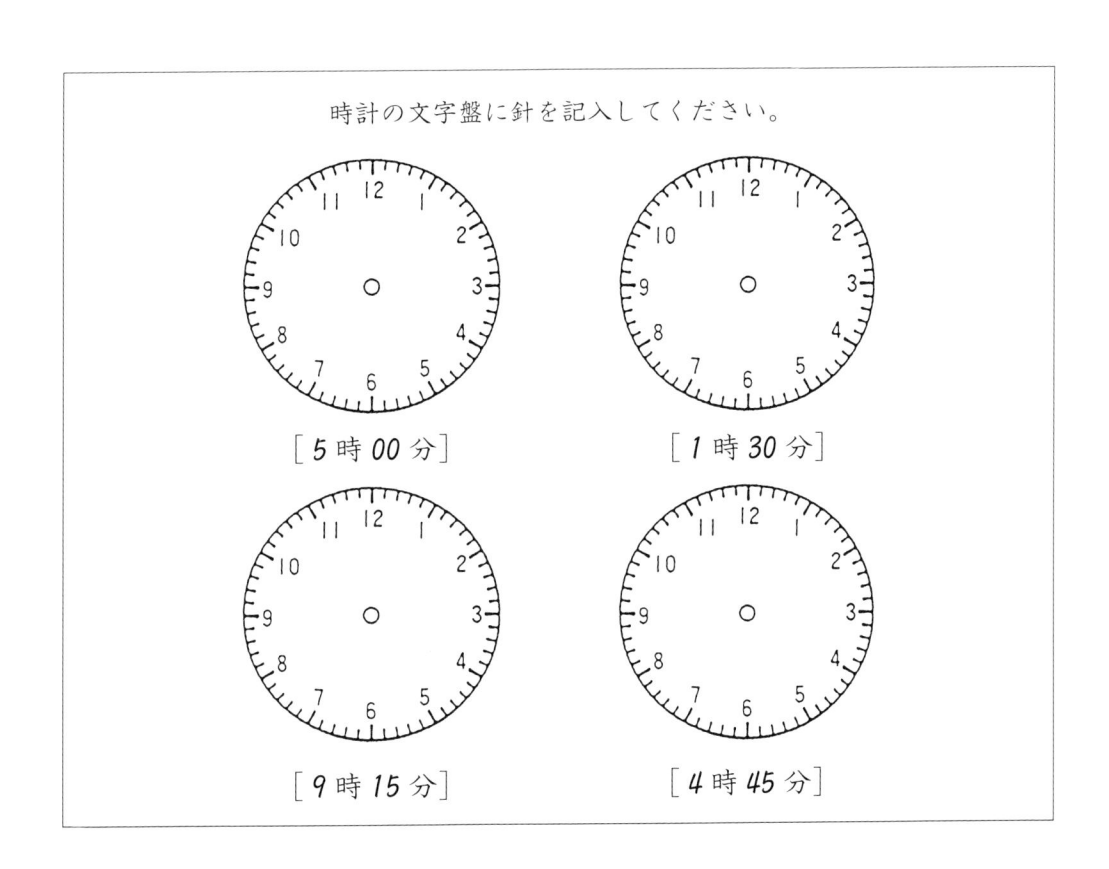

時計の文字盤に針を記入してください。

[5 時 00 分]　　　　　[1 時 30 分]

[9 時 15 分]　　　　　[4 時 45 分]

関連教材 指定された時刻ではなく、自分の日課から選んで活動名、時刻、時計の針を記入してもらう（例：起床、散歩）。

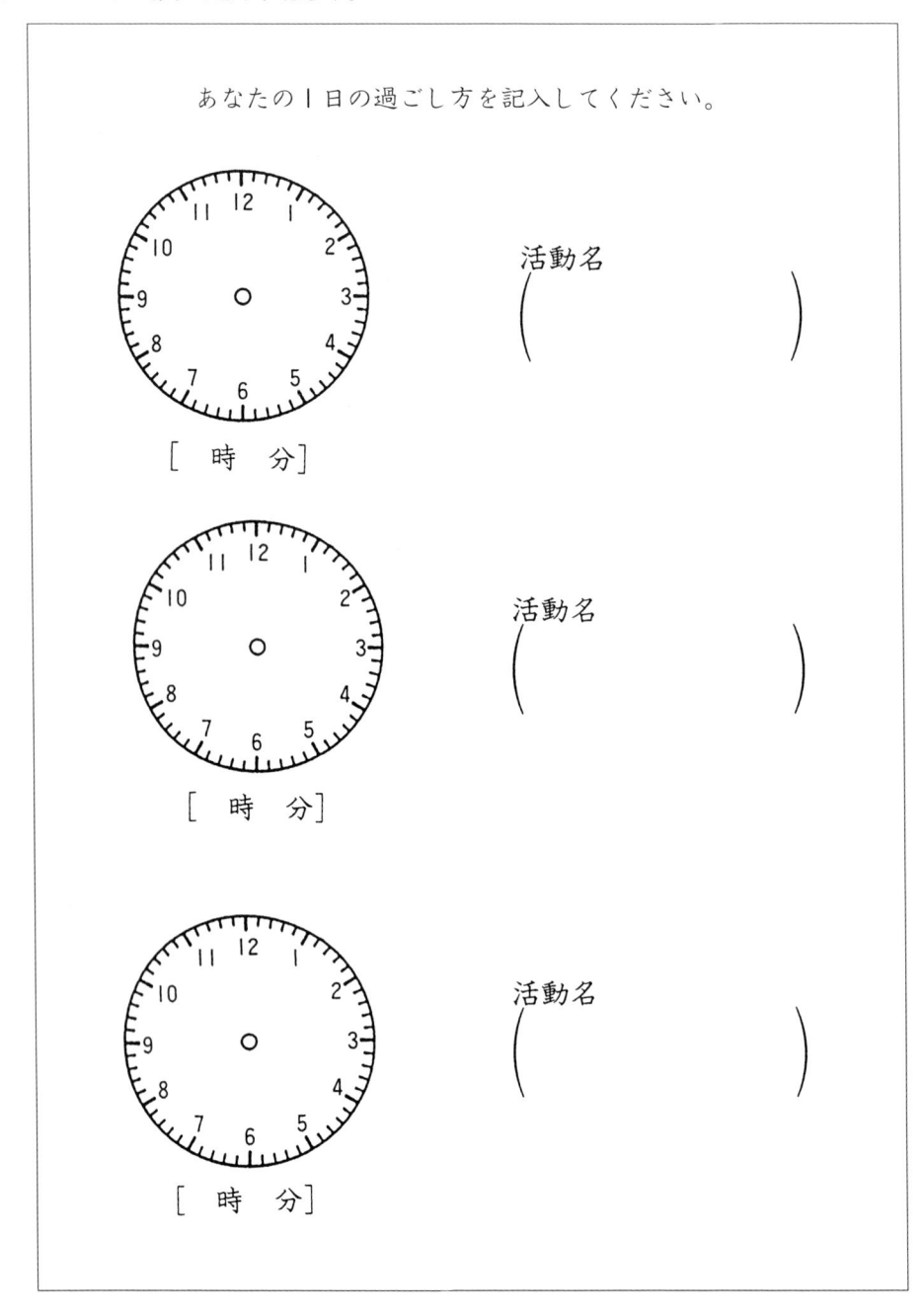

あなたの１日の過ごし方を記入してください。

活動名
（　　　　　　　　　）
[　時　分]

活動名
（　　　　　　　　　）
[　時　分]

活動名
（　　　　　　　　　）
[　時　分]

C. 地理的知識

120. 地図上での地名の位置の認知

目 的 地理的知識の改善
適 応 地理的な知識に低下のある人
使い方 視覚的または聴覚的に地名を提示し日本地図の白地図に地名を書き込む。

アドバイス
1. 主要な県や都市（または対象者にとってなじみの深い都市など）の名称と位置をヒントとして先に書き入れ、それを参考にして、課題の地名の位置を探す方法もある。
2. 地名の書字が困難な場合には、地名につけた数字を書き込むだけでもよい。

応 用
1. 他の種類の地図（世界地図、自宅の周辺の地図など）で同様のことを行う。
2. 各地の名所や名産品、行事などを提示して、該当する県を指さし、県名を言う。
3. 出身地を指さす。指さしながら地名を言う。
4. 地名を書き入れた後、その場所について話し合う。

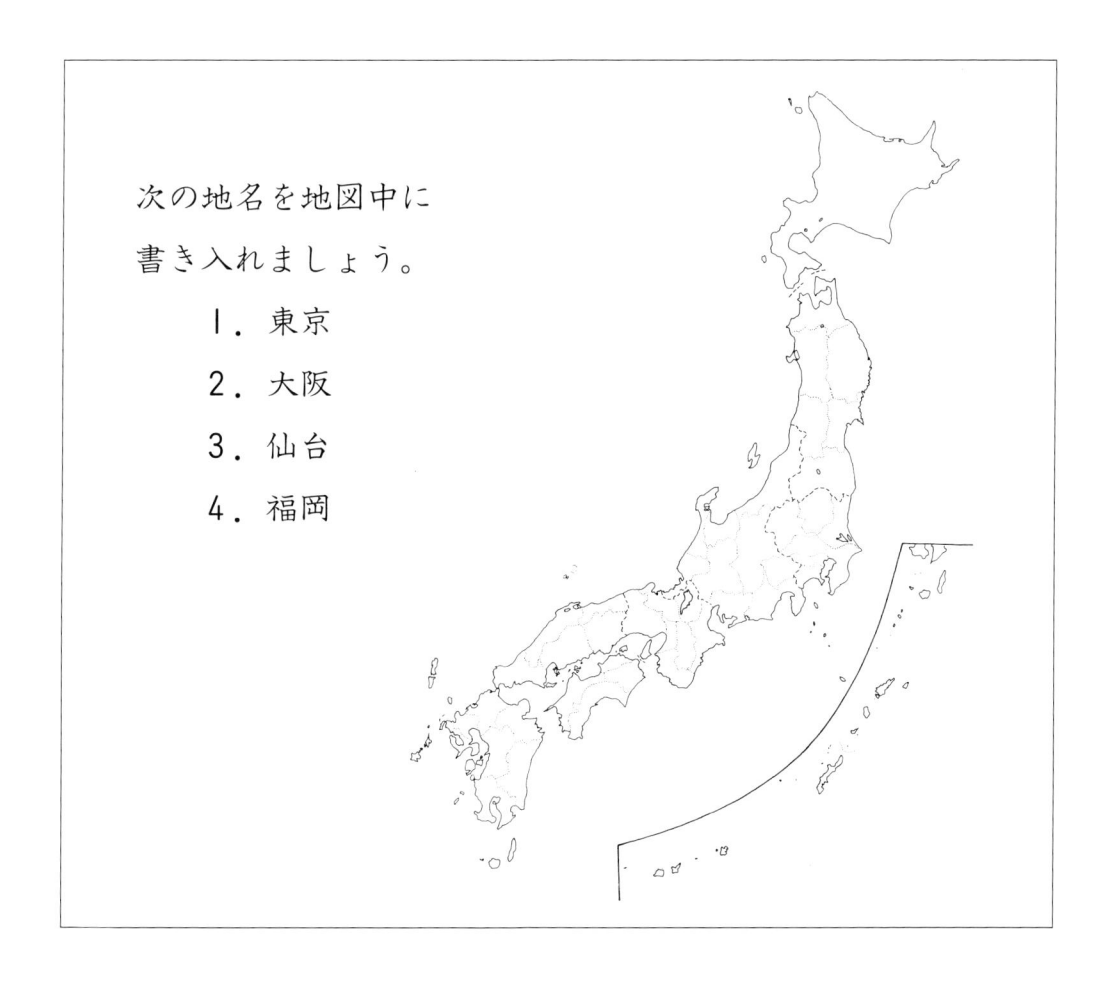

非言語的機能

認 知

次の地名を地図中に
書き入れましょう。

1. 東京
2. 大阪
3. 仙台
4. 福岡

D. 数

121. 数字の模写

目的　数字の想起の改善
適応　数の概念の障害、数字の想起困難、構成障害などにより、数字が書けない人
使い方　●の数に対応する数字を模写する。
特徴　●の数と数字を対応させることにより、数概念の学習となる。また、最初になぞり書きをすることにより、模写をより容易にしている。
アドバイス　重症度に応じて、数字の範囲や模写する回数を変える。
応用　数字を音読する。

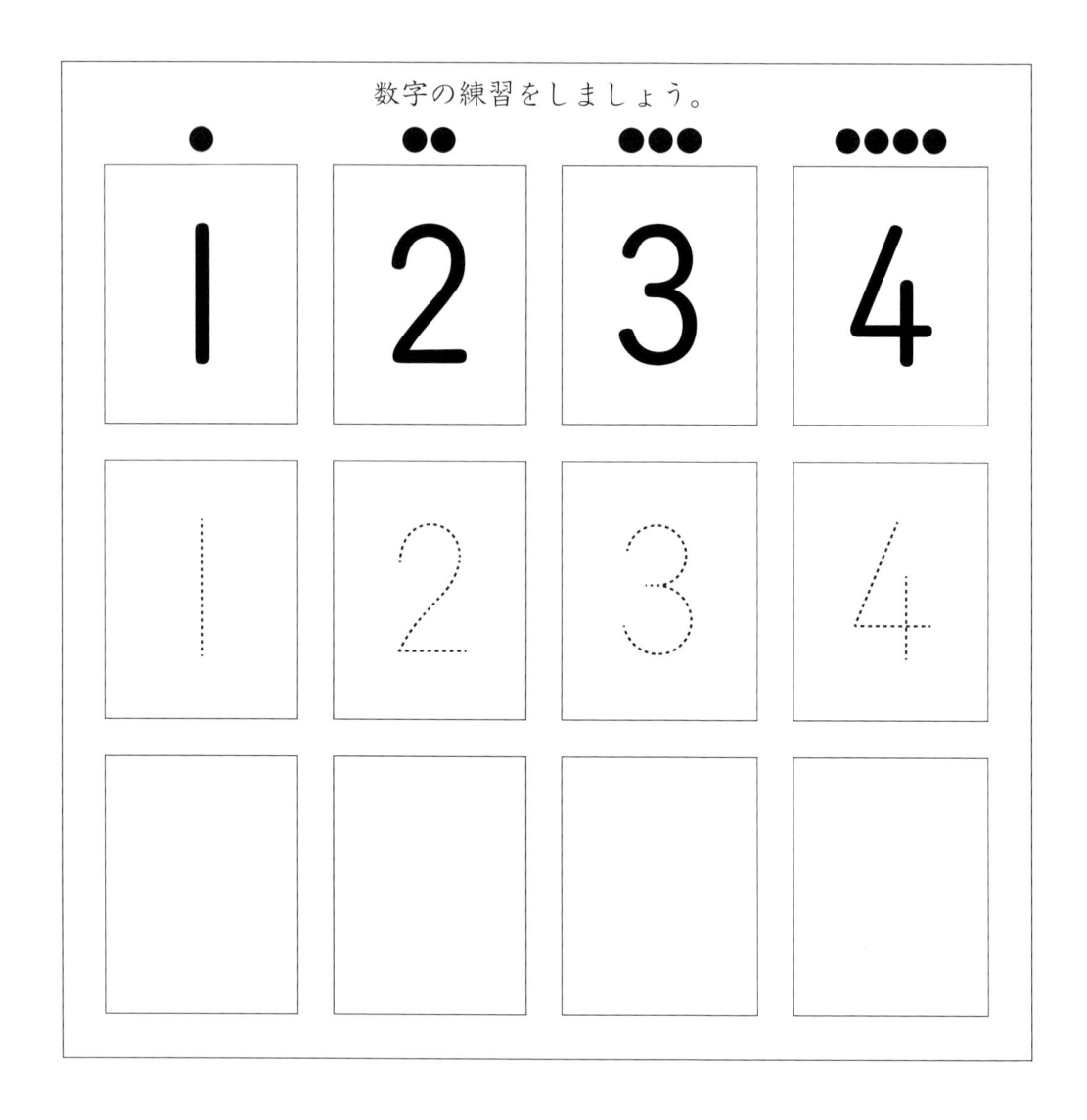

数字の練習をしましょう。

●	●●	●●●	●●●●
1	2	3	4
1	2	3	4

D. 数

122. 数を数える

目 的 数概念の改善
適 応 数字を想起できない、あるいは数字の表す数を理解できない人
使い方 A：●の数を表す数字を書く、B：数字の数だけ●を書く。
特 徴 数字から数へと、数から数字への双方向の変換を同時に行っているので、理解の程度を確認できる。

アドバイス
1．数字の想起が困難な場合は、最初に1から順に数字を書かせ、手がかりとする。
2．小学1年の算数ドリルにも同様の問題があり、利用できる。ただし、「小学1年」という印刷が入らないようにしたり、あまり子供じみた絵柄は避けるなど、配慮が必要。
3．AとBの実施順については、対象者にとって容易なほうからにする。

応 用
1．書いた数字の音読練習をする。
2．書いた●を1から順に数えて確認すると、数唱の練習となる。

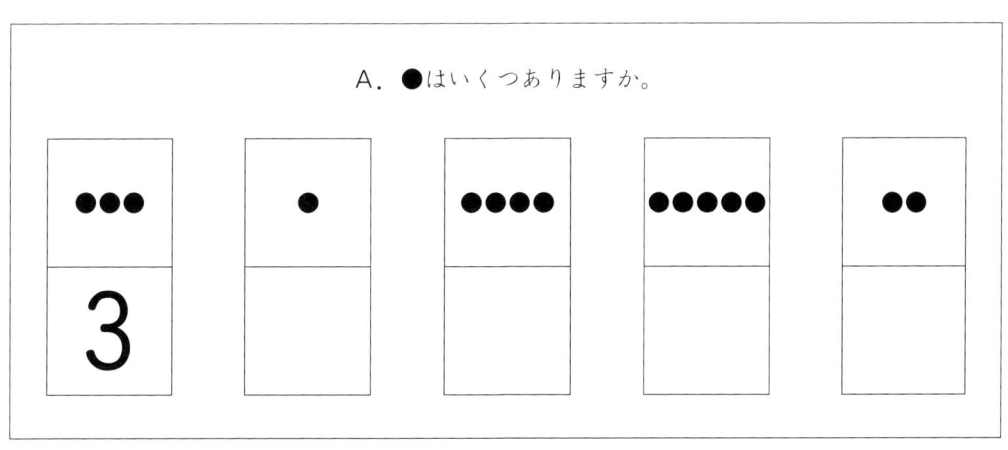

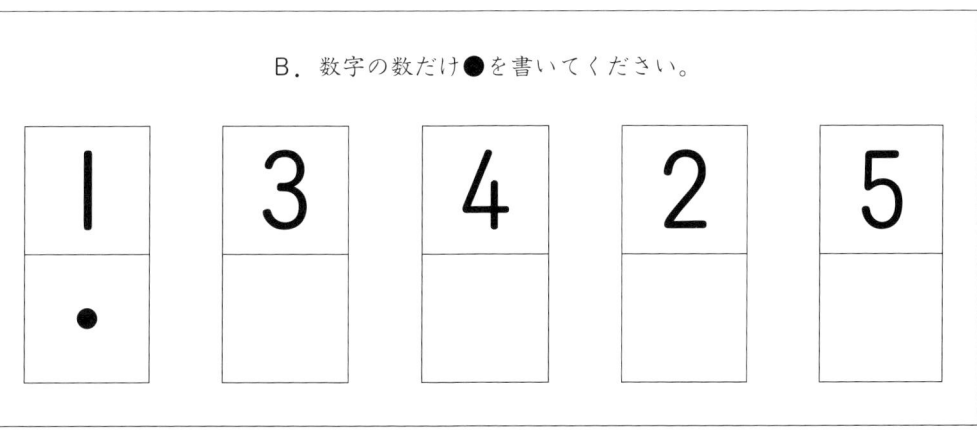

非言語的機能

数と計算

A．●はいくつありますか。

●●●	●	●●●●	●●●●●	●●
3				

B．数字の数だけ●を書いてください。

1	3	4	2	5
●				

D. 数

123. 数系列の完成

高頻度

目 的 系列を手がかりとした数字の想起の改善
適 応 ランダムな数字の想起は困難だが、系列が数字の想起の手がかりとなる人
使い方 数系列の空所に該当する数字を記入する。
特 徴 1から順に昇順に並べただけでなく、降順や1以外の数から始まる系列も提示し、手がかりを減らす。
アドバイス 難しい場合、まず1から順に数字を書いてもらい、手がかりとしてもよい。
応 用
1. 数系列を音読する。1から順に数唱することは容易でも、1以外の数からの数唱や、逆唱は難しいことが多い。
2. 昇順、降順以外の規則で配列し、その規則を発見して数字を記入してもらう。
　　例：5－10－（　）－20－（　）－30
　　　　4－8－12－（　）－（　）－24

（　）に合う数字を入れましょう。

① 今日は、（　）月（　）日です。

② 1－2－3－（　）　　③（　）－7－8－9

④ 5－（　）－3－2　　⑤ 7－8－（　）－10

⑥ 3－4－（　）－6　　⑦ 9－8－7－（　）

⑧（　）－6－5－4　　⑨ 3－4－（　）－6

⑩ 6－7－（　）－9　　⑪（　）－9－8－7

D. 数

124. 数字の大きさの比較

目　的　数字の大小判断の改善
適　応　計算は困難だが、数系列の自発書字や数字の配列は可能な人
使い方　与えられた数字の中で、大きいほうの数（または一番大きい数）に○をつける。
特　徴　複数の数字の数概念を想起し、かつその大小関係を判断することが必要なので、計算の基礎能力を養うことができる。

アドバイス
1．難しい場合、手がかりとして、各数字に対応する数の○や、出題範囲の数系列を書いてもらい、どちらが大きいかを比べる。
2．単位をつけるとわかりやすいこともある（例：10,000円、5,000円）。
　金額の比較は、買い物の練習ともなり、実用的である。

応　用
1．小さいほうの数（または一番小さい数）を選ぶ。
2．3つ以上の数字の比較では、大きい（または小さい）順に並べ替える。
3．数字を音読する。
4．2つの数字の差を答える。
5．数の大きさは、1桁に限らず、大きな数を含めてもよい（例：2,500、500）。

1．大きいほうの数に○をつけましょう。

（　1　、　4　）　　　　（　2　、　5　）

（　6　、　3　）　　　　（　4　、　7　）

（　5　、　4　）　　　　（　8　、　9　）

2．一番大きい数に○をつけましょう。

（　1　、　3　、　2　）　　（　4　、　10　、　8　）

（　5　、　6　、　3　）　　（　7　、　9　、　4　）

（　7　、　2　、　9　）　　（　4　、　1　、　2　）

D. 数

125. 数を答える

目 的 日常生活に関連するさまざまな数の表出の改善
適 応 数の表出が困難な人
使い方 数に関する質問に対し、口頭や文字で数を答える。
特 徴 小さな数から大きな数まで、日常生活で使用する機会の多い数を表出するよう、問題が作成されている。

アドバイス
1．違う数を言ってしまい、誤りに気づかないことがある。そういう場合は、同時に数字を書いてもらって確認させるとよい。
2．数の口頭表出が困難な場合、まず数字を書いてもらい、次に数系列を手がかりとして音読させると表出しやすいことがある。

応用
1．単位もつけて表出してもらうと、難しくなる。特に、人数・日付など、単独の数字と読み方が異なるものは、別個に練習が必要な場合もある。
2．簡単な文章題を用いると、計算や理解の練習にもなる。
3．宿題として渡してもよい。書いてきた回答を読んでもらい、数字の音読練習をする。
4．開いた本のページを言ってもらう。大小広い範囲の数を言う練習となる。

次の質問に答えてください。

①この部屋には何人いますか？　　　　　　　　　　（　　　　　）

②1週間は何日ありますか？　　　　　　　　　　　（　　　　　）

③今日は何日？　　　　　　　　　　　　　　　　　（　　　　　）

④手紙を出すには、切手はいくらかかりますか？　　（　　　　　）

⑤1時間は何分？　　　　　　　　　　　　　　　　（　　　　　）

⑥1ダースは何個？　　　　　　　　　　　　　　　（　　　　　）

⑦1年は何日？　うるう年なら？　　　　　　　　　（　　　　　）

⑧来年は何年？　　　　　　　　　　　　　　　　　（　　　　　）

⑨日本の人口は約何人？　　　　　　　　　　　　　（　　　　　）

D. 数

126. 電話番号の聞き取り

目　的　数字の書き取りの改善
適　応　連続した数字の聞き取りが不確実な人
使い方　読み上げられた、または録音・再生機器で再生された人名とその電話番号を書き取る。
特　徴　実生活で使用する機会の多い、電話番号を用いた実用的な訓練である。

アドバイス
1．市外局番をつけると桁数が増え、難しくなる。
2．人名と電話番号両方の書き取りが難しければ、電話番号だけでもよい。
3．読み上げるスピードや繰り返す回数で難易度を調整できる。

応　用
1．書き取ったものを読み上げてもらって答え合わせをすると、音読の練習になる。
2．電話番号の一部が異なるものを用意する。読み上げられた、または録音・再生機器で再生された番号を聞き、誤りを訂正する。
3．電話番号を聞いて、または見て、電話機の数字を押す（受話機をおろしたまま）。
4．求人情報誌や会社案内のパンフレットを教材に利用する。社名、電話番号の他に、資本金、給与、従業員数、創立年月日など、多様な数字が掲載されている。

1．佐　藤　2200-3300　　8．小　川　7722-5000

2．前　田　6622-5050　　9．青　木　1212-9090

3．山　下　6600-3232　　10．中　野　4646-7575

4．田　中　2323-5500　　11．福　田　6699-1818

5．竹　田　4400-3535　　12．山　口　9944-7070

6．佐々木　8585-2255　　13．上　野　6555-3800

7．中　村　6111-3939　　14．渡　辺　7711-9533

> 高頻度

E. 計算

127. 加減乗除

目 的 計算力の改善
適 応 計算障害のある人
使い方 縦書きあるいは横書きの加減乗除算をする。

アドバイス
1．1枚のプリントに加減乗除を混在させると、思考の変換の練習にもなる。
2．計算の符号だけ記入した用紙を用意しておくと、対象者のレベルに応じて臨機応変に問題を作成できて便利である。

　　　例：　　＋　　＝　、　　－　　＝　、
　　　　　　　　　　　　　　　　　　　　＋＿＿＿＿、　　－＿＿＿＿

3．下のAの問題が困難な場合、答えを含む数系列をヒントとして示す。
4．縦書きか横書きか、数字の桁数、繰り上がり・繰り下がりの有無、などの条件を変えることによって、あらゆる重症度の人に対応できる。

応 用
1．式と答えを音読する。
2．問題を聞いて、暗算する。
3．計算機の操作が可能なら、自己採点できる。

A．次の計算をしましょう。

① 1＋1＝　　　② 2＋2＝　　　③ 3＋1＝

④ 4＋1＝　　　⑤ 2＋1＝　　　⑥ 1＋3＝

B．次の計算をしましょう。

```
   325         550          64
  +419        -168         ×13
 ─────       ─────        ─────

   690          26       3)575
  -238         ×69
 ─────        ─────
```

E. 計算

128. マトリックスを使った加算・九九

目 的 加算と九九の計算の改善
適 応 繰り上がりのある加算や九九に障害のある人
使い方 縦と横の数字を順に足し算（または掛け算）する。
特 徴 数式をいちいち書かなくても多くの出題ができる。また、離れた位置にある数字を操作することも必要なので、把持や注意持続の練習ともなる。

アドバイス
1．大きい数を用いることによって、より軽度の人にも対応できる。
2．答えを記入する欄がずれたり、離れた位置の数字の操作が難しい場合は、マス目の数を減らす。
3．スピードアップを目標に、時間を測ってもよい。

応 用
1．式と答えを音読する。
2．2つの数字の差を出すというルールにすれば減算にも使用できる。

縦と横の数字をそれぞれ順に足して答えをマス目に書き入れてください。

月　日　　□ 分 □ 秒

+	6	2	5	0	7	1	4	8	3	9
6										
2										
5										
0										
7										
1										
4										
8										
3										
9										

☆　まちがえた計算は、この下に書いて、やり直してください。

　　＋　　＝　　　　　＋　　＝
　　＋　　＝　　　　　＋　　＝
　　＋　　＝　　　　　＋　　＝

E. 計算

129. そろばんの問題集を使った電卓計算

目 的 電卓を使用した、桁数の多い計算の改善
適 応 電卓の操作が何とかできる人。復職を控えた失語症者にも適している。
使い方 電卓で計算する。
特 徴 数字を見て電卓のボタンを押すために視線の移動があること、桁数の多い数字を数多く扱うこと、途中に減算も混在することより、把持や注意持続の練習ともなる。

アドバイス
1．珠算の級によって、難易度を調整できる。

応 用
1．問題と答えを音読する。
2．STが問題を読み上げ、それを聞き取って電卓で計算する。
3．買い物のときに受け取った何枚かのレシートの合計金額を電卓で計算する。
4．本来の目的どおり、そろばんで計算する。

次の計算を電卓でしましょう。

No.	1	2	3
1	¥ 931	¥ 35,604	¥ 1,382
2	76,058	2,459	654
3	3,240	86,137	9,017
4	615	2,980	46,532
5	8,752	－471	706
6	10,469	－7,824	21,480
7	825	－61,275	9,635
8	41,973	4,392	372
9	2,134	705	80,513
10	906	16,480	429
11	58,372	653	3,786
12	4,089	－8,091	59,471
13	617	－379	8,690
14	35,780	90,236	184
15	2,964	518	75,092
計			

注：インターネットで問題をダウンロードすることもできる。(p.221参照)

E．計算

130．時間の計算

目　的　時間の計算の改善
適　応　基本的な四則計算は可能だが、時間の計算は誤りやすい人
使い方　指示に従って時間を計算する。
特　徴　12 時制と 24 時制の両方の表記を使用している。

アドバイス
1．繰り上がり・繰り下がりの有無によって難易度を調整できる。
2．困難なときには手がかりとして、時計の文字盤や、1 時間＝60 分という単位間の関係を提示してもよい。
3．時→分、分→時への変換が困難な人には、先に単位の変換の練習を行う。
　例：1 時間＝（　　　）分　　120 分＝（　　　）時間　　2 時間 30 分＝（　　　）分
4．24 時制表記の理解が困難な人には、先に 12 時制表記との変換の練習を行う。
　例：15 時＝午前・午後（　　　）時　　午後 7 時＝（　　　）時

応　用
1．問題と答えの時刻を音読する。
2．日を含む問題を作製する。
　例：出発　10 日午後 1：15　　到着　13 日午前 11：08
3．実際の時刻表などを使用する。

1．次の表より、勤務時間を計算して（　　　）に入れてください。

出社時刻	退社時刻	勤務時間
午前　9：00	午後　5：00	（　　　　）
午前　8：00	午後　6：30	（　　　　）
午前　7：30	午後　9：00	（　　　　）

2．次の時刻表より、A 駅から B 駅までかかる時間を計算して（　　　）に入れてください。

A 駅　発	B 駅　着	
5：10	6：35	（　　　　）
8：06	9：02	（　　　　）
11：27	15：14	（　　　　）

非言語的機能　数と計算

F. カテゴリー

131. 異質な絵の発見

目 的 単語間の共通の特性の理解を促す。
適 応 高次脳機能に問題のある人
使い方 異質な絵に○をつける。

アドバイス
1. 意味的に近いカテゴリーの語を使用すると、難易度を上げることができる。
   例：豚、牛、ライオン、鶏
2. 複数の視点でカテゴリー化できる語材料を用いると、難易度を上げることができる。
   例：飛行機、ペンギン、つばめ、こうもり
   　　てんぷら、うどん、スパゲティー、ざるそば

応用
1. カテゴリー名を述べたり、異質である理由を述べると、喚語の練習となる。
2. 5～6語の単語または絵からなる2つのグループの中から、関係のある語同士を線で結ぶ。
   例：ネクタイ、橋、鞄、洗濯物、トースター、ミシン
   　　ワイシャツ、洗濯機、コンセント、学校、川、糸
3. 絵を使用せず、文字単語だけで提示すると、抽象語も使用でき、難易度が上がる。

1つだけ他と違うものがあります。どれでしょう。○をつけてください。

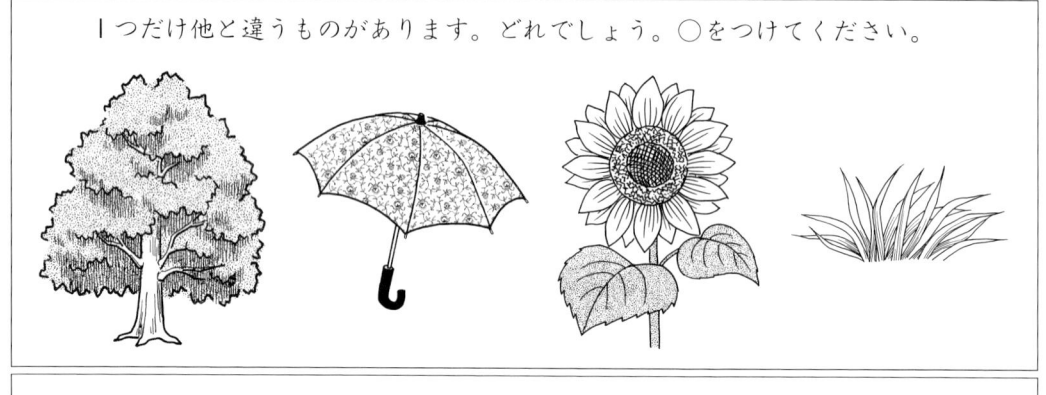

1つだけ他と違うものがあります。どれでしょう。○をつけてください。

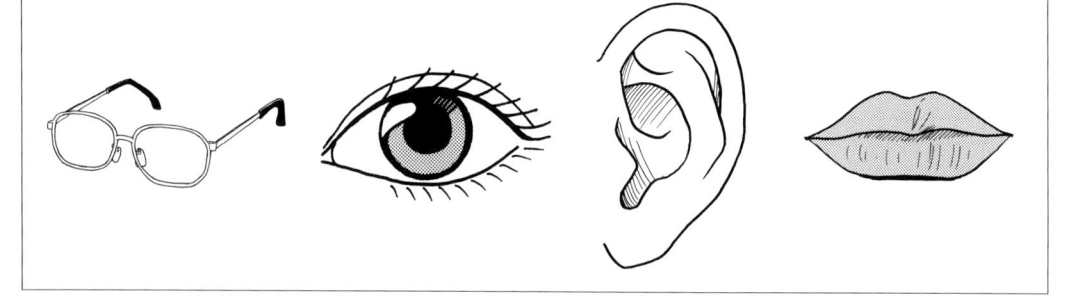

G. 色

132. 塗り絵

目 的 物品の色のイメージの活性化
適 応 固有の色を想起できない人や色名の理解が低下した人
使い方 何の絵であるかを説明した後、色鉛筆やクレヨンで色を塗ってもらう。りんごやバナナ、信号機など、固有の色があるものの絵を用いる。

アドバイス
1．絵が何を表しているかがわかっていることが前提である。
2．対象者によってはまったく違う色を塗ってしまったり、いったん塗りだすとすべて同じ色で塗り、色を取り変えることをしない場合がある。そのような場合には、明瞭な色で塗られた見本を提示して再度塗り直してもらう。
3．選択する色の数が多いと選択時に混乱することがある。その場合は2〜3色の中から選択するようにする。

応 用 描画訓練の前段階としても使える。

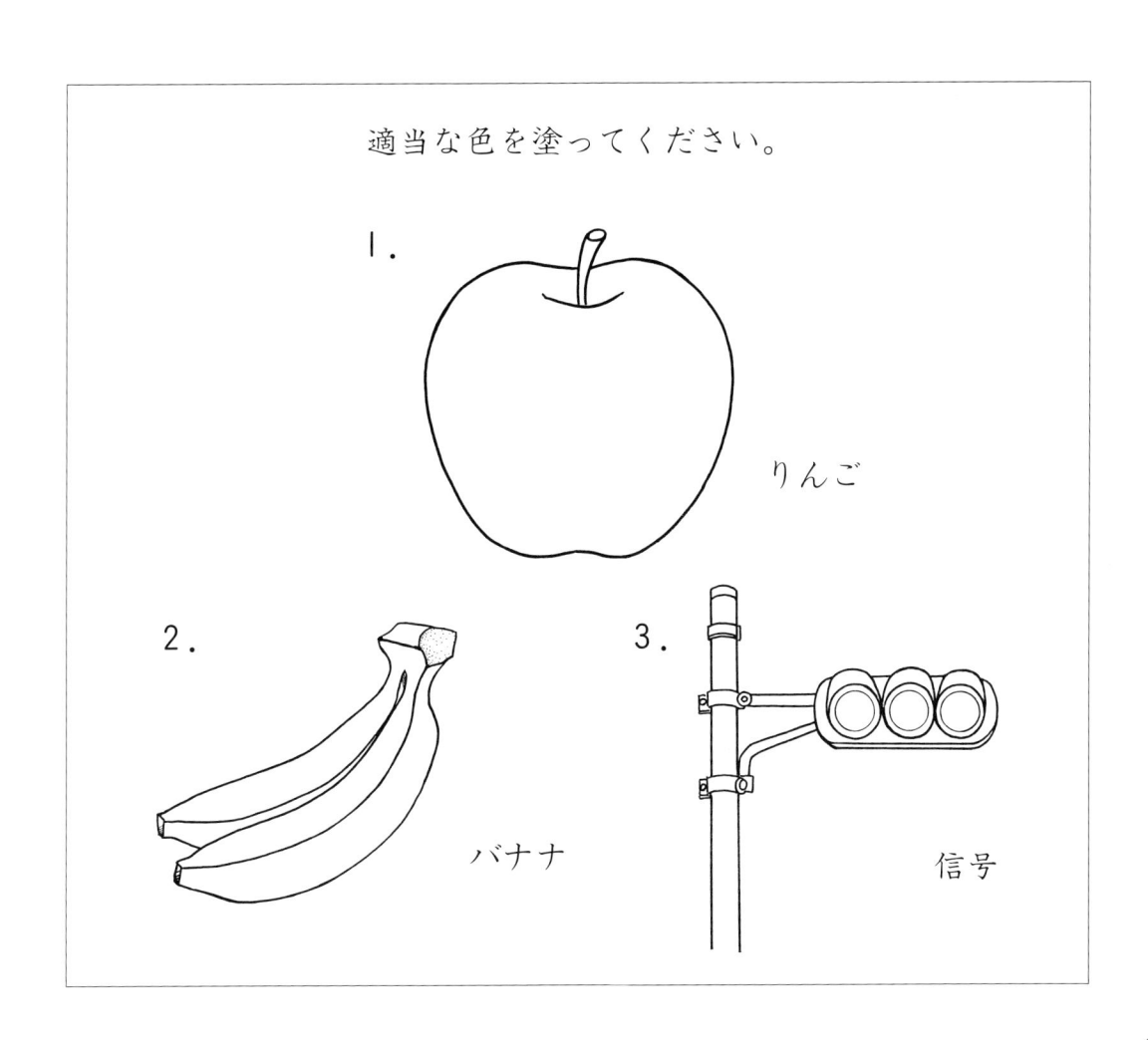

非言語的機能

その他

適当な色を塗ってください。

1. りんご

2. バナナ

3. 信号

H. 音楽

133. 歌

目的 歌うことを楽しむ。

適応 あらゆる失語症者

使い方 歌詞カードを見たり、歌の一節を聞いて歌を想起して歌う。斉唱、できる場合には独唱も。

特徴 多くの失語症者が発語はできなくとも歌は歌えることが多い。歌が発語に直接結びつくわけではないが、気分が明るくなる。歌詞カードは大きな文字で漢字混じりで書き、振り仮名を振っておく。

アドバイス

1．歌えないと拒否する人に無理に歌わせることはないが、ST が出だしを歌い出すとついて歌えることも多い。

2．重度の失語症者に導入するときには、音域が狭い、全体の長さが短い、歌詞の単語が短い音節からなる、その人になじみのある歌の中から選ぶ。

3．歌詞は完璧でなくていい。ただしそのことにこだわる人もいる。場合によっては、ハミングで歌うことを勧める。

4．歌詞カードを完全に読める場合は少ないので、1番のみ歌う。自発的に歌い続けられる場合は、そのまま歌ってもらう。

応用

1．失語症者の仲間づくりのきっかけには最適である。

2．カラオケを使用する場合には、スピードや音程についていけないことがあるので慎重に使う。

草津節

1
草津（くさつ）よいとこ　一度（いちど）はおいで
お湯（ゆ）の中（なか）にも　コリャ
花（はな）が咲（さ）くよ　チョイナ　チョイナ

2
朝（あさ）の湯煙（ゆけむり）　夕（ゆう）べの湯（ゆ）の屋（しゃ）
草津（くさっ）は湯（ゆ）の街（まち）　コリャ
夢（ゆめ）の街（まち）よ　チョイナ　チョイナ

3
忘（わす）れしゃんすな　草津（くさっ）の道（みち）を
南浅間（みなみあさま）に　コリャ
西白根（にしじらね）よ　チョイナ　チョイナ

Column

ベッドサイドの訓練で好評な教材

言語訓練は、原則的には訓練室などで机に向かって行われますが、病院、施設、あるいは家庭においても、身体的、時間的、場所的な理由でベッドサイドで行われることがあります。ベッドサイドで行う訓練は集中しにくかったり、変化に乏しく味気ないものになりがちですが、遊び感覚をもった目新しい教材があると、意外に楽しく取り組むことができます。集中力、持続力に欠けるケースや、訓練に興味を示さなかった人にも好評だったものをいくつか以下に紹介したいと思います。いずれも携帯に比較的便利な教材です。

①磁石あいうえお盤（くもん出版）

盤、駒ともに表が平仮名の50音、裏が1～50の数字になっている。磁石として駒を盤にくっつけることにより、平仮名や数字をマッチングするだけのレベルから、言葉を作ったり、計算をしたりするレベルまで、いろいろな訓練を行うことができる。

②磁石かんじ盤（くもん出版）

①と同系列の教材である。盤、駒ともに表が動物の絵、裏が動物名の漢字になっている。絵同士、文字同士のマッチングから、絵と文字のマッチング、そして呼称、音読などにも使える。

③せんせいシリーズ（タカラトミー）

専用ペンで軽く書いて、下のつまみを移動させると消えて、何回でも書き直せる。お互いに文字や絵を書き合って、コミュニケーションをとる（軽い認知症を伴うケースで、書いて消すこと自体に興味を示し、自ら繰り返すうちにSTの書くものにも注目するようになり、訓練的な書字、発話に進むことができた症例があった）。

④ことば遊び絵カード（すずき出版）

カテゴリー別（No.1～10。他に2種類のカード）に各100枚の絵カードがケースに収められている。主に、呼称や絵の指さしに使う（今日は何のカテゴリーか当てたり、次はどんなカードを持ってきてほしいか希望を言ったり、カードの訓練を毎回楽しみにしている人もいた。特に自然・行事のカードが好評で、カードからベッドサイドの会話がずいぶん広がった）。

⑤ことわざ漢字カルタ丸 第1集～第5集（奥野かるた店）

あ～わで始まることわざ44組が収められていて、一方にことわざのデザイン文字、他方にことわざと説明文が書かれている。そのままカルタとして使ってもよいが、デザイン文字を見て、始めの音をヒントにことわざを想起するほうが導入しやすい。比較的軽度の失語症で、特にことわざやクイズが好きな人に最適な教材である。

⑥ソフトパズル形あそび どうぶつ（くもん出版）

4種類がある。簡単なジグソーパズルの一種であるが、紙や木のピースに比べて厚みがあり、触感が非常にソフトで、汚れても洗える点も便利である。もし間違ったまま無理に押し込んでも、曲がったり折れたりせず、また手を傷つけることもない。色は5色に分かれていて、見やすくきれいである。

⑦ZOOPARK どうぶつえあわせ（奥野かるた店）

3枚で一つの動物を完成させる絵合わせゲームで、全部で30種類の動物がある。かなりやさしい教材なので、重度の人でも気軽に取り組める。同時に提示する動物の数を増やしてレベルアップしていくとよい。絵合わせができたら、動物の名前を言うだけでなく、特徴を言い合ったり、鳴きまねをしたり、十二支の話をしたり、動物の出てくる歌を歌ったり、……動物という題材はベッドサイドの会話を広げるのにとても重宝である。

Column

手抜き教材づくりのススメ

　教材は、基本的には失語症の人一人ひとりに合わせて作るべきだと思いますが、時にはそのゆとりがないこともあります。そこで、時間と労力をなるべくかけない教材を紹介します。

１．自給自足型

　特にSTが教材を用意しなくても、失語症の人が一人で続けられる課題です。

①日記やその日の夕食の献立を書く

　時にはそれが習慣となって、個人訓練終了後も書き続ける人もいます。

　ある失語症の人は、友の会の会報に料理のレシピを連載しています。これはすでに訓練という域を超えていますが、より高度で実用的に言語を使用する絶好の機会となっています。

②俳句や和歌を詠む

　病前から趣味にしている人で、失語が軽度であれば可能です。本人はできないと思い込んでいる場合がありますので、勧めてあげることが必要かもしれません。私の担当した失語症の人の中に病後歌集を自費出版した軽度のウェルニッケ失語の人がいます。

③新聞を教材に生かす

・カラー写真の記事を切り抜いてノートに貼り、見出しを模写したり、音読したりする
・テレビ欄を見て、その日見た番組を日記に写す
・連載漫画を毎日切り抜き、台詞を音読する
・新聞のコラムを音読する

④新聞や雑誌のクイズなどに応募する

２．問題作成型

　STに代わって教材を作ってもらいます。

　比較的軽度の失語症の人に、なぞなぞやクロスワードパズルなどの問題を作ってもらうことがあります。よくできた問題は、他の人にも出題します。出題される側から出題する側になって、意欲が出る場合があります。

３．テレビ・ラジオ利用型

　テレビやラジオの番組の要点を書いてもらいます。毎回内容が変わるためマンネリ化しにくく、しかも長く継続できる点が長所ですが、やや難しい課題です。また「要点をまとめなくては、と思うと番組を楽しめない」といった人もいらっしゃいました。

　要点をまとめやすい番組を選ぶことが大切です。健康や料理の番組が適していると思います。さらに余裕がある人は、ドラマの粗筋を書くのもよいでしょう。ただし、最初は書き留めるコツをアドバイスする必要があるかもしれません。

第7章
コミュニケーション

	訓練項目	教材名(★は高頻度教材)	重症度*		
			重度	中等度	軽度
A	描画	134. 絵の模写(★)			
		135. 絵の完成			
		136. 略画(★)			
B	実用コミュニケーション	137. コミュニケーションノート(★)			
		138. 実用コミュニケーション訓練(★)			
		139. コミュニケーション場面の設定			
C	視覚的な材料を利用したコミュニケーション支援	140. 「思い出ノート」の作成と利用			

＊失語症の重症度

A. 描画

134. 絵の模写

目 的 描画能力を高める。
適 応 発語や書字ではコミュニケーションが困難な失語症者
使い方 絵を模写する。
特 徴 簡単な線画から始める。

アドバイス

1．形態の特徴がよく表れていて、失語症者にとって親近性が高い比較的単純な線画が最も容易だと考えられる。
2．絵の物品が何なのかわからない場合には、実物を見せたり、ジェスチャーをして理解を促す。

応 用

1．模写した絵の横に、その物品の名称（漢字または仮名）や名前、日付を入れるようにすると書字の練習にもなる。
2．模写が容易な失語症者の場合は、さらに実物の写生や写真、絵画の模写課題へと進める。これが、趣味としての描画の開発につながることもある（サンプル）。

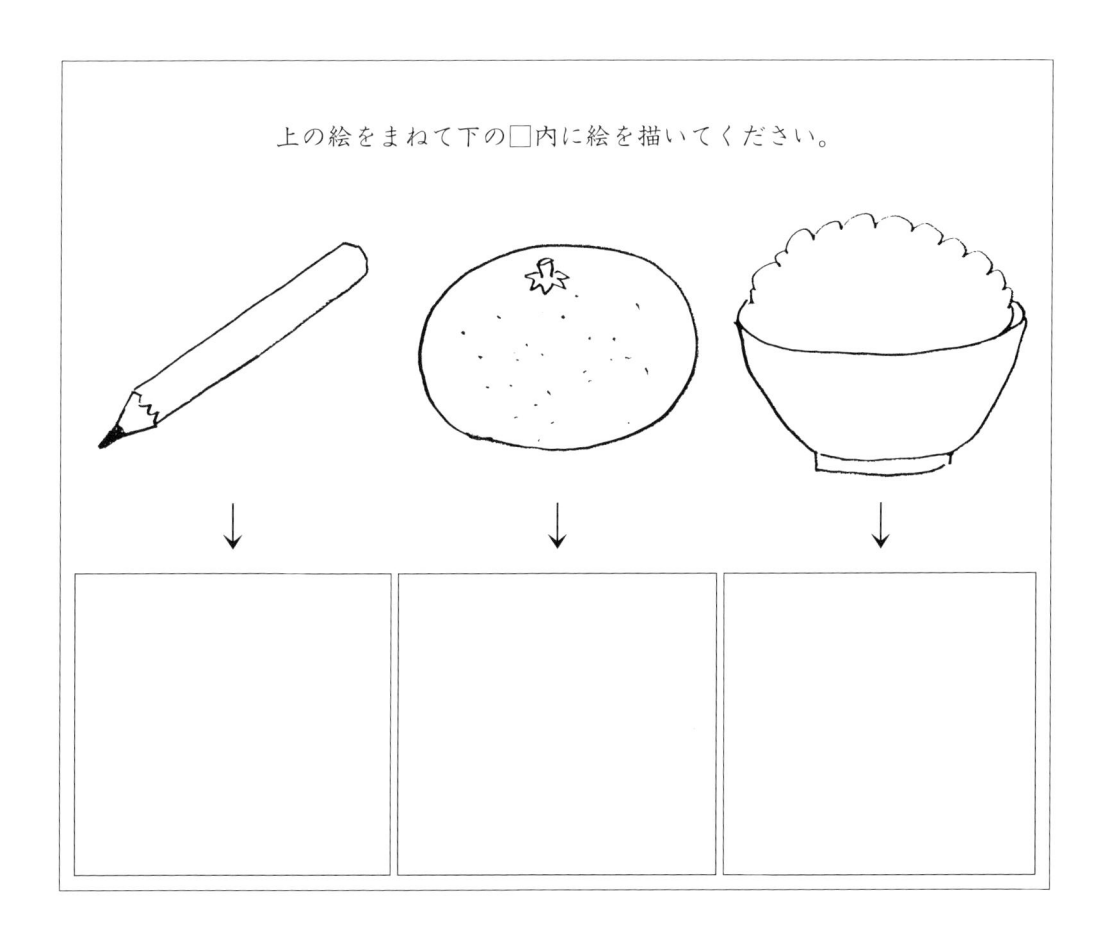

上の絵をまねて下の□内に絵を描いてください。

コミュニケーション

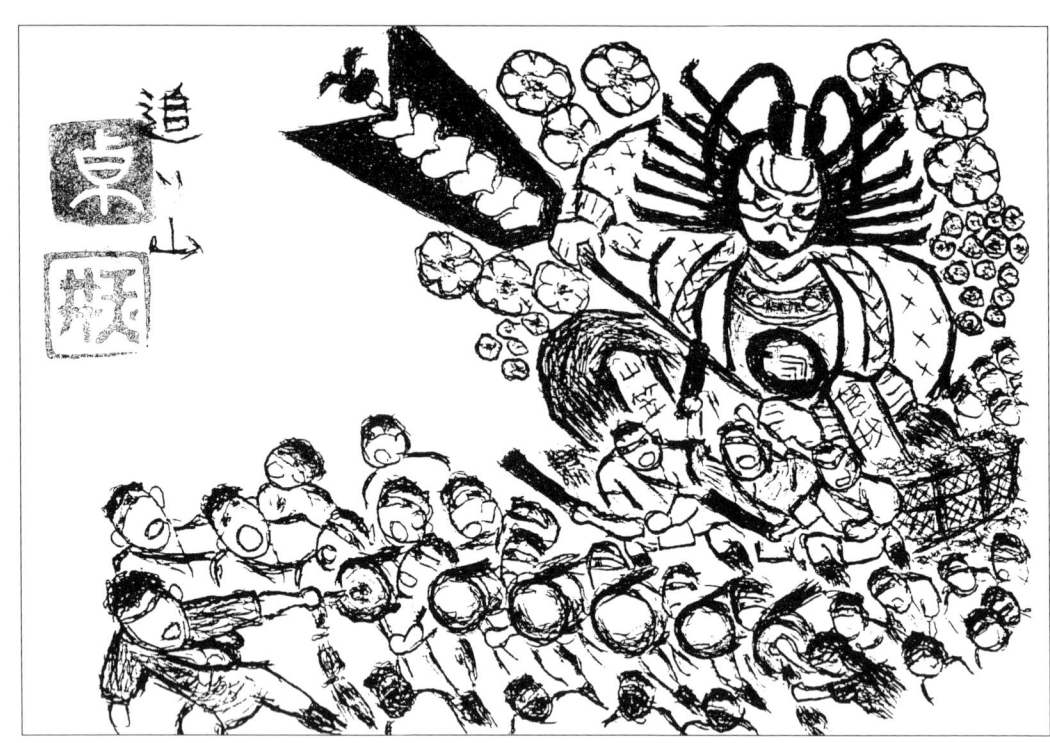

模写から始まり、スケッチも可能となり、自作の絵をはがき絵にした例

Column

PACEの絵カードのこと

　絵カードを使って単語レベルのPACEを行うとき、情報の発信元が失語症の人の番になって、言葉も文字も思い出せなければ最後の手段は、目前にある絵の模写です。
　私が訓練にPACEを取り入れ始めた頃のことです。重度の失語症者のグループ訓練で、ある人がフグの刺身の絵を伝達する発信者となりました。彼は絵カードと同じような形の刺身が丸い皿の上に並んだ絵を一生懸命何枚も描くのですが、相手はなかなかわかってくれません。考えた末、彼はおなかをふくらませた例のフグの絵を描いたのです。すると今度はすぐに伝わりました。彼が単なる模写ではない描画を伝達手段に用いたのは、それが初めてでした。
　それ以来、PACE訓練のカードを用意するときには、そのまま模写しただけではうまく伝わらないかもしれないなあと思う絵をわざと含めることにしました。例えば上のほうから見た椎茸、刺身のイカなどです。これらはそのまま模写しても相手は理解できません。椎茸ならば横から見た絵、イカならば刺身になる前の三角の頭と足がついたイカを描くことが必要です。絵とは別のアングルや姿を思い起こして描けるようになることは、絵を実用的なコミュニケーション手段とするうえで大切なことです。
　また現実の世界では物には色がついているので、色に着目して伝達情報として使ってほしいと思います。鮭の切り身、カレーライスやハンバーグなどは白黒の絵ではわかりにくくても、色をつければわかります。梨は色をつけなければりんごと間違ってしまいます。PACE訓練のときには、机の上に色鉛筆を必ず準備しておき、「色をつけてみてはどうですか？」と促してみることも時には必要だと思います。

A. 描画

135. 絵の完成

目　的　物品の絵のイメージを明確にし、描画能力を高める。
適　応　発語や書字ではコミュニケーションが困難な失語症者
使い方　絵の欠けている部分を描き足して完成させる。
特　徴　描画に自信のない人でも気軽に始められる。
アドバイス
1．教材を作製するときは、明瞭な線画の一部を修正液で消す。
2．欠けた部分が想像できない場合には、点線で示し、なぞってもらう。
応　用
1．課題の絵にさらに描き加えてもらったり、色を塗ってもらってもよい。
2．動作絵や情景画の重要な部分が欠けている（例：歯磨きをしているが、歯ブラシが欠けている）絵を完成させる方法もある。

絵の欠けている部分を描き加えてください。

1　　　　　　　　　2

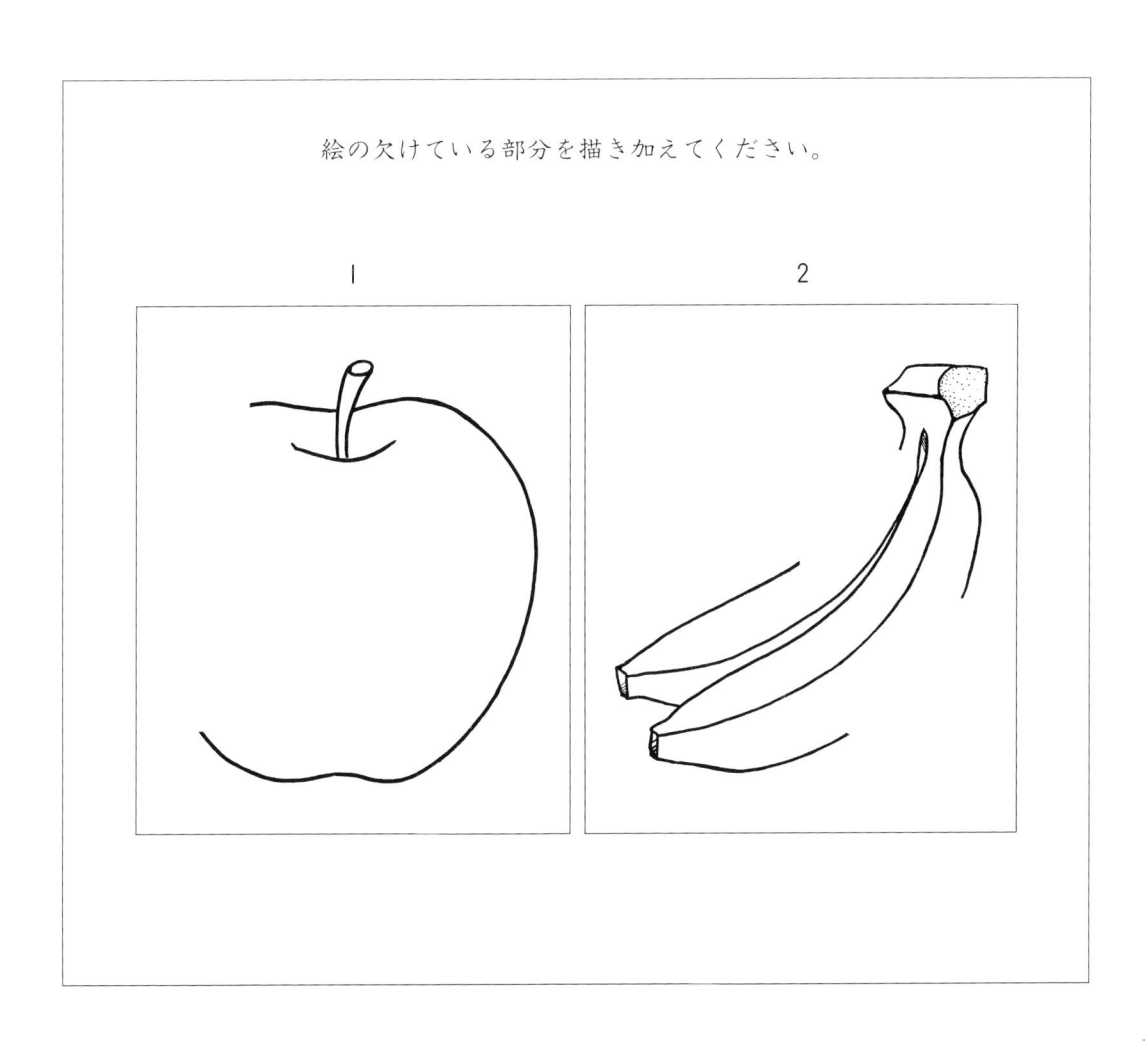

A. 描画

136. 略画

目 的 コミュニケーション手段として、物品の特徴をとらえ簡略に描画する能力を高める。

適 応 発語や書字ではコミュニケーションが困難な失語症者で、模写はおおむね可能な人

使い方 文字の指示に従って見本のように略画を描く。

特 徴 写実的にではなく、特徴を簡単に描くことを重視する。

アドバイス
1．絵を想起できない場合には、見本となるような絵を短時間見せる。
2．比較的特徴のはっきりした材料を用い、特徴を表現できているかどうかに注意する。

応 用 実際のコミュニケーション場面で、STも略画を用いてコミュニケーションし、実用化を促す。

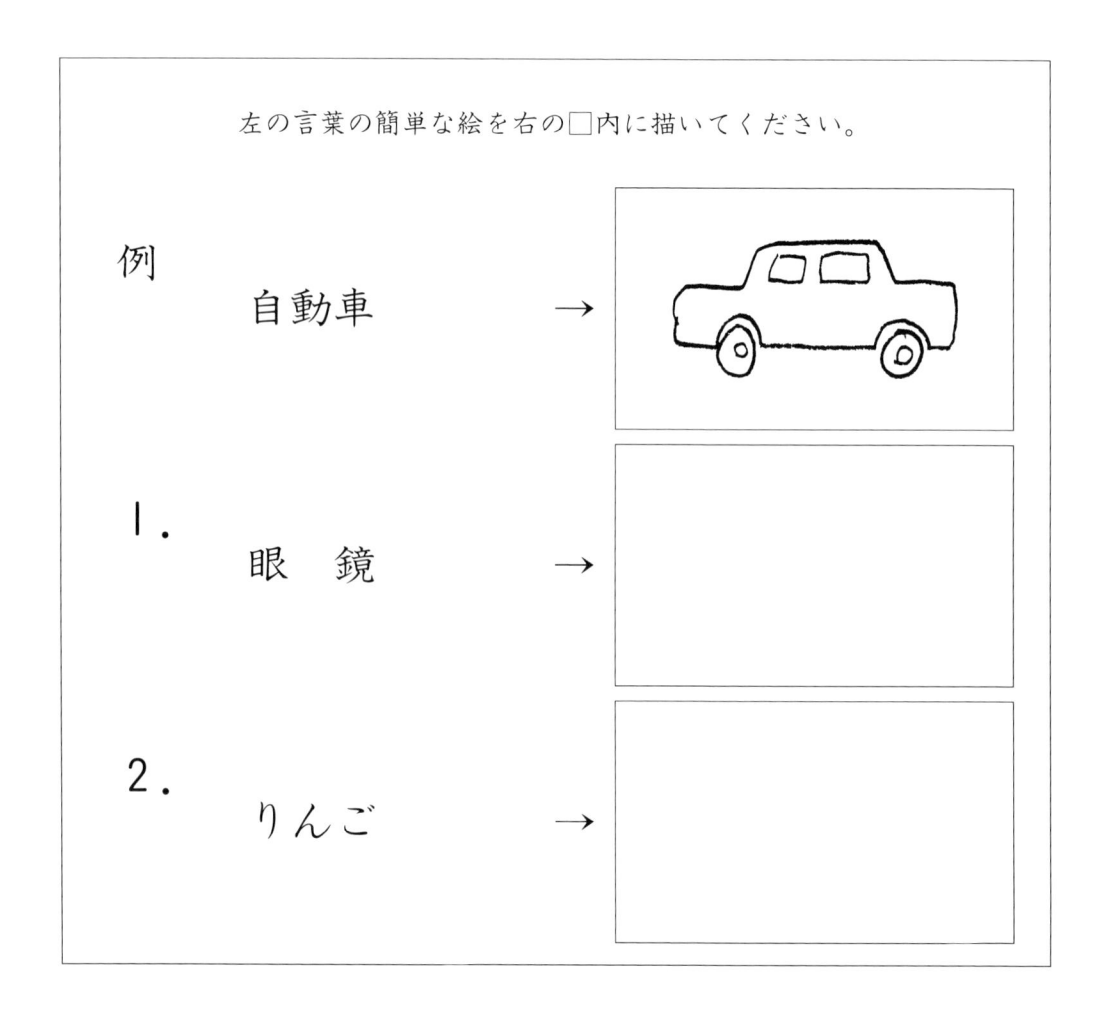

左の言葉の簡単な絵を右の□内に描いてください。

例	自動車	→	(自動車の絵)
1.	眼　鏡	→	
2.	りんご	→	

B. 実用コミュニケーション

137. コミュニケーションノート

目的 発語や書字による伝達を補助したり、それに代わる伝達手段を獲得する。
適応 喚語と書字に重度〜中等度の障害が、または聴覚的理解にも重度の障害のある失語症者
使い方 相手に伝えたいことがあるが、言葉や文字を想起できないとき、失語症者はノートの文字を音読したり、あるいは絵や文字などを指さして伝える。また相手は、失語症者が言葉を理解できないときに、ノートの絵や文字を指さして考えを伝える。
特徴 ノートの内容を、個々の失語症者に合わせて使いやすいように修正することができる。

アドバイス

1．ノートには、文字のほか、写真、地図、絵などのさまざまな視覚的情報も含める（下の「コミュニケーションノートに含める項目の例」参照）。
2．文字情報には、音読しやすいように仮名を振る。
3．1ページに含める情報の量や文字の大きさを失語症者に合わせて調整する。
4．分類が粗くても、また細かすぎても、目的とするものを探しにくい。失語症者に合わせて分類する。
5．より使いやすくするためには、随時修正や追加を行う必要があるが、それにはルーズリーフ式のノートやクリアファイルを使用すると便利である。
6．失語症者に役立つ情報を選択するには、家族や看護師に作製に協力してもらうとよい。
7．ノートを実用的に使ってもらうには、ふだん失語症者と接する人に、失語症者とSTがノートを使用してコミュニケーションをとっている場面を見てもらうとよい。
8．軽度の失語症者でも、頻繁に使用する情報を手帳に書いて携帯すると役立つ場合がある。

コミュニケーションノートに含める項目の例

・自分自身に関する情報：
　　名前、生年月日、年齢、住所、電話番号、職業、最寄りの駅、
　　趣味、好きなテレビ番組、好きな食べ物、家の間取り図
・家族の写真と名前
・知人の住所、電話番号
・病院スタッフ（主治医・看護師・リハスタッフら）の写真と名前
・カレンダー
・一日のスケジュール
・居住地区やよく行く地域の地図、日本地図
・路線図
・よく行く場所の名前：
　　買い物をする店の名前、公共機関の名称（病院・郵便局・区役所など）
・買うことの多い品物の名称と絵（食品、嗜好品、衣類、薬、日用品、切手など）
・五十音表
・数字の系列
・色の名称
・コミュニケーション上のアドバイス：
　　「伝えるときは、漢字で要点を」「「はい」か「いいえ」で答えられる形で質問を」
　　などをカードにまとめて書いておくとよい。
・通りすがりの人に援助を頼むセリフ
　　例：「トイレはどこですか？」
　　　　「代わりに電話をかけてください」

関連教材　ノートの情報の中から、目的とする情報を選択することが困難な失語症者の場合には、当面必要な情報のみを1枚の紙に書き込み、コミュニケーションボードとして使用する方法もある（下の「おばあちゃんの一日のスケジュール！」参照）。

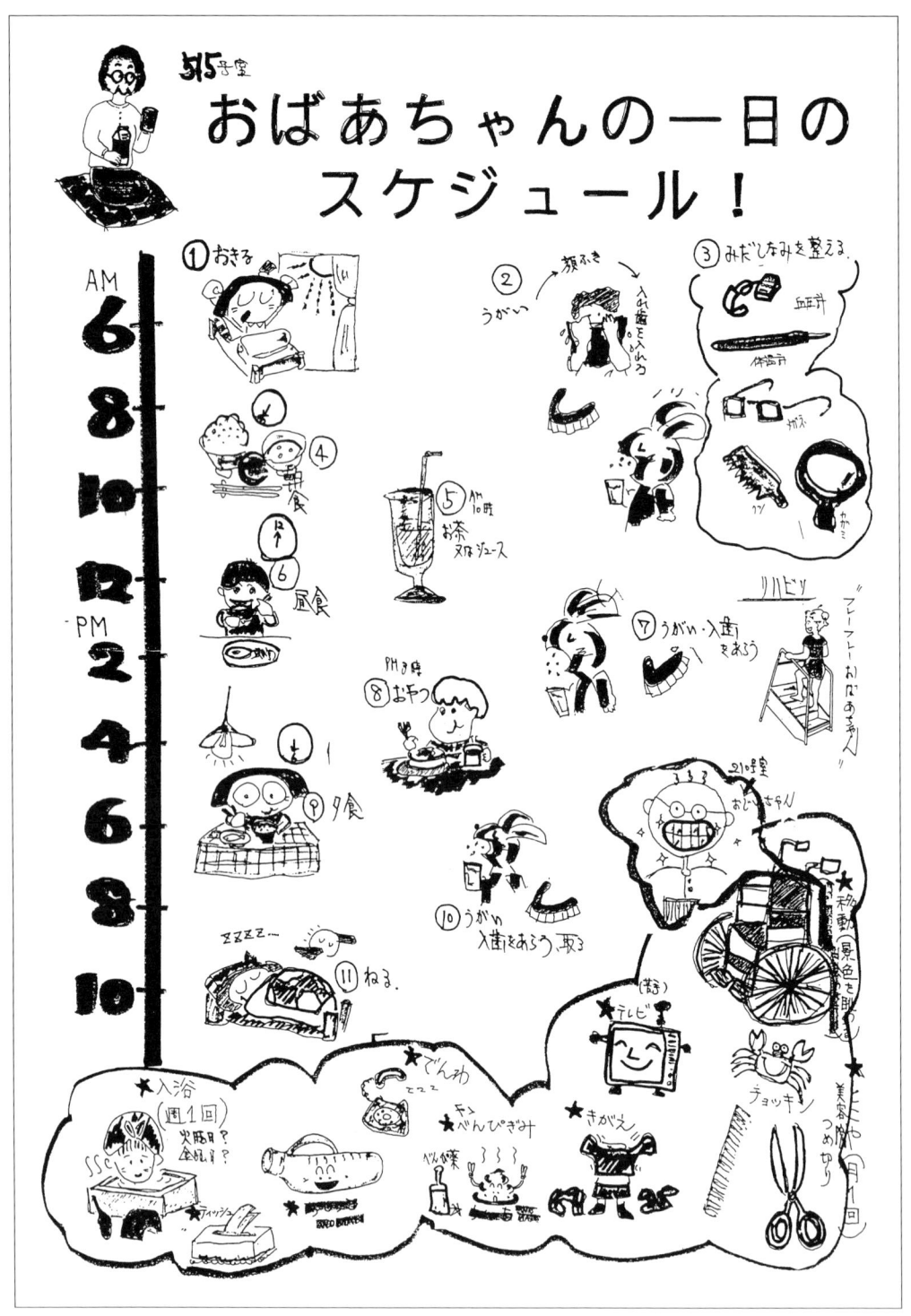

失語症の人のためにお孫さんが描いたもの

B. 実用コミュニケーション

138. 実用コミュニケーション訓練

目 的 さまざまな伝達手段を実用的に使用できるようにする。

適 応 訓練場面ではある程度可能となっても、実際のコミュニケーションに生かすことのできない失語症者。または、1つの手段に固執し、コミュニケーションが滞ってしまう失語症者。

使い方 絵カードの説明課題や会話の中で、失語症者とSTが、発話、書字、描画、ジェスチャー、コミュニケーションノートなどの多様な手段を用いて互いにやりとりを行うことにより、失語症者のコミュニケーション能力を高める。

特 徴 会話場面で行うため、コミュニケーションの成立を楽しみながら、コミュニケーション能力の訓練を行うことができる。

アドバイス
1．失語症者に代替手段の使用を勧めるだけではなく、STも積極的に使用してモデルを示すように心がける。
2．絵にも工夫をこらすように助言する。例えば説明的に物をつけ加えたり、一部分を拡大して描く、または色をつけるよう促す。
3．失語症者が伝達に行き詰まった場合には、「ここに字を（絵を）書いて」「この絵の中にありますか？」「やってみて」など、他の手段での伝達を促す。また、描画やジェスチャーが、何を表すか不明のとき、「どんな形？」「大きさは？」「どうやって使うの？」など、表現する側面を指定してみる。

応 用 家族の質問訓練：失語症者が絵カードを選択し、家族が質問することによってその絵カードの内容を当てる。「それは食べ物ですか？」など。どうしてもわからない場合は、失語症者にジェスチャー、描画などのヒントを出してもらう。家族が頭を悩ませつつ会話技術を身につける練習となり、失語症者が優位な立場になる点がよい。

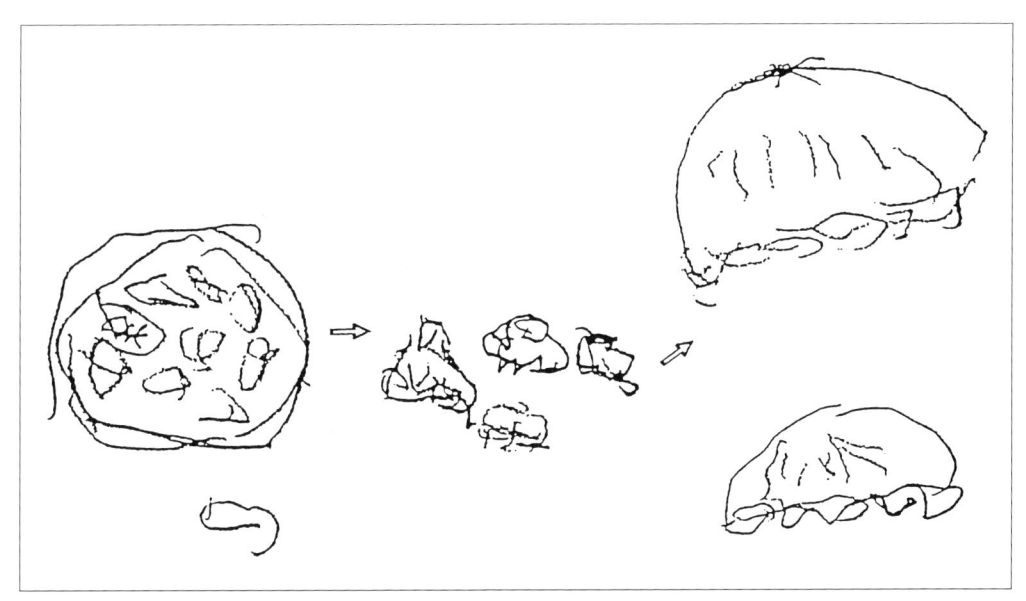

絵カードの内容を家族に伝える課題の中で失語症者が描いた絵
模写しただけでは小さくてわかりにくい「餃子」を 1 個取り出して描き、さらに大きく拡大して描いた。

B. 実用コミュニケーション

139. コミュニケーション場面の設定

目 的 訓練場面で獲得したコミュニケーション手段を生活場面で実際に使用する。
適 応 重度〜軽度まで幅広い失語症者
使い方 いろいろな場面を設定して、家族や他人相手にコミュニケーションを行う（下の「コミュニケーション場面の例」参照）。
特 徴 自然な状況で実際的なコミュニケーションの練習ができる。

アドバイス
1．情報が伝わることを重視し、手段は問わないこととする。
2．病院（施設）スタッフに聞き手となってもらう場合は、あらかじめ訓練の趣旨を伝えて理解を得、聞き手としての態度に統一を図っておくとよい。
3．表出の手がかりとして、伝える言葉を書いたメモ、コミュニケーションノートなどを使用してもよい。
4．できるだけ必然性のある、自然な状況を設定する。

コミュニケーション場面の例

1．看護師、リハスタッフ、家族に伝える
　　ア．ルーチンワークとして
　　　　例：①「おはよう」「ありがとう」などのあいさつをする。
　　　　　　②リハ訓練に行く前や後に「行ってきます」「ただいま」と声をかける。
　　　　　　③体温や排泄の回数・今日の体調を伝える。
　　イ．必要に応じて
　　　　例：①STの訓練日時やその変更など、STからの伝言を伝える。
　　　　　　②歩行訓練を何往復したかなど、訓練の内容や回数を報告する。
　　　　　　③外出時に、看護師に行き先と帰院時刻を伝え、許可証をもらう。
　　　　　　④外泊希望・外泊許可が出たこと・外泊予定などを伝える。
2．看護師、リハスタッフ、家族、他の人（同室の人、グループ訓練のメンバーなど）に質問し、その答えをSTに伝える。
　　　　　例：①理学療法（作業療法）の後に言語訓練を組んでいる場合、翌日の訓練時刻をPT（OT）にたずね、それをSTに伝える。
　　　　　　　②STが家族に面接したい場合、家族に次の来院日をたずね、STに伝える。
3．売店で買い物をしてきてもらう。
4．フリーダイヤルの商品案内などに電話して、質問する。
5．出かける先に電話し、最寄り駅からの道順をたずねる。
6．タクシーの運転手に目的地を伝える。

C. 視覚的な材料を利用したコミュニケーション支援

140.「思い出ノート」の作成と利用

目的 人生で大切にしている思い出や家族、現在の生活などの写真を家族から提供してもらい、それらを説明する短い文を添えた冊子を作成する。この冊子の利用目的は、自分について語ることが困難な人に代わってその人の生活歴やライフスタイルを写真と文で相手に伝えることである。

適応 中等度〜重度の失語症者および記憶に障害のある高次脳機能障害者、軽度〜重度の認知症の人など。

使い方 ST は家族から提供された写真などを台紙に貼り、その説明文を簡潔な文章にまとめて記載する（図）。新たにデイサービスを利用したり、介護施設などで生活する状況になったとき、自分の生活歴やライフスタイルをスタッフに伝え、対応のヒントにしてもらう、などの利用につなげていく。さらに、

1．失語症の人の場合は、一緒に文中の単語を読む、はい―いいえ反応で会話を進める手がかりにする、など会話支援の方法を具体的に家族やスタッフに示すことにも利用できる。

2．記憶に障害のある高次脳機能障害者や認知症の人の場合は、大切な情報を思い出す手がかりを提供し、安定して過ごしてもらう手助けにする。

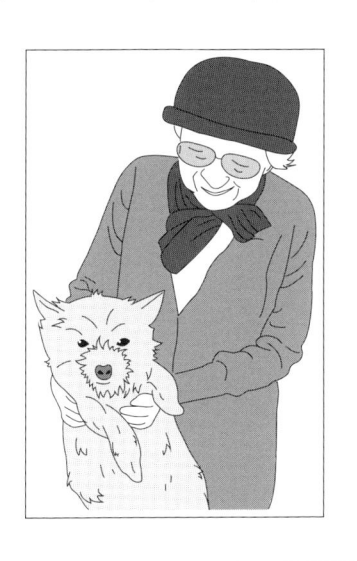

犬のプルは家族の一員です。

デイサービスで歌を歌うのが楽しみです。

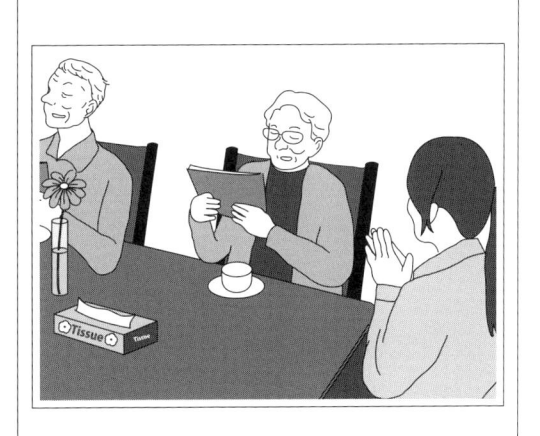

特　徴　冊子に含める情報は、子どもの頃の写真や思い出、仕事に関すること、趣味に関すること、最近の生活上の出来事など本人や家族と相談して決める。認知症や原発性進行性失語症の場合は、能力の変化に応じて文章をやさしくする、ページ数を減らす、などきめ細かく配慮する。

　思い出ノートに含める情報の例（「○の文＋写真」で1ページにする）
- 生育歴など：○私の名前は山田道子です。○B高校を卒業後、家業の手伝いをしていました。
- 家族など：○X年に夫の吾郎と結婚しました。○子どもは悦子と進の2人です。
- 趣味など：○歌が大好きで、地元の合唱団に入っていました。○子どもが独立してからは犬が家族の一員でした。など

アドバイス　説明文は24ポイント程度の大き目の文字を使った短い文とし、必要に応じてルビを振る。ページの大きさや枚数は使用する場などを考慮して決めるが、一般的にはB5判もしくはA6判、10ページ程度の軽く、開きやすいファイルで作成すると使いやすい。

応　用　今後、失語症、高次脳機能障害、認知症、重度運動障害性構音障害などをかかえる人たちがさまざまな状況下で自分自身の医療や介護、生活についての意思を伝えるための自己決定をする場面にSTがかかわることも増えるであろう。米国言語聴覚協会（ASHA）は終末期医療における事前指示（Advance Directives）や緩和ケアに関して、視覚的な材料（写真、絵）と文字（単語や短い文）などを利用してSTが本人と他職種や家族とのコミュニケーションを支援することの重要性を指摘している。

Column

一冊のノートの可能性

　私は訓練を開始するときに、失語症の方にノートを一冊用意してもらっています。特別に国語や無地のノートではなくて、あり合わせの大学ノートです。重症度に合わせて名前や住所を練習したり、軽い方では簡単な自己紹介やその日のニュースなどを書いてもらって、利き手交換と言語訓練への準備を整えながら、評価を進めます。

　教材はあらかじめ用意しておいたものを使うことがもちろん多く、便利ですが、ノートがあると、既成の教材を補ういろいろな使い方ができます。第一に、一人ひとりの重症度や興味によって訓練項目を調節できるという利点があります。宿題を出す前に同様の課題をノートで練習すると、その様子で自習の取り組み方を知ることができますが、必要に応じて項目数を減らしたり内容を変えたものをノートに書き直して宿題に出す場合もあります。

　音読や仮名振りの課題に、その日のフリートーキングの内容から短文を作って、ノートに書いて渡すこともできます。こうすると内容が身近なために失語症の方には受け入れやすいようです。魚屋のSさんは、魚に関する発話をSTが書き取って音読の練習をしていましたが、しばらくすると音読教材としての魚随筆ができあがってしまいました。

　このように第二の利点として、書いたものが残るということが挙げられると思います。

　Kさんは発話が重度に障害された失語でしたが、訓練中には家族の名前、友達の名前、遊びに行ったところ、何を買ったかなど、単語レベルながらノートにどんどん書いて会話が弾みました。この積み重ねはやがてコミュニケーションノートとして役立つようになりました。絵の得意なIさんのノートには、自宅付近の地図や電車の路線図、絵で描いたその日の昼御飯、野球のスコアなども見られ、やはり会話に役立っています。こうしてできあがったコミュニケーションノートは、自分で書いた分だけ使いやすいようです。

　また、ノートには、訓練の経過がそのまま闘病と回復の記録として残ります。全失語だったMさんは現在では中等度に回復しましたが、何冊ものノートを見ると、Mさんの回復の過程と折々の努力の様子を思い浮かべることができます。模写から始めて、単語の書称、短文作りと進んだ頃にはもう2年が経っていました。やがて日記をつけ、旅行記をまとめられるようになり、最近は友の会のスピーチや挨拶文の下書きを兼ねての作文が多くなっています。

　その他に、ノートには次の訓練時間の予定や家族への伝言を書き込んだり、家族からの連絡を書いてもらったりもできます。一冊のノートの可能性は無限にあって、STの工夫しだいでいろいろに使える貴重な教材だと思います。

Column

思い出の写真・思い出の品

　多くの人は、自分のよい点を人に認めてもらいたい、本当の自分の姿を評価してほしいという欲求をもっていることと思います。失語症になると、このような思いはよりいっそう増してくるのではないでしょうか。こうした失語症の人の思いを受け止め、コミュニケーションの意欲を高めていただく試みとして、その人の一番輝いていた時代の「思い出の写真」や「思い出の品」を持参していただき、教材として用いています。

　個人訓練では写真や品物についてSTが質問をして、それについて失語症の人に発語や身振りで答えていただいたり、文字を読んだり、書いていただくなどすると、他の教材よりもモチベーションが高まります。何よりもSTが失語症の人の思い出に共感し、関心を示し、それについて知りたいという気持ちをもつことが大切です。

　グループ訓練では、お互いに写真や品物を皆に披露してそれについて説明したり、質問に答えるなどのやりとりができます。グループのメンバーに自分の輝いていた時代のことを知ってもらい、認めてもらうことによって明るい表情が見られるようになったり、自信や意欲がわいてくることがあります。

　生きがい療法という言葉がありますが、自分の仕事や趣味などで、自分が長年身に付けてきた得意なことを人に伝えられることは、その人にとって生きがいとなるものです。訓練場面でも、失語症の人の得意なこと（将棋のやり方、菊の咲かせ方、釣りのコツ、相撲の解説、黒豆の煮方、その他）についてSTやグループのメンバーに説明していただいたり、それを個人訓練の教材に用いたりしています。教材作りは、失語症の人をよく知ることから始まります。一人ひとりの失語症の人にとって興味深い教材が用意されていることは、訓練意欲の向上につながります。

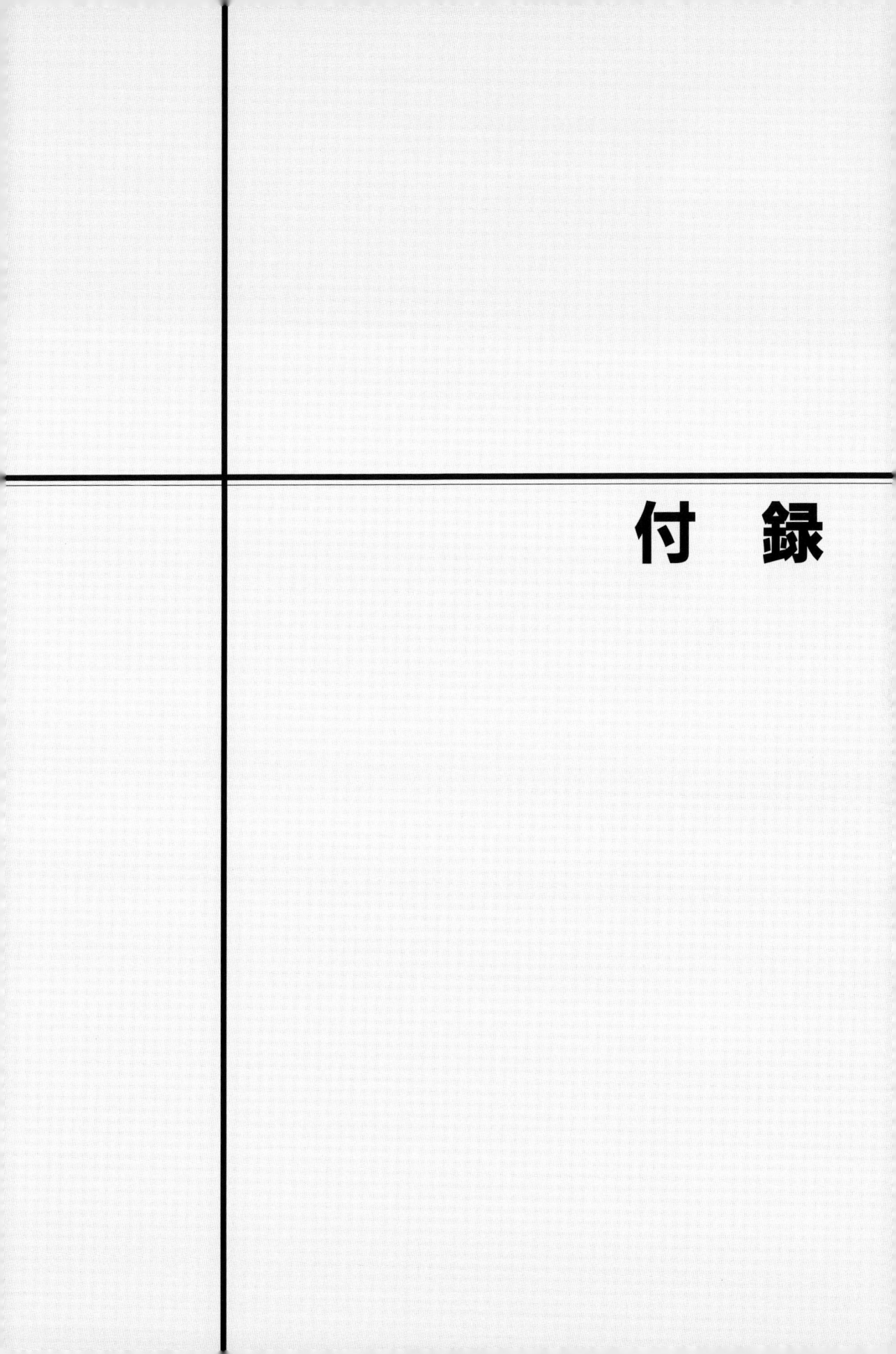

付　録

Ⅰ．失語症訓練に役立つ資料

　失語症訓練の教材として使えるもの、あるいは教材作りに役立つ素材を、カテゴリーに分けて記載した。これらの多くは本書の著者たちから集めたものだが、他のSTから提供されたものもある。初版に載せた資料の中で今でも入手可能なものは、そのまま載せた。すでに絶版や品切れになっているものでも、古書店などで中古品が買える可能性がある場合は載せた。価格は、税込か税別かがわかる場合には可能な限り本体価格＋税と記載した（2016年1月現在）。

　資料に付けたコメントは、＊を付したものはサイトに記載された出版社などによる説明、〈　〉で囲んだものは資料の紹介者が書いたものである。

　これら資料の多くは、著者たちが日々の臨床の中で実際に使って役立ったもの、あるいは紹介する価値があると考えたものだが、購入する際には予め自分の目で品物の内容を確かめていただきたい。

1．語リスト・文リスト ………………………………………………………203
2．訓練に役立つ本 ……………………………………………………………203
3．教材各種 ……………………………………………………………………205
　　1）ドリル　205
　　2）読解、書字、音読　205
　　3）コミュニケーション　206
　　4）計算　207
　　5）注意、記憶など　207
　　6）塗り絵など　208
　　7）地図　208
　　8）カードゲーム　209
　　9）カード　209
　　10）型はめパズル　210
　　11）音　210
4．日本語教育教材 ……………………………………………………………210
5．うたの本とサイト …………………………………………………………212
6．イラスト、画像など ………………………………………………………213
7．機器 …………………………………………………………………………215
8．失語症に関する本など ……………………………………………………216
　　1）失語症とは、失語症のリハビリテーション　216
　　2）失語症体験　217
　　3）その他　217
9．高次脳機能障害についての本 ……………………………………………218
10．失語症訓練に利用できるアプリケーション ……………………………219
11．役立つ小道具 ………………………………………………………………220
12．関連サイト …………………………………………………………………220

1．語リスト・文リスト

- 文部科学省　学年別漢字配当表
  http://www.mext.go.jp/a_menu/shotou/new-cs/youryou/syo/koku/001.htm
  〈読み書きの障害が学年別の漢字と対応しているかどうかを確認するときに便利〉

- 「中学国語便覧類義語・対義語逆引き辞典」浜島書店
  http://www.hamajima.co.jp/kokugo/gyakubiki/
  〈低頻度語の喚語訓練や語義説明訓練などで参考にできる〉

- 国立国語研究所：「日本語教育のための基本語彙調査」　秀英出版、1984年
  〈PDFにて閲覧・ダウンロード可能。留学生などの日本語学習者が初めに学ぶべき基本語彙として選ばれた6,000語からなるリスト。そのうち基本2,000語は、太字で表記されている。抽象名詞、動詞、形容詞、助詞などを含めた幅広い単語からなる。五十音順リストと、意味的に近い語を集めたリストがある〉

- 文化庁：「外国人のための基本語用例辞典」第3版　大蔵省印刷局、1990年（品切）
  〈単語が五十音順に並び、それぞれの単語を用いた文例が豊富に載っている〉

- 岡崎恵子、船山美奈子編著：「構音訓練のためのドリルブック」改訂第2版　協同医書出版社、2006年、3,000円＋税
  〈音ごとにまとめた単語と文のリスト。単語・文とも長さの短いものから長いものへと順に配列されている。単語はそれぞれの音について、語頭・語中・語尾の位置ごとに分けられている〉

- 西尾正輝編著：「スピーチ・リハビリテーション第2巻―プロソディー訓練編」　インテルナ出版、2015年、3,900円＋税　「第5巻―総合訓練編」　インテルナ出版、2015年、4,100円＋税
  〈後半の文節数ごとに分かれた短文は、2文節文から5文節文まで100題ずつあり、難度別の復唱や書取の訓練に便利。同じシリーズ3の、2コマ漫画・情景画集編は、自由発話・長文の書字の素材として使える〉

2．訓練に役立つ本

- 塩原慎次朗：「声を出して読む日本語の本―豊かな声をつくる早口ことばと滑舌例題集」　創拓社出版、1987年、1,500円＋税
  〈音ごとにまとめた文のリスト。アナウンサーの養成テキストに出てくる文を中心にしており、やや発音の難しい文が多い〉

- 川和 孝：「日本語の発声レッスン〈一般編〉」（改訂新版）　新水社、1988年、1,200円＋税
  〈言いにくい言葉や、アクセントの違う同音の言葉を多く載せている〉

付録

- 森 絵都、荒井良二:「あいうえおちゃん」 文春文庫、2008年、524円＋税
  *四・四・五調の軽快なリズムに乗せて、ひらがな五十音を縦横無尽に紡ぎだす。「あきすにあったらあきらめな」「いんどにいったらいんどかれー」など
  〈構音の訓練に使える。リズム練習を楽しく行いたいときにおすすめ〉

- 齋藤 孝:「声に出して読みたい日本語」(1〜3) 草思社文庫、2011〜2015年、570〜680円＋税

- 齋藤 孝編:「齋藤孝のイッキによめる！ 名作選 小学1年生 新装版」 講談社、2015年、1,000円＋税
  〈小学1〜6年生学年別の他、わらい話やこわい話などがある。小学生向けとはいえ、読み切りのおとな向けの小説が主体。失語症の方の音読教材としては、1〜3年生レベルが字の大きさやお話の長さとしてちょうど良い。わらい話もおすすめ〉

- 石垣りん:「やさしい言葉 石垣りん詩集」 童話屋、2002年、2,000円＋税（品切）

- 工藤直子:「のはらうた」(1〜5) 童話屋、1984〜2008年、各1,250円＋税
  〈すべて平仮名表記の短い詩集。題材が身近な生き物で、季節を感じられる内容。短いので音読に使ったり、仮名を漢字に直す練習に使える。オノマトペの表記も多いので、構音訓練にもなる〉

- 矢嶋文子:「旬のやさい歳時記」 主婦と生活社、2014年、1,200円＋税
  〈話題が弾んで、お勧め〉

- 季語と歳時記の会編著:「大人も読みたい こども歳時記」 小学館、2014年、1,600円＋税
  *季語を370余りとりあげ、全ての季語にわかりやすくて本格的な解説をつけ、子どもの秀句と大人の句をとりあげ、美しいカラー写真とともに楽しめる内容となっている

- 「絵手紙ことばあつめ」 マール社、2015年、1,200円＋税
  〈見開きで一つの絵に対し、添える言葉がいくつか用意されている。季節に合わせて歳時記的にも使える〉

- スーザン・バーレイ作・絵、小川仁央訳「わすれられないおくりもの」 評論社、1986年、1,200円＋税
  *友だちの素晴らしさ、生きるためのちえやくふうを伝えあっていくことの大切さを語り、心にしみる感動をのこす絵本です

- 「新潮CD」 新潮社
  〈文学作品の朗読、講演、トークなどがCDに入っている〉

3．教材各種
1）ドリル
- 竹内愛子編：「失語症訓練のためのドリル集」（1～9） 協同医書出版社、2001年、2,800円～3,600円＋税

- 立石雅子編：「言語聴覚士のための失語症訓練教材集」 医学書院、2001年、4,700円＋税
    *絵カード682枚収載のCD-ROM付
    〈名詞以外にも、動詞や情景画の絵カードがある。環境音のサンプルもついている。教材だけでなく具体的な訓練法の説明があり、大変参考になった〉

- 葛西ことばのテーブル：「ことばのテーブル100枚プリント」（1～19） 葛西ことばのテーブル、1,200円～1,400円（税込）
    〈ひらがな練習、読解、会話練習、俳句、クロスワードなど。子ども用だが、成人にもそのまま使用できるものもある〉

- 小倉美智子、奥平奈保子他編著：「失語症会話ノート活用ドリル」 エスコアール、2,700円＋税
    *失語症者の言語程度に応じた練習ができます。2コママンガ30種類を含む、106種類のドリルで構成されています

- 日本失語症協議会：「失語症者の自習問題集」 エスコアール、2007年、953円＋税
    *退院後の言語訓練が施設または在宅で楽しみながらできる本です
    〈バラエティに富んだ課題が提示されているが、量が少ないので、同じ形式の問題を自分で作って補う必要がある〉

2）読解、書字、音読
- 根本進：「クリちゃん」 さ・え・ら書房、1978年（品切）
    〈台詞がなく、失語症訓練教材の定番だったが、残念ながら今は品切れになっている〉

- 子ども学力向上研究会編：「小学生の漢字1006字書き取りドリル」 メイツ出版、2015年、1,100円＋税
    〈例文が大人の使用に耐えうるもので、それぞれ2～3語文と短いので使いやすい。書き取り以外の余計な練習部分が少ないので、無駄がなくてよい〉

- なぞり書き用教材
    〈ワードやエクセルの「ワードアート」で、文字をプリントアウトする〉

- ゆずりは文庫：太宰治「走れメロス」、宮沢賢治「注文の多い料理店」、「銀河鉄道の夜」、芥川龍之介「蜘蛛の糸」、「杜子春」、他。200円～1,000円。パソコン工房ゆずりは　http://p-yuzu.com/
    〈文字が大きいので、音読にも書字にも喜ばれる〉

付録

- 東 君平：「ひとくち童話」(1、2)　フレーベル館、1995 年、980 円＋税
    〈大きいフォントで、漢字混じりに打ち直して使用しています。1 つずつのエピソードがとても短いので、負荷をかけられない人の音読・読解に〉

- 小池敏英監修：「読解力を育む発達支援教材」　学研、18,000 円＋税
    ＊読解のプロセスを分析し、読解の基礎となる力を 15 の単元に分け、単元ごとにどこでつまずいているのかを見極めるテストと、つまずきを乗り越えるための学習支援教材をワンパッケージに収めている

- ロッタ・ソールセン著、ビョーン・アーベリン写真、中村冬美訳：「赤いハイヒール―ある愛のものがたり」　日本障害者リハビリテーション協会、2006 年、1,500 円（税込）

- スティーナ・アンデション著、エバ・ベーンリード写真、藤澤和子監修、寺尾三郎訳：「山頂にむかって」　愛育社、2002 年、1,500 円＋税
    ＊テントをかついでのアドベンチャーワールド。「ピクトグラム」と写真とわかりやすい文章で「いつでも・どこでも・だれでも」楽しめる本
    〈上の 2 冊はともに障害のある人が読みやすいように、わかりやすいことばで書かれた LL ブックの例。各地の図書館が LL ブックのリストを作ってインターネットで公開しているので参考になる〉

- 朝日新聞「しつもん！　ドラえもん」　朝日新聞朝刊に連載
    〈短い質問が 1 面に、他のページに答が載っている。子ども向けなので、漢字にルビがついている。ドラえもんのさし絵がかわいい〉

3) コミュニケーション

- 下垣由美子、奥平奈保子：「失語症会話ノート」　エスコアール、1998 年、4,800 円＋税
    ＊失語症者とご家族・関係者のための会話補助用ノートです
    〈「失語症会話ノート活用ドリル」もある〉

- 地域 ST 連絡会編著：「楽しみながらコミュニケーション力をつけることばのゲーム集」　エスコアール、2009 年、2,800 円＋税
    〈失語症のグループワークを実践する言語聴覚士が考え、実際に使って良かったゲームが豊富に掲載されている。ゲームに使う素材を印刷できる CD 付き〉

- NPO 法人言語障害者の社会参加を支援するパートナーの会和音：「会話支援のためのリソース手帳」　パソコン工房ゆずりは、3,000 円（標準紙）　http://p-yuzu.com/
    ＊言語障害の方との会話の際に、会話のきっかけとなるような項目ごとに、絵と文字をまとめて、システム手帳サイズに収めました

- NPO法人言語障害者の社会参加を支援するパートナーの会和音：「緊急支援お願いカード」 和音HPでPDF形式で提供。無料
 https://npowaon.sharepoint.com/Pages/default.aspx
    ＊失語症の方が緊急時に周囲の人へ手助けを依頼するのをサポートするカード

- ことばと発達の学習室M編著：「ソーシャルスキルトレーニング（SST）絵カード」エスコアール、各3,800円＋税
    〈情景画や連続絵をテーマ別に集めた13集からなる。状況やストーリーの説明課題の題材として使える〉

4）計算

- 川島隆太：「脳を鍛える大人の計算ドリル－単純計算60日」 くもん出版、2003年、1,000円＋税
    〈計算の練習としてよりも、集中力や注意の切り替えの課題として使っている〉
    〈急性期注意障害が合併している方や、回復期・生活期で廃用が心配される方にお勧め〉

- 竹中啓介、今泉利江子企画開発：「失語症訓練教材（CD-ROM版）計算ドリルVer.2.1」 エスコアール、2015年、3,500円＋税
    〈1～3桁の四則計算を難度別に印刷できるCDソフト。「更新」ボタンで問題を際限なく作ることができる優れもの〉

5）注意、記憶など

- 種村 純、椿原彰夫編：「教材による認知リハビリテーション－その評価と訓練法」永井書店、2009年、5,000円＋税
    〈語の列挙や文章の読解問題、4コマまんが、計算問題などの教材の他、言語訓練の基礎作りとして使える注意課題が多数。付録のCDから印刷できて便利〉

- TBIリハビリテーションセンター編：「脳外傷のリハビリテーションのための練習帳」
    ＊購入は、メール（TCC02164@nifty.ne.jp）もしくは電話（03-3823-2021）で
    〈内容の詳細は以下を参照　http://tbirihab.jimdo.com/〉

- フトゥーロLD発達相談センターかながわ：「ワーキングメモリーとコミュニケーションの基礎を育てる 聞きとりワークシート」（1～3） かもがわ出版、1,900円～2,200円＋税
    〈「聞いて、覚えて、応じる」ことをクイズやゲーム形式で楽しみながら練習できる特別支援教材。コピーしてすぐに使えるワークシートになっているが、絵と内容が幼く、手を加える必要があるものもある〉

- 「脳を元気に！ 超簡単ナンプレ」CD-ROM　エスコアール、2012年、800円＋税
    ＊問題数110問。失語症の方や、学習障がいのお子さんにもお使いいただける簡単な問題のナンプレ集です
    〈この問題が解けると、市販の本の問題に取り組める。注意力、推理力の訓練〉

付録

- 「三丁目の記憶―昭和30年代の間違い探し」（別冊パズラー） 世界文化社、2012年、476円＋税（品切）
  〈間違い探しをして、どこが違うかを説明したり（単語の表出でも可）、情景画説明に使える。60代以上には懐かしい風景なので、話題を発展させて、自由会話にもつながる。絵も写実的で分かりやすい〉

- 「ボケない大人の 思い出し脳トレ 昭和時代『逆回転』テスト」 メイツ出版、2015年、1,200円＋税
  〈昭和20年代から60年代の懐かしいトピックスを思い出し、家族や仲間と盛り上がれる。埋もれた記憶を呼び覚ます。失語症の方には選択肢を作り、回答を選ぶようにすると容易に回答できて楽しめる。ホームワークではご家族と一緒に楽しめる。また、グループ訓練や友の会の対抗ゲームとしても活用できる〉

- 中林啓治、岩井宏實：「ちょっと昔の道具たち」 河出書房新社、2001年、1,200円＋税（品切）
  〈インターネットで「昔の道具」で画像検索すると、多くの画像が出てくる〉

6）塗り絵など

- 「やさしい大人の塗り絵シリーズ」 河出書房新社、各950円＋税
  〈種類が豊富。毎年コンテストがあり、個人・グループで応募可能〉

- ぬりえプリント　無料の塗り絵
  http://www.nurie.rdy.jp/print/

- ミヤタチカ：「お絵かき辞典」 誠文堂新光社、2013年、1,500円＋税
  〈植物、動物、建物、歴史上の人物から、日用品まであり〉

7）地図

- とだこうしろう作・絵：「にっぽん地図絵本」 戸田デザイン研究室、1991年、1,800円＋税
  〈独特の線画とはっきりした色のシンプルなデザイン。字は全てひらがな。山の高さ、川やトンネルの長さ、湖の大きさなど　見開きでまとめて比べてくれている〉

- 「こども日本地図2016年版」 永岡書店、2015年、1,300円＋税
  〈地図に書き込みはなし。別ページで県別に名物名産をまとめてある。説明ページもある〉

- 「New日本列島ジグソー」 学研プラス、2015年、800円＋税
  〈厚紙製の県がピースになっている。日本地図の周りに名産品。ピースを外すと鉄道路線が見える。全国地図のポスター付き〉

- 「日本各地の味を楽しむ食の地図」 帝国書院、2011年、2,000円＋税

- 「旅に出たくなる地図 日本」 帝国書院、2014 年、2,400 円＋税
  〈地図だけでなく、簡単な情報（見どころや観光名所など）も入っていて、自由会話に使用しやすい。「旅に出たくなる地図 世界」もある〉

- 「大きな文字の地図帳」 帝国書院、2015 年、1,800 円＋税

- 木村直樹：「地図とデータでよくわかる日本史」（JTBのMOOK） JTBパブリッシング、2013 年、1,300 円＋税

- 「古地図」
  〈古い地図を載せた本が各種出版されている。図書館や古書店などで実物を探したり、インターネットで検索してみると思いがけない地図が見つかることもある。
  参考：古地図史料出版株式会社（東京都東久留米市幸町5-2-2 http://kochizu.server-shared.com/）。この出版社からはさまざまな年の東京地図や横浜、名古屋などの大都市の古地図が販売されている。筆者は東京の昭和 7 年（空襲で焼ける前の戦前の東京）と昭和 30 年（至る所に都電が走っていたころ）の大きい地図を使っている〉

8）カードゲーム

- 馬場雄二：「漢字博士No.1」 奥野かるた店、2,000 円＋税
  ＊120 もの「偏（へん）」と「旁（つくり）」のカードを組み合わせて、漢字を作るカードゲームです

- 「四字熟語合わせ」 奥野かるた店、1,900 円＋税
  ＊2 枚のカードを合わせて四字熟語を完成させるゲームです。全部で 75 組の四字熟語を収録

- 馬場雄二：「漢字反対語合わせ」 奥野かるた店、1,900 円＋税
  〈「大」と「小」、「姉」と「妹」、「出」と「入」など反対の意味の漢字同士を合わせるゲーム〉
  〈上記 2 つは主にグループで使う。患者同士意見を交換しながらできるところが良い。カードの枚数で難度を調整できる〉

9）カード

- 「反対ことばカード」 くもん出版、1,000 円＋税
  〈喚語訓練のほかに、上下左右大小などでは粗大なジェスチャー訓練にも使っている〉

- 「俳句カード 春・夏・秋・冬」 くもん出版、各 900 円＋税

- 「名画カード 海外編1・日本編」 くもん出版、各 1200 円＋税

- 「詩のカード」 くもん出版、1,200 円＋税

- 石津ちひろ：「早口ことばカード」 くもん出版、900 円＋税
  〈軽度の発語失行や音韻性錯語のある方の練習に使える。新旧の早口ことばが混ざり難易度もさまざまで飽きない。文字が大きく、漢字交じりの表記があって、意味もわかりやすい〉

付録

- 「おはなしづくりカード」 こぐま会、1,500円＋税
    〈WAISの絵画配列問題に近いもの。4枚のカードで筋が通るように配列して使用できるので、説明文の表出課題として使えるほか、物事の前後関係を考える課題として、高次脳機能障害の訓練にも利用できる〉

- 「構文カード ことのは」 パソコン工房ゆずりは、800円～3,500円
    http://p-yuzu.com/
    〈絵の裏に文字、3枚組み合わせて2語文を作る〉

- 言語発達障害研究会監修：「〈S-S法〉語彙・語連鎖絵カード」（1～8集） エスコアール、4,411円～5,130円（税込）
    〈動作絵を主体とした絵カード集。「動作主＋対象＋動作」などの文型別に構成されている〉

- 「喚語アクセラレータ」 パソコン工房ゆずりは、名刺サイズ1,300円、はがきサイズ2,500円
    〈かるたとしても、神経衰弱のように使ってもよい〉

10）型はめパズル

- 「数字パズル」 エドインター、1,300円＋税
    〈数字の型はめパズル〉

- 「色・形あそび」 エドインター、1,300円＋税
    〈図形の型はめパズル〉

11）音

- 「この音何かなⅢ（CD版、室外編）、Ⅳ（CD版、室内編）」 サクセス・ベル、各15,000円＋税
    ＊それぞれ音声40種類が録音。CD版ですので、頭出しが簡単
    〈写真カード各40枚。重度の方向けの教材にも使える〉

4．日本語教育教材

　失語症検査上は言語機能が十分に回復した失語症者でも、職業に復帰する場合、仕事で求められる言語能力、コミュニケーション能力が十分には獲得されていない場合がある。また、復職しないにしても、生活を楽しむうえで、より高度の言語能力の回復を望む人もいる。そうした人たちに適した教材はテーラーメイドが原則であるが、その素材を探すのも容易ではない。そうした場合に利用が考えられるのが、さまざまなレベル、さまざまなニーズに対応した日本語教育用の書籍である。以下、参考となりそうなタイトルを挙げる。

- 栗山昌子、市丸恭子：「初級日本語 ドリルとしてのゲーム教材50」 アルク、1992年、2,621円（税込）

- CAGの会編:「改訂新版日本語コミュニケーションゲーム80」 ジャパンタイムズ、2007年、3,000円＋税
    〈ゲームに必要な絵カードが付いている〉

- 野元千寿子、森 由紀:「絵で教える日本語」 凡人社、1989年、10,000円（品切）

- 足立章子、梅田康子:「絵で導入・絵で練習」（CD-ROM 1枚付き） 凡人社、2004年、2,800円＋税
    ＊文型を分かりやすく表した「導入のための絵」と「練習するための絵」700点以上をすべて著作権フリーで掲載
    〈CD-ROM付きなので、加工してオリジナル教材を作成するのも楽〉

- 川瀬生郎他編著、国際交流基金日本語国際センター他編:「日本語中級I練習帳」第2版 凡人社、1991年、800円＋税
    ＊聞く、話す、読む、書く、の4技能が段階的に習得でき、日本語の一般的な会話能力と文章理解に必要な基礎的能力が獲得できる

- 川瀬生郎他編著、国際交流基金日本語国際センター他編:「日本語中級II練習帳」 凡人社、1997年、900円＋税
    ＊中級後期の学習者を対象とした読解教材

- 山田あき子編:「タスクによる 楽しい日本語の読み」 専門教育出版、2002年、1,700円＋税
    ＊身近なテーマで作られた課題を解決することによって、読解力と同時に語彙力も養える初級向け教材

- 北嶋千鶴子他:「にほんごであそぼうIII パズル式日本語」 ノースアイランド、1999年、1,200円＋税
    ＊ことわざと中級会話の練習帳

- 河原崎幹夫、河原崎めぐみ:「外国人のための漢字教材 かんじのくすり」 凡人社、1993年、777円＋税

- C&P日本語教育・教材研究会編「絵入り日本語作文入門」 専門教育出版、2007年、1,600円＋税
    ＊話し方、文型、作文の基礎練習に幅広く使える初級テキスト

- 宮城幸枝、三井昭子他:「毎日の聞きとり50日初級編上」新装版（CD付） 凡人社、2010年、2,200円＋税

- 益岡隆志、田窪行則他:「格助詞」 くろしお出版、1987年、2,000円＋税
    ＊日本語学習者が苦手といわれている文法的な問題を選び出し、ある程度時間をかければ、ひとりで自然にその難所を克服できるよう工夫してつくられたテキスト

付録

211

- 村野良子、谷道まや:「絵とタスクで学ぶにほんご」(CD付) 凡人社、2006 年、2,600 円＋税
  - *できるだけ文字解説を避け、イラストやマークで必要な指示を行い、70 に上るリスニング・タスクと教室作業から構成されている

- 西隈俊哉:「大学・大学院留学生のための やさしい論理的思考トレーニング」 アルク、2009 年、2,000 円＋税
  - *日本語で考える力を付け、考えることを習慣化することで、アカデミックジャパニーズの基礎力の養成を目指したのが本書

- 産能短期大学編:「講義を聞く技術」 凡人社、2004 年 2,200 円＋税
  - *大学や日本語学校の講義に無理なくついていけるような練習を積み重ねられる。テープで 5 分程度の講義を聞いて内容理解を確認していく。講義のスクリプト付

- 日本語多読研究会:「レベル別日本語多読ライブラリー」 レベル 0〜4、vol.1〜vol.3（CD付） アスク出版、2009 年、各 2,300 円＋税
  - 〈朗読の音声はサイトで聞くことができる。http://tadoku.org/learners/book_ja〉

- スリーエーネットワーク編:「みんなの日本語初級Ⅰ練習C・会話イラストシート」 スリーエーネットワーク、2000 年、2,000 円＋税

- 牧野昭子、田中よね他「みんなの日本語初級Ⅰ聴解タスク 25」(CD 2 枚付)、スリーエーネットワーク、2003 年、2,000 円＋税

- 海外技術者研修協会編:「新日本語の基礎Ⅰ会話・練習Cイラストシート」 スリーエーネットワーク、1992 年、9,709 円＋税
  - *「新日本語の基礎Ⅰ」に対応した初級者向視覚教材。各課の「会話」場面を 4 コマのイラストで指導

5．うたの本とサイト

- 林　洋子編著:「シルバー・エイジ 歌唱集—コミュニケーションをはかる資料付き」音楽之友社、1995 年、1,800 円＋税
  - *福祉学科の生徒のためのテキストとして編まれたが、老人福祉施設のボランティアにも向く。港、荒城の月、きんたろう、花、ほか全 55 曲

- 西東社編集部編:「日本のこころの歌」(CD付) 西東社、1,000 円＋税
  - *伴奏 30 曲CD付。「なつかしい童謡・唱歌、想い出に残る歌謡曲・フォークソング・ニューミュージックなど、日本の代表的な愛唱歌 228 曲の歌詞と楽譜を収録しました

- 野ばら社編集部編:「唱歌 明治・大正・昭和」全面改訂 野ばら社、2009 年、800 円＋税
  - *明治・大正・昭和に学校で習った曲、195 曲。振りがな付き歌詞と数字譜・メロディー譜付き

- 「童謡カード」（１集〜３集）くもん出版、各1,800円＋税
  〈歌に合わせて描かれたきれいな絵と、裏に歌詞が書かれている〉

- 「青春歌年鑑デラックス」CD
  ＊1960年から1989年までを5年ごとに区切り、その時代を反映した大ヒット曲ばかりを収録
  〈収録されている年代幅が大きいため、自由会話など多くの場面に利用できます〉

- 「日本の民謡・童謡・唱歌―季節の童謡・四季の歌　歌詞と視聴」
  http://www.worldfolksong.com/songbook/japan/
  〈歌詞を見ながら、曲の演奏を聴くことができる。患者さんの好きな音楽を1曲ごとにダウンロードしておくと、ベッドサイドで一緒に聞いたり、歌ったりできる〉

- 「童謡・唱歌の世界」　http://www5b.biglobe.ne.jp/~pst/douyou-syouka/
  ＊童謡、唱歌、世界の民謡など、日本と世界の愛唱歌をお楽しみいただける音楽サイト。著作権消滅曲515曲掲載

6．イラスト、画像など

- 笹沼澄子、綿森淑子他：「失語症の言語治療」（鑑別診断検査・治療絵カード付）　医学書院、1978年、8,800円＋税

- 「言語訓練用絵カード　アクトカード」　エスコアール　各巻とも販売価格17,100円＋税
  〈1巻、2巻、4巻は、各巻名詞絵カード300枚。3巻は動詞絵カード300枚〉

- みんなの教材サイト　国際交流基金日本語国際センター
  https://minnanokyozai.jp/kyozai/home/ja/render.do
  〈多くの無料のイラストや情景写真を入手できる〉

- 葛西ことばのテーブル：「言語訓練カード第1集―名詞・動詞150絵カード」　1,400円（税込）
  ＊日常生活でよく使われる事物や動作を150枚（事物絵100枚・動作絵50枚）の絵カードに、まとめたもの

- 葛西ことばのテーブル：「10秒映画」　1,700円（税込）
  ＊10秒から20秒程度のショート・フィルムです。「10秒映画」を24編収録。その他におまけ映像収録

- 加藤正子、竹下圭子企画・監修：「キャリオーバのための構音（発音）絵カード」エスコアール、2013年、23,000円＋税
  ＊幼児から学童が獲得している基本単語・日常単語523枚

- 加藤正子、竹下圭子企画・監修：「構音（発音）指導のためのイラスト集」（5冊セット）　分冊購入も可　エスコアール、2014年、7,200円＋税

- 「すぐに使える　かわいいイラストカット集4000」（CD-ROM付）　ナツメ社、2008年、1,500円＋税

- 「ことば絵カード100」　こぐま会、3,000円＋税
  〈判が大きく写実的にカラーで身の回りの物品が描かれているので、重度の方の訓練開始時に使える〉

- 「三省堂こどもひらがな絵じてん」　三省堂、2000年、1,400円＋税
  〈ひらがな単語と絵が併記されており、漢字変換訓練などで使用しやすいです。語想起課題のヒントとしても利用できる〉

- 「生活道具カード」　くもん出版、2007年、900円＋税
  〈「くもんの生活図鑑カード」の一つ。他の種類もある〉

- 岩﨑啓子監修：「目で見てわかる！　カロリーチェックブック」　永岡書店、2012年、950円＋税
  〈持ち歩きもできるポケットサイズ。食べ物の写真とそのカロリーが表示されている。総菜やレトルト、ピザやパンの種類まで、さまざまな食べ物がカテゴリー別に。オールカラー写真〉

- 「ごりっぱ　日常生活」　プレアート、11,750円（税込）
  ＊日常生活のさまざまなシーンをテーマに取り上げたイラストと、3DCGイメージを収録。収録点数：305点
  〈絵が優しい雰囲気で、万人に受け入れられやすいです。高齢（熟年）の方にも好評です〉

- 「小学館の図鑑NEO」
  〈カラー写真で見やすく、種類も豊富〉

- プロカメラマンのフリー写真素材・無料画像素材　プロ・フォト
  http://pro.foto.ne.jp
  〈画像がきれいで印刷した際の見栄えが良い。無料なので、手軽にきれいなカードが作成できる。季節感のある写真なども豊富で、写真をiPadなどで供覧しながら、自由会話のテーマとしても利用できる〉

- 昭和時代の写真
  〈「昭和の画像」「昭和30年代」などのキーワードで検索すると、多くの写真や本が出てくる。昭和の高度成長期に活躍されておられた方には、昭和の写真は心を揺さぶられるものがあるようだ〉

- 谷内六郎（画）『週刊新潮』の表紙　http://zizi.lomo.jp/sinchou/sinchou.htm
  〈年配の人には懐かしい風景が描かれている谷内六郎の表紙絵が全部載せられている〉

7．機器

- 「こえでおぼえる あいうえおのほん」（音のでる知育絵本） ポプラ社、2006年、1,850円＋税
  〈仮名訓練や自習に便利。値段も手ごろ〉

- 加藤正弘監修、小嶋知幸、佐野洋子著：「ボイスノート―コミュニケーションを拡げるために」 新興医学出版社、2001年、9,500円＋税、別売 サウンドリーダーSR 300　6,800円＋税
  ＊音と画像が印刷された画期的な本です。音声コードを別売の新宿日本語学校製サウンドリーダーSR 300でなぞることによって、音声を聞くことができます

- 言語くん自立編3
  http://www.gengokun.com/jh.html
  〈訪問リハビリで使用しています。会話補助機能は利用者のニーズに応じて作成できる。難点は合成音声が機械的であること〉

- 「ActVoice® 2」（アクトボイス2）　エスコアール、17,100円＋税
  ＊本機の使用で、失語症者の言語訓練が一人でも簡単にできます。絵カードの名称が言えないとき、本機に載せるだけでヒントや答えが発声されます。パソコンを使用してオリジナルカードと音声が作れます

- 「VOCA-PEN」 コムフレンド、15,000円（税込、送料込）
  ＊〜自由に録音・再生ができる夢のペン〜音声を録音したシールをペンでタッチするとその内容を再生します。録音操作も簡単で、学習や日常生活などさまざまな場面で活用することができます（p. 136-137、p. 160-161のcolumnに、具体的な使い方が記載されている）

- 「脳を鍛える計算ドリル付き電卓EL-BN 631-X」　SHARP
  〈CASIOもSHARPもゲーム感覚で計算練習ができる。また、CASIOは九九や加減乗除別の計算の練習に、SHARPは加減乗除がランダムに提示されるので、注意訓練としても使える〉

- Wiiカラオケ
  〈障がい者福祉センターの集団訓練で使用している〉

- 人型対話ロボットPepper「ActVoice for Pepper（仮）」　RoboCure
  http://robocure.jp/　2016年春以降販売開始予定
  ＊失語症者に絵カードを提示し、音声認識により正誤判定を行う、「絵カード呼称訓練ロボット」。音声や動作で、ロボット側から積極的に呼称を促し、失語症者の回答に対して正誤判定のリアクションを行う

付録

8．失語症に関する本など
1）失語症とは、失語症のリハビリテーション
- 伊林克彦：「言葉がでない！」 考古堂書店、1996 年、1,800 円＋税

- 波多野和夫編著：「失語症のホームケア」 医歯薬出版、1997 年、1,800 円＋税

- 岩田 誠：「臨床医が語る脳とコトバのはなし」 日本評論社、2005 年、1,900 円＋税

- 山鳥 重：「言葉と脳と心 失語症とは何か」 講談社現代新書、2011 年、740 円＋税

- 佐野洋子、加藤正弘：「脳が言葉を取り戻すとき―失語症のカルテから」 新興医学出版社、2014 年、1,800 円＋税（復刻版。初版は 1998 年、NHK ブックス）

- 加藤正弘、小嶋知幸監修「失語症のすべてがわかる本」（健康ライブラリーイラスト版） 講談社、2006 年、1,200 円＋税

- スージー・パー、サリー・ビング他著、遠藤尚志訳：「失語症をもって生きる―イギリスの脳卒中体験者 50 人の証言」 筒井書房、1988 年、2,200 円＋税

- 大田仁史、遠藤尚志他：「対談集「失語症」と言われたあなたへ」 エスコアール、2008 年、1,500 円＋税

- 大田仁史、遠藤尚志他：「対談集 旅は最高のリハビリ！―失語症海外旅行団の軌跡」 エスコアール、2009 年、1,500 円＋税

- 遠藤尚志：「失語症の理解とケア―個別リハビリから仲間作りのリハビリへ」 雲母書房、2011 年、2,000 円＋税

- NPO法人言語障害者の社会参加を支援するパートナーの会和音編：「失語症の人と話そう」 中央法規出版、2008 年、2,400 円＋税

- NPO法人言語障害者の社会参加を支援するパートナーの会和音編：「見てわかる「失語症会話パートナー入門」DVD、非会員 1,500 円。購入方法はホームページ参照 http://npowaon.sharepoint.com

- NPO法人言語障害者の社会参加を支援するパートナーの会和音編：「〈改訂〉家族のための支援ガイド」 100 円。購入方法はホームページ参照 http://npowaon.sharepoint.com

- 日本失語症協議会：「易しい失語症の本」 エスコアール、2003 年、571 円＋税
    ＊文字を読むのが苦手な失語症者にわかりやすく、カラーの絵や写真を多くいれ、やさしい言葉を使い、失語症のことをわかりやすく書いた本です

- 綿森淑子監修、土本亜理子著：「純粋失読―書けるのに読めない」 三輪書店、2002年、1,800円＋税
    - ＊ある日突然、字が読めなくなる。当事者、家族、専門家に徹底取材し、その実態に迫る

2）失語症体験

- NHKきらっといきる制作班：「NHKきらっといきる いのち輝く障害者たちの物語〈2〉コミュニケーションをひろげる人たち」 汐文社、2002年、3,000円
    - ＊失語症の三谷誠広さんが言葉で表現できるのは「キョットントン」だけ。自動車旅行も「キョットントン」で行ってしまう。他に障害を乗り越えてコミュニケーションを広げる人々たちの姿を描く

- 渡邉 修解説・監修、福元のぼる、福元はな著：「漫画家が描いた失語症体験記」医歯薬出版、2010年、2,000円＋税

- ロコバント靖子：「夫はバイリンガル失語症―日本語教師が綴る闘病と回復の五年間」 大修館書店、2013年、1,800円＋税
    - ＊日本語堪能なドイツ人大学教授が脳梗塞で倒れ、失語症に。日本語教師の妻は病院の言語リハビリと並行して家庭での言語訓練を開始、症状とその回復過程を克明に記録する

- 東京都言語聴覚士会編「いまを生きる―言語聴覚士と当事者の記録」 三輪書店、2013年、1,800円＋税
    - ＊言語に障害のある当事者とご家族が言語聴覚士とともに苦難のなかから新たに人生を再構築していく経過

- 関 啓子：「『話せない』と言えるまで―言語聴覚士を襲った高次脳機能障害」 医学書院、2013年、2,500円＋税
    - ＊障害の当事者になるということ。言語聴覚士が見た、高次脳機能障害の世界

- 関 啓子：「まさか、この私が―脳卒中からの生還」 教文館、2014年、1,400円＋税
    - ＊著者（ST）が、自ら体験した発症から職場復帰までを克明に記した貴重な記録

- 沼尾ひろ子：「ナレーターなのに失語症になっちゃった」 エスコアール、2014年（品切）
    - ＊ナレーターとして復帰するまでの苦悩と努力

3）その他

- 長谷川幸子、長谷川幹：「リハビリ医の妻が脳卒中になった時―発病から復職まで」日本医事新報社、1999年、1,800円＋税

- 佐藤俊彦：「車いすで旅に出よう！―脳幹部出血をのりこえて」 風媒社、2002年、1,600円＋税
    - ＊脳幹部出血に倒れ、突然、余儀なくされた車いす生活。著者直伝の"快適で感動的な車いすの旅"

付録

- 細田満和子：「脳卒中を生きる意味―病いと障害の社会学」　青海社、2006 年、3,200 円＋税
    ＊人は絶望からなぜ立ち上がれるのか

- 「言葉の海」　日本失語症協議会機関紙、1971 年創刊、年 5 回発行
    ＊失語症者の闘病記・家族の体験記・STによる家庭でできる言語訓練のヒント・役に立つ福祉制度の紹介など、充実した内容で好評を頂いている日本失語症協議会の機関紙

9．高次脳機能障害についての本

- 山田規畝子：「壊れた脳 生存する知」　角川ソフィア文庫、2009 年、743 円＋税
    〈他に「高次脳機能障害者の世界～私の思うリハビリや暮らしのこと」「壊れた脳も学習する」などがある〉

- 柴本 礼：「日々コウジ中―高次脳機能障害の夫と暮らす日常コミック」　主婦の友社、2010 年、1,100 円＋税。続編もある

- 名古屋市総合リハビリテーションセンター編：「50 シーンイラストでわかる高次脳機能障害『解体新書』」　メディカ出版、2011 年、2,800 円＋税

- 橋本圭司監修：「高次脳機能障害のリハビリがわかる本」（健康ライブラリーイラスト版）、講談社、2012 年、1,200 円＋税

- 中島恵子：「みんなでわかる高次脳機能障害―生活を立て直す脳のリハビリ 記憶障害編」　保育社、2013 年、1,800 円＋税

- 栗原まな：「よくわかる子どもの高次脳機能障害」　クリエイツかもがわ、2012 年、1,400 円＋税

- 太田令子編著：「わかってくれるかな、子どもの高次脳機能障害―発達からみた支援」　クリエイツかもがわ、2014 年、1,500 円＋税

- 原 寛美監修：「高次脳機能障害ポケットマニュアル」第 3 版　医歯薬出版、2015 年、2,100 円＋税

- 阿部順子、東川悦子編著：「高次脳機能障害を生きる　当事者・家族・専門職の語り」　ミネルヴァ書房、2015 年、2,000 円＋税

- 武田克彦、三村 將、渡邉 修編著：「CR BOOKS高次脳機能障害のリハビリテーション」Ver.3　医歯薬出版株式会社、2018 年、5,200 円＋税

10．失語症訓練に利用できるアプリケーション

- 「指伝話メモリ」 オフィス結アジア
  http://www.yubidenwa.jp/
  ＊ファイルから取り込んだイラストや、撮影した写真などの画像を読み込んで、流暢な合成音声を用いて言語訓練に使うことができる。表示機能のみの「YMプレーヤー」、ST専用版「指伝話メモリfor ST」もある

- 「ActVoiceSmart」 エスコアール、2016 年 8 月以降販売開始予定
  http://actvoice.sakura.ne.jp/
  ＊アクトボイスの機能をAndroidタブレットで使用可能にしたアプリ。多様な条件で絵カードの語彙選択ができ、撮影した写真も登録できる。音声認識、音楽・ビデオ再生もワンタッチ。訓練履歴が保存でき、訓練の振り返りに役立つ

- 「常用漢字筆順辞典」 無料
  〈1文字が大きく表示されるため、筆順だけでなく、字形の細かい部分を確認するのに使える〉

- 「描けるセルボイスレコーダーLite」 無料
  〈20 個（3.5 インチの場合は 16 個）のセルに、絵や自分で写した写真・音声を登録して再生できる。文字は手書き入力できる。機能制限のない有料版あり〉

- 「なんナンドリル」 無料 iPhone、iPad 上のみ動作可能。
  〈足し算、引き算、掛け算、割り算の基礎学習を繰り返しできる計算ドリル〉

- 「学ぼう にほんご」(1～5)
  〈漢字の読み書きの他に、助詞の穴埋めや動詞や名詞の選択など、いろいろな課題が使える。比較的軽い方の自習向け〉

- 「かなトーク」 無料
  〈入力した仮名を読み上げてくれるので、仮名訓練に便利。機能の高い有料版あり〉

- 「ことばのパズル はんたいGo！」 無料
  ＊画面上の反対語のペアを見つけて、タップで消していく。すべての組み合わせをタップするとクリア

- 「かなぼーる」 無料
  ＊遊びながらひらがなを学べる子供向け知育アプリ

- 「音声認識メール クラウド」 Advanced Media
  ＊音声認識技術を利用したテキスト入力支援アプリケーションです。本体に向かってしゃべると文字に変換されます。認識単語を自由に追加できる「ユーザ辞書」機能

付録

11. 役立つ小道具

- 電子辞書の手書き入力機能

- 電卓
    〈電卓を使った計算や、筆算の後の検算をしてもらう〉

- インターネットの検索機能
    〈患者さんの発語や書字の断片から、言いたい言葉を探索することができる〉

- 地図（日本・世界、地域の地図）、お買いものマップ、路線図、Google Map

- 植物図鑑や食材辞典

- 星座表

- 野球選手名鑑

- お弁当や献立メニューの写真カード

- 自治体の広報誌、地域のミニコミ誌
    〈音読や読解、話題として使える〉

- 「大人の鉛筆」 北星鉛筆、芯削り器付き
    〈HB～2Bの濃さがあり、芯が太く、シャープペンのようにノック式なので、使いやすい〉

12. 関連サイト

- 日本言語聴覚士協会
    http://www.jaslht.or.jp/

- 日本コミュニケーション障害学会
    http://www.jacd-web.org/

- 特定非営利活動法人日本失語症協議会（旧 全国失語症友の会連合会）
    http://www.japc.info/
        〈失語症者の全国組織〉

- 特定非営利活動法人日本脳外傷友の会
    http://npo-jtbia.sakura.ne.jp/
        〈高次脳機能障害者の全国組織〉

- 言語障害者の社会参加を支援するパートナーの会NPO法人和音
    http://npowaon.sharepoint.com/
        *言語に障害のある人々とともに社会参加を考えていくグループ

- コミュニケーション・アシスト・ネットワーク（CAN）
    http://www.we-can.or.jp/
        *言語障害や聴覚障害を持つ方の基本的人権を擁護し、社会参加を支援する為に言語聴覚士を中心としたさまざまな専門家で設立されたNPO法人

- パソコン工房ゆずりは
    http://p-yuzu.com/
        *失語症者の働く作業所

- 東京都障害者IT地域支援センター
    http://www.tokyo-itcenter.com/
        〈iPhone・iPad用、Android携帯用の、障害のある人に便利なアプリなどを紹介〉

- 横浜コミュニケーション障害研究会
    http://my.reset.jp/~comcom/
        〈多くの教材が紹介されている。現在更新が中止されている〉

- PDF算数・計算ドリルの「算願」
    http://www.sangan.jp
        〈計算問題などがダウンロードできる〉

- 学び舎　基礎学力向上サイト
    http://dailywork.net/modules/100masu/
        〈算数プリント（100マス計算、たし算、ひき算、かけ算、わり算）、漢字プリントなどが、ダウンロードできる〉

- 「小学校の無料学習プリント　ちびむすドリル」　PadinHouse
    http://happylilac.net/syogaku
        〈国語・算数・理科・社会などの教材、地図。国語は、小学校習得漢字が筆順を参考に、わかりやすく反復練習ができる。カテゴリーに分かれているため教材の選択に便利〉

- 幼児の学習素材館　PadinHouse
    http://happylilac.net/kisetsu-sozai
        〈点つなぎ・ぬりえ・間違い探しなど。間違い探しは、急性期で注意機能障害が合併している方や、離床を促したい方、机上課題の導入に便利〉

- 安田容子：ブログ「父と暮らせば」
        〈失語症の父親との暮らしを綴っている。「失語症記念館」のサイトからアクセスできる〉

付録

- 「森山志郎記念館」　http://www.saiken.jp/mshiro/
  ＊『脳卒中片マヒ者　体験と思索』の「戦うリハビリテーション」の記録

- 「失語症記念館」
  http://www.kinenkan.info/inpaku/index.html
  〈失語症者が運営しているサイト〉

- ウチダ特別支援教育教材カタログ2015
  http://www.uchida.co.jp/education/catalog/

- 「特別支援教育でのPowerPoint（パワーポイント）活用」　マイクロソフトアクセシビィティ
  http://www.microsoft.com/ja-jp/enable/ppt/
  ＊実際にお使いいただけるサンプルスライドや、その作成方法、活用方法などをご紹介しています。これらのコンテンツは、東京大学　近藤武夫先生、中邑賢龍先生（先端科学技術研究センター）と共同開発されたものです

- 魔法のプロジェクト　障がいを持つ子どものためのモバイル端末活用事例研究
  http://maho-prj.org/
  ＊「魔法のプロジェクト」の実証研究により検証された利活用事例のご紹介と、日々増えていくアプリケーションの評価の共有を目指してまいります

II．語・文リスト

　訓練に使う語や文は、それぞれの対象者に合わせて選ぶ必要がある。対象者の言語能力はもちろん、その人がどんな言葉になじみがあるかなどにも配慮して訓練材料を選んでいく。しかし、そのたびに訓練材料を考えるのは大変なので、あらかじめ多数の語や文を集めたリストをもっておき、その中から取捨選択したり、必要に応じて新しいものをつけ加えたりして、適切な訓練材料を作るようにするとよい。

　五十音順やカテゴリー別の語リストはさまざまなものが市販されているので（p. 203 参照）、ここでは主に仮名書字練習に用いるための語リストと聴把持・書字練習などに用いる短文のリストを載せた。

　語リストは、仮名書字訓練として書き取りや仮名振りの課題とするほか、聴認知訓練を目的に復唱の課題に使うこともできる。また、2 モーラ語リストは簡単な漢字 1 文字で書けるものが多いので、反対に漢字の書字練習にも利用可能である。拗音・促音・撥音・長音のリストは、仮名書字で誤りやすいこれらの音を集中的に練習するときに用いる。

　文リストは、主に聴把持や書字練習を目的とした復唱や書き取りの課題で使う。3・4 文節文それぞれ 100 文のほか、同じ内容がだんだん長くなっていく 2〜5 文節文を 50 文集めた。

```
1．語 ……………………………………………………………………………………224
　1）2 モーラ語　224
　2）3 モーラ語　224
　3）4 モーラ語　225
　4）5 モーラ語　225
　5）拗音「ゃ」「ゅ」「ょ」を含む語　225
　6）促音「っ」を含む語　226
　7）撥音「ん」を含む語　227
　8）長音を含む語　228
　9）促音・撥音・長音の組み合わせ　229
　10）促音の有無　231
　11）長音の有無の対比　232
2．文 ……………………………………………………………………………………232
　1）3・4 文節文　232
　　〈3 文節文〉　232
　　〈4 文節文〉　233
　2）だんだん長くなる文（2〜5 文節）　236
　　〈2 文節文〉　236
　　〈3 文節文〉　236
　　〈4 文節文〉　237
　　〈5 文節文〉　238
```

1．語

1）2モーラ語

うえ	かわ	ひと	やま	いち	した	みず	なか	
つち	あか	しろ	あめ	いか	ぶん	ほん	むし	
まち	みぎ	むら	さん	いぬ	きん	あし	はち	
はな	えん	おと	あお	いし	みみ	そら	てん	
いと	もり	さき	ろく	あさ	てら	くさ	まえ	
はる	かぜ	こえ	いえ	とり	かい	たま	そと	
ふゆ	くろ	むぎ	なつ	あき	かお	うみ	もん	
にし	うし	ふね	たけ	うま	みち	きた	いけ	
くに	さと	ほし	くみ	たね	みせ	りか	くも	
ひる	くび	かみ	なく	おや	たに	ゆき	はら	
うた	こめ	はは	よる	ちち	ゆめ	しき	のち	
いろ	おゆ	どま	れい	ふく	ゆび	もの	ぎん	
いき	しま							

2）3モーラ語

ピアノ	ケーキ	すずめ	ゆのみ	くらげ	ダンス	
ギター	のれん	おとな	ごぼう	まんが	もうふ	
あぶら	ゆかた	ビール	バット	マイク	はたき	
あくび	やかん	たらこ	ヨット	はかり	はんこ	
パイプ	トイレ	ざくろ	マッチ	ぞうり	ボート	
ゆびわ	あんこ	たきび	くるま	レタス	ベッド	
とりい	はっぱ	さしみ	サンゴ	かぶと	わかめ	
しかく	からし	さとう	さざえ	とうふ	かっぱ	
バター	すずり	ホース	みこし	マント	インク	
とびら	まつり	すすき	アイス	だんご	あわび	
たから	あぐら	みどり	パセリ	マット	つらら	
リボン	みなみ	ハープ	セロリ	ドレス	むしば	
あたま	つぼみ	みみず	たらい	スキー	いびき	
ベルト	ボタン	チーズ	うどん	つつじ	ひがし	
パンダ	あした	けんか	かがみ	そうじ	ほうき	
くるみ	やなぎ	こんぶ	もめん	ダイヤ	やさい	
なみだ	もみじ	かもめ				

3）4モーラ語

あさがお	いのしし	うらない	えきべん	おまつり	かみなり
きのぼり	くじびき	けいさつ	こんざつ	さんぱつ	しまうま
すきやき	せつぶん	そらまめ	たなばた	ちりめん	つめきり
てぬぐい	とじまり	なまもの	にんにく	ぬかみそ	ねんまつ
のりまき	はみがき	ひじかけ	ふうりん	へいてん	ほしがき
まちぶせ	みそしる	むらさき	めんどり	ものさし	やじるし
ゆうびん	よざくら	らくがん	りんどう	るすばん	れんこん
ろうそく	わかさぎ	あんまん			

4）5モーラ語

あめあがり	いなりずし	うきぶくろ	えんむすび	おまじない
かげぼうし	きりぎりす	くびかざり	けいとだま	こいがたき
さかあがり	しんきろう	すなあらし	せみしぐれ	そばまくら
たらばがに	ちらしずし	つなわたり	てれわらい	とうがらし
なつやすみ	にぎりめし	ぬれねずみ	ねこやなぎ	のらしごと
はかりうり	ひきがえる	ふろあがり	へそまがり	ほうがんし
まめしぼり	みずすまし	むこうずね	めはなだち	もくはんが
やねがわら	ゆきげしき	よこずわり	らしんばん	りんてんき
ひるごはん	れんげそう	ろくでなし	わさびづけ	しんぶんし

5）拗音「ゃ」「ゅ」「ょ」を含む語

[きゃ きゅ きょ ぎゃ ぎゅ ぎょ]

客　脚本　脚立　客船　却下　売却　飛脚　返却　来客　九　求人　給与　給油　休暇　野球　救急　連休　地球　一級　今日　京都　許可　興味　虚構　故郷　皇居　らっきょう　東京　郵便局　逆　虐待　逆転　ギャング　牛肉　和牛　闘牛　魚類　餃子　行列　制御　深海魚　熱帯魚

[しゃ しゅ しょ じゃ じゅ じょ]

車庫　斜面　シャンプー　尺八　写真　感謝　会社　電車　解釈　注射　修理　主人　趣味　宿舎　瞬間　騎手　日本酒　宿舎　演出　立春　初歩　書道　消火　食事　職場　最初　文章　故障　和食　マンション　邪悪　邪道　蛇口　弱点　弱者　弱小　神社　患者　大蛇　軟弱　マネージャー　塾　樹木　重箱　柔道　十種類　鎮守　米寿　真珠　拳銃　半熟　定規　常識　条約　乗客　上級　古城　以上　手錠　日常　運動場

[ちゃ ちゅ ちょ]

茶碗　茶色　着陸　チャーハン　チャンネル　紅茶　抹茶　到着　試着　ピッチャー　注意　中国　中古　仲介　チューリップ　宇宙　途中　幼虫　電柱　シチュー　貯金　調子　朝刊　チョッキ　直通　名著　町長　成長　当直　山頂

[にゃ にゅ にょ]

般若　ぐにゃぐにゃ　入院　入国　入試　乳児　ニュース　輸入　記入　母乳　豆乳　牛乳　尿意　尿素　女房　如来　如実　利尿　検尿　天女

付録

[ひゃ　ひゅ　ひょ　びゃ　びゅ　びょ　ぴゃ　ぴゅ　ぴょ]
百　百年　百日草　百貨店　二百　五百　九百　ひゅうひゅう　ヒューズ　表紙　標高
ひょうたん　氷山　標識　公表　風評　辞表　白夜　三百　びゅうびゅう　レビュー　病気
病院　秒針　描写　平等　仮病　看病　急病　十秒　六百　八百　ぴゅうぴゅう　発表　一票
[みゃ　みゅ　みょ]
脈　脈拍　動脈　山脈　鉱脈　ミュージック　名字　みょうが　明日　微妙　奇妙　巧妙　絶
妙　大名
[りゃ　りゅ　りょ]
略　略語　略字　略式　略奪　計略　策略　謀略　省略　留学　竜宮　流行　流通
リュックサック　保留　風流　顆粒　恐竜　停留所　漁師　猟犬　料理　旅行　緑茶　配慮
治療　食料　協力　入場料

6）促音「っ」を含む語

[あ]
アタック　あさって　圧迫　アパッチ　アクロバット　一杯　一回　一冊　一匹　一緒　一致
一カ月　訴え　エチケット　夫　オットセイ
[か]
勝手　河童　カップル　活発　カップ　活気　カセット　カムバック　切手　切符　喫茶
肝っ玉　屈折　クラシック　クレジット　クリニック　欠席　結果　ケチャップ　結局
コップ　コック　コロッケ　骨折　国旗　国家　骨格　小切手　楽器　合宿　月謝　ゴシップ
[さ]
作家　作曲　錯覚　早速　尻尾　失敗　失脚　失格　ストップ　スリッパ　スイッチ
スタッフ　スケッチ　スキップ　ステッキ　スナック　接触　説得　節句　節水　速記　率直
ソックス　そっくり　雑貨　雑誌　雑費　雑種　実質　実家　実績　ズック　絶句　絶対
絶食　絶壁　しゃっくり　出世　出発　出席　出費　食器　ショック　触覚
[た]
達者　達筆　窒素　窒息　鉄骨　撤退　取っ手　突起　トップ　トラック　トリック
とっくり　脱皮　脱出　脱会　ダイナミック　デッキ　デラックス　読解　ドロップ
着工　チェック　チョッキ　直角
[な]
納得　菜っ葉　泣きっ面　ナップザック　日記　日課　日誌　日食　根っこ　ネット　熱気
ネックレス　熱血　熱帯魚　ノック
[は]
発車　葉っぱ　発覚　ハムレット　ヒット　必死　筆記　匹敵　筆跡　ヒッチハイク
引っ越し　復帰　復活　フッ素　フレッシュ　ヘルメット　ヘッドライト　発作　北極
ほっぺ　ホットドッグ　バック　バット　抜歯　ばった　罰則　ビスケット　びっくり箱
物価　物質　ブルドッグ　ベッド　坊ちゃん　パイロット　パイナップル　ピラミッド
ピクニック　プラスチック　ペット　ポット　ポケット
[ま]
マッチ　マット　抹茶　真っ赤　真っ白　真っ黒　真っ青　真っ暗　末筆　末席　マスコット
マスカット　三つ　密接　密着　密告　密室　メッキ　メリット　モルモット

[や]
八つ　躍起　厄介　薬局　やっこ凧　ヨット　四つ　酔っぱらい
[ら]
らっぱ　ラケット　落下　立派　立腹　リットル　立脚　リラックス　列挙　列車　レッテル
列席　肋骨　ロケット　ロボット　リュックサック
[わ]
ワット　ワッフル　ワックス

7）撥音「ん」を含む語
[あ]
アンテナ　暗記　案内　あんパン　アンモニア　安心　あんず　暗算　インク　印刷　インド
インスタント　隠居　引退　インディアン　一人前　運河　ウインク　運転手　運搬　鉛筆
遠足　エンジン　エレガント　煙突　演劇　縁日　円盤　演技　縁側　延期　女　オランダ
恩人　温度　音楽　温泉　音符　オリエント　恩返し
[か]
かんむり　漢字　感謝　看護師　還暦　看板　観客　関西　関心　缶詰　禁止　金貨　近所
筋肉　金属　筋力　訓練　訓示　検査　権利　けんか　権力　堅実　コンビ　今月
こんにゃく　根拠　今度　コンテスト　今夜　婚約　根本　元日　眼科　頑固　岩石　銀座
銀河　軍人　軍隊　軍歌　グランプリ　元気　現在　現代　玄関　原因　現金　幻滅　原始
キャンプ　ギャンブル
[さ]
サンダル　三角　散歩　三百　賛否　酸素　サスペンス　サイクリング　山脈　三輪車　三年
三面記事　紳士　心配　真珠　新年　新宿　進歩　新聞　シンデレラ　新幹線　寸志
スポンジ　スキャンダル　線路　先祖　仙人　扇子　洗濯　選挙　洗面器　戦車　損得　損害
存在　損失　残念　残酷　人体　神社　自転車　前進　全部　全力　全国　全体　善人　善悪
前後　全身　全然　存分　シャボン玉　春分　瞬間　ジャンケン　ジャンプ　ジャングル
順序　準備
[た]
たんす　タレント　たんぽぽ　短所　短気　タイミング　沈黙　珍味　賃金　天気　天国
テント　天狗　点線　店員　点滴　とんぼ　問屋　トランプ　トンネル　ダンス　団子　段階
暖炉　断片　電気　電話　電車　電波　電線　どんぐり　鈍感　茶碗蒸し　チャンス
チャンネル　チャンピオン
[な]
南北　南極　難民　軟弱　難題　ナンセンス　何人　難破船　人気　忍者　人魚　認知　人間
人参　忍耐　妊娠　粘土　年末　年始　年賀　年代　念仏　のんき　のんびり
[は]
範囲　半熟　反対　ハンドル　半分　ハンサム　はんぺん　ハイキング　犯罪　反乱　販売
判断　品質　貧血　頻度　ヒヤシンス　噴水　雰囲気　フラミンゴ　フラメンコ　返事　変化
編曲　本屋　本物　本質　本格的　番地　万歳　バランス　バドミントン　番組　バカンス
敏感　便箋　文化　ブランコ　文学　分析　ベランダ　ベンチ　便利　便所　弁護士　盆栽
ボクシング　パンク　パンツ　パンダ　パチンコ　ピンク　ピント　プリント　プレゼント
ペンキ　ペンギン　ポンプ　ポイント

付録

[ま]
漫画　満月　満員　漫才　マドンナ　満足　満点　万年筆　民族　民間　民家　民主主義
面積　面会　免許　めん類　文句　問題　門限　紋付き
[や]
やんちゃ　湯たんぽ　四階　四カ月
[ら]
ランプ　ランニング　卵白　ランドセル　りんご　隣人　レンズ　レントゲン　レスリング
ロマンス　ロンドン
[わ]
腕力　腕白　湾曲　ワンタン

8）長音を含む語

[あ]
アパート　愛情　アピール　相性　アレルギー　アルコール　アーケード　アイスクリーム
異常　いちょう　衣装　移動　違法　医療　イメージ　衣料品　宇宙　羽毛　雨量
ウイスキー　駅長　栄養　永住　影響　営業　英雄　栄光　映像　エリート　エピソード
エレベーター　エスカレーター　和尚　王朝　応用　欧州　往復　横暴　王将　オートバイ
オルゴール　オーケストラ　オーストリア　オーストラリア
[か]
歌集　会長　改良　開通　海峡　格調　果汁　カード　カヌー　カバー　カーニバル
カレーライス　気候　記入　帰郷　貴重　希望　寄生虫　既往症　気象庁　工夫　口調　苦痛
空港　空中　苦労　供養　クーデター　化粧　仮病　形状　系統　計量　敬称　傾向　警視庁
蛍光灯　ケース　ケーキ　ケーブルカー　呼吸　行動　交通　高齢　工場　公共　光栄　高級
厚生労働省　高校生　コート　コース　コード　コーラス　コーナー　コーヒー
コマーシャル　コレステロール　ガーゼ　賀正　画用紙　ガードレール　ギター　議長　技能
義兄弟　グループ　グローブ　偶数　グレープフルーツ　ゲーム　芸能　劇場　月給
五重の塔　合計　号令　強情　キャバレー　急行　九州　給料　キューピー　休憩　究明
救急車　共通　供給　協定　教養　競争　強調　郷愁　境遇　牛乳　漁業　行間　行政
[さ]
左右　作業　砂糖　採集　最高　才能　サービス　市長　歯周病　思想　師匠　指定席
シーソー　スキー　スープ　ストロー　スカート　スケート　スピーチ　ステージ　ストーブ
水中　数量　スケジュール　スーパー　セーター　セールス　成功　正常　西洋　政党
製造　生協　ソース　送迎　想像　総合　騒動　操縦　遭遇　ソーセージ　材料　罪状　児童
事情　自習　自動車　図表　頭痛　随想　ゼリー　絶頂期　税収　贈呈　造形　造幣局　社長
車掌　謝礼　社交辞令　習字　周囲　収入　宗教　終了　シュークリーム　少数　消防　商業
証明　賞状　招待状　ジュース　柔道　重症　ジェスチャー　状況　上昇　情報
[た]
多少　台風　太平洋　体重計　タクシー　ターミナル　チーズ　地球　都合　通帳　通勤
テーブル　提供　抵抗　停留所　途中　豆腐　東京　統計　登場　透明　逃走　投票
トレード　トースター　妥協　壇上　大統領　デート　デビュー　デパート　デリケート
土俵　同情　童謡　銅像　導入　ドーナツ　土曜日　同級生　中央　忠誠　抽象的　駐車場
チューブ　中華料理　チェリー　チョーク　頂上　朝礼　聴衆　町長　長老　調整　長方形
チョコレート

[な]
ナイーブ　ナレーター　内臓　内向的　ノート　農業　納税　入場　乳児　ニュース　ニューヨーク　女房

[は]
ハープ　ハート　ハードル　ハーモニカ　波長　波及　配当　非常口　非行　肥料　費用　批評　比重　非常口　飛行場　夫婦　負傷　普通　フルーツ　風習　封筒　扶養家族　平常心　平行　平安京　ヘリコプター　ホース　包丁　放送　方向　法廷　報酬　方法　バター　バレリーナ　バレーボール　買収　賠償　倍増　ビール　ビニール　ビーズ　ビロード　ビリヤード　美容院　ブーム　ブルース　部長　武道　無愛想　舞踏会　勉強　ベージュ　ボール　ボート　ボーナス　ボリューム　亡命　暴行　膨張　暴風雨　パーラー　パレード　パトロール　パスポート　パートナー　パラシュート　プール　プロポーズ　プライバシー　ページ　ポーズ　ポスター　ポータブル　ポップコーン　ヒューズ　表情　漂流　表彰式　病状　平等

[ま]
マーク　マネージャー　魔法　毎週　待ちぼうけ　マーボー豆腐　ミキサー　ミステリー　密猟　ミニスカート　ムード　ムース　ムール貝　無休　夢中　霧氷　無償　無造作　迷宮　命中　明朗　メートル　メーカー　メーデー　毛布　盲腸　猛獣　妄想　モニター　モチーフ　モノレール　モーターボート　ミュージカル　みょうが　名字　妙齢

[や]
野球　野望　野獣　八百長　輸入　輸送　友情　有名　郵送　優勝　誘導　優秀　優等生　ユニーク　ユートピア　予習　余裕　要求　養成　幼虫　腰痛　要注意　ヨーグルト

[ら]
ライター　ラグビー　来週　酪農　リレー　リヤカー　リーダー　リゾート　リハーサル　利用　理想　離乳食　ルビー　ルール　類焼　レジャー　レース　レコード　レポート　礼状　冷房　冷蔵庫　路上　労働　ロビー　ロープ　ローマ字　ろうそく　ロータリー　流行　留置場　猟銃　療養　了承　領収書

[わ]
和風　和洋折衷　ワード　笑い上戸

9）促音・撥音・長音の組み合わせ

[あ]
アンケート　アーモンド　アンコール　甘納豆　圧倒的　安全性　案の定　暗中模索　インタビュー　インフォメーション　印象　飲料水　一週間　一般的　一喜一憂　一挙両得　一進一退　一心同体　一石二鳥　一生懸命　ウィークエンド　有頂天　運命線　運動会　エンゲージ・リング　エッセンス　越冬　円柱　園芸　永遠　円周率　演奏会　温厚　オリンピック　温情主義　オリエンテーション　応援団　音響効果　音信不通　横断歩道

付録

[か]
カレンダー　カンガルー　カーテン　カーペット　カーディガン　カップヌードル　慣習
滑走路　環境　甘味料　漢方薬　感想文　かんぴょう　官庁街　観光旅行　冠婚葬祭　緊張
几帳面　禁漁区　喫茶店　勤労者　金びょうぶ　近所迷惑　近況報告　近畿地方　気象観測
起承転結　奇想天外　クッキー　クラッカー　クッション　クリーニング　屈伸運動
健康　軽合金　警察庁　顕微鏡　コンビーフ　コンクール　コンクリート　コンピュータ
コミュニケーション　国境　交差点　好奇心　向上心　講演会　香辛料　抗生物質　昆虫採集
戸籍抄本　ガードマン　合唱　学校　合衆国　含有量　銀行　偶然　月給　減少　原動力
弦楽器　原稿用紙　減価償却　言語道断　キャッチャー　キャッチボール　キャンペーン
キャッシュカード　客観的　休刊　急転直下　恐怖心　拒絶反応　逆境　仰天

[さ]
サッカー　サンドイッチ　サラリーマン　サンタクロース　算数　殺菌　参考書　殺風景
信号機　七宝焼　蜃気楼　進学校　身上書　診療所　心機一転　新婚旅行　新郎新婦
執行猶予　スプーン　スポンサー　スポーツマン　スーパーマン　スーパーマーケット　寸法
せっけん　セールスマン　センチメートル　戦々恐々　戦争　接近　成功体験　扇風機
青少年　清少納言　赤血球　先入観　西南戦争　世界銀行　相談　遭難　騒然　即効薬
双眼鏡　測候所　雑草　残業　実験　実感　人生　陣痛　慈善事業　人工衛星　実況中継
自動販売機　ゼッケン　絶食中　絶賛　絶叫　前兆　ぞうきん　シャンプー
シャープペンシル　社員旅行　出張　終点　習慣　執念　週刊誌　衆議院　ショッピング
少年　賞金　小学校　消火栓　じゅうたん　十分　重心　巡業　従順　住民票　従業員
柔軟性　縦横無尽　冗談　蒸気機関車

[た]
炭坑　卓球　単調　単刀直入　誕生日　大言壮語　陳情団　鎮痛剤　通勤　通信　鉄条網
ティッシュペーパー　鉄筋　鉄橋　鉄砲　点数　天井　転校生　天気予報　徹頭徹尾
てんとうむし　トレーニング　トイレットペーパー　特急　当選　冬眠　当然　倒産　脱線
男性　暖房　脱脂綿　伝票　電報　伝統　伝染病　同伴　導火線　チャーハン
チャーミング　チューリップ　駐留軍　中心　抽選　中学校　長男　朝刊　直球　聴診器
張本人

[な]
納豆　難航　日数　日程　人形　人数　人情　日射病　ニックネーム　ネッカチーフ
ネットワーク　熱心　熱湯　年号　年表　燃料　年中無休　農民　農村　農繁期　脳卒中
脳出血　のっぺらぼう　ニュージーランド　入門　入院　乳酸菌　乳製品

[は]
ハンバーグ　ハンドブック　発見　発展　発表　半数　半永久　反響　ハンガー　反射運動
ハンディー　反抗期　必勝　品評会　披露宴　品行方正　フットボール　風船　風鈴
紛争　復旧工事　返答　編集　平行線　平城京　変更　扁桃腺　平身低頭　ホームシック
本州　方針　訪問　方言　本当　本能　方眼紙　発起人　封建的　ほうれんそう　北海道
バーゲン　番号　罰金　晩秋　貧乏　仏教　分数　物品　文芸春秋　不用心　分譲住宅
ベーコン　勉強　別荘　弁当　弁償　ボーリング　防犯　冒険　忘年会　望遠鏡　暴飲暴食
傍若無人　パーセント　パッケージ　ピーマン　ピンセット　ピーターパン　百貨店
百科事典　表面　表現　評判　標準　評議員　ひょうたん　ファッション　ファンファーレ
秒針　病院　病原菌

[ま]
マージャン　マーケット　マーガリン　マーガレット　マッシュルーム　マンツーマン　抹消
満潮　万華鏡　真っ最中　万葉集　満場一致　密集　民謡　民法　民衆　水鉄砲　水芭蕉
ミステリー　見合い結婚　民族衣装　無鉄砲　胸算用　無味乾燥　メンバー　メッセージ
メーキャップ　明瞭　免状　名誉棄損　滅菌　面倒　綿羊　免税店　目分量　メインスタンド
モーニング　毛根　木琴　紋章　文部科学省　盲学校　盲腸炎　毛細血管　模範解答
ミュージック

[や]
友人　夕刊　遊園地　遊覧船　有権者　優越感　郵便局　優柔不断　ヨーロッパ　要点　養分
羊羹　用件　用心　幼稚園　世論調査

[ら]
ラッシュアワー　卵黄　乱闘　乱暴　卵巣　乱用　楽観的　落下傘　落城
リハビリテーション　立秋　立冬　立春　林業　林道　臨床検査　立候補　立地条件
臨機応変　ルーレット　レンタカー　レインコート　レーヨン　レコーディング　錬金術
連休　練習　連合　劣等感　連鎖反応　ロッカー　論争　老人　老若男女　留任　流線型
両親　料金

[わ]
ワッペン　腕章　和洋折衷　腕白小僧

10) 促音の有無

おと(音) ― おっと(夫)	かこう(加工) ― かっこう(格好)
かた(肩) ― かった(勝った)	こけい(固形) ― こっけい(滑稽)
ごこ(五個) ― ごっこ	さか(坂) ― さっか(作家)
さき(先) ― さっき	さきゅう(砂丘) ― さっきゅう(早急)
さとう(砂糖) ― さっとう(殺到)	じけん(事件) ― じっけん(実験)
じこう(時効) ― じっこう(実行)	ししん(指針) ― しっしん(湿疹)
じせき(次席) ― じっせき(実績)	せけん(世間) ― せっけん(石鹸)
せと(瀬戸) ― セット	とき(時) ― とっき(突起)
ねこ(猫) ― ねっこ(根っこ)	はか(墓) ― はっか
はた(旗) ― はった(張った)	バター ― バッター
はと(鳩) ― ハット	ひかく(比較) ― ひっかく(引っかく)
ひと(人) ― ヒット	ふき(蕗) ― ふっき(復帰)
ふきん(布巾) ― ふっきん(腹筋)	ふこう(不幸) ― ふっこう(復興)
ふとう(不当) ― ふっとう(沸騰)	ほさ(補佐) ― ほっさ(発作)
ほそく(補足) ― ほっそく(発足)	まくら(枕) ― まっくら(真っ暗)
また(又) ― まった(待った)	まち(町) ― マッチ
まと(的) ― マット	もと(元) ― もっと
ろこつ(露骨) ― ろっこつ(肋骨)	

11）長音の有無の対比

いど(井戸) ― いどう(移動)	かいきょ(快挙) ― かいきょう(海峡)
かしゅ(歌手) ― かしゅう(歌集)	かど(角) ― カード
くつ(靴) ― くつう(苦痛)	くろ(黒) ― くろう(苦労)
こしょ(古書) ― こしょう(胡椒)	コツ ― こうつう(交通)
これ ― こうれい(恒例)	こきゅう(呼吸) ― こうきゅう(高級)
きゅうよ(給与) ― きゅうよう(休養)	さいこ(最古) ― さいこう(最高)
さゆ(白湯) ― さゆう(左右)	さと(里) ― さとう(砂糖)
しそ(紫蘇) ― しそう(思想)	せと(瀬戸) ― せいとう(政党)
そうご(相互) ― そうごう(総合)	じじょ(次女) ― じじょう(事情)
ぜせい(是正) ― ぜいせい(税制)	しゃれ(洒落) ― しゃれい(謝礼)
しょめい(署名) ― しょうめい(照明)	しょじょう(書状) ― しょうじょう(賞状)
じょきょ(除去) ― じょうきょう(状況)	ちず(地図) ― チーズ
とけい(時計) ― とうけい(統計)	とうけ(当家) ― とうけい(統計)
とそう(塗装) ― とうそう(逃走)	どじょう ― どうじょう(同情)
どよう(土曜) ― どうよう(童謡)	どぞう(土蔵) ― どうぞう(銅像)
ひれ ― ひれい(比例)	ひめ(姫) ― ひめい(悲鳴)
ふとう(埠頭) ― ふうとう(封筒)	やぼ(野暮) ― やぼう(野望)
ゆめ(夢) ― ゆうめい(有名)	

2．文

1）3・4文節文

〈3文節文〉

新しい 本を 買う。	電話で 欠席を 届ける。
お母さんが お茶を 入れる。	机の 寸法を 測る。
ノートに 名前を 書く。	鶏が 卵を 産んだ。
日曜日に 犬小屋を 作った。	妹が 歌を 歌っている。
転んで ひざを すりむいた。	おやつに りんごを 食べた。
昨日 映画を 見た。	両手を 上に 上げる。
太陽の 光が まぶしい。	毎日 日記を つける。
風邪で 学校を 休んだ。	田畑が 宅地に 変わる。
書類を 次々と 回覧する。	あの子の 足は 細い。
ちり紙で 鼻を かむ。	お金を 公平に 分ける。
田舎の 家は 広い。	2人は 同時に ふりむいた。
急いで 家を 出た。	居間の 窓を 開ける。
娘は 中学の 2年生だ。	みんなの 意見を 聞く。
やっと 町に 着いた。	飛行機で 大阪へ 行く。
階段を 静かに 降りる。	たくさんの 花が 開いた。
家族で 野原へ 出かけた。	美しい 音楽が 流れる。
金魚の 世話を する。	高い 山に 登る。
会場は 人で いっぱいだ。	時間を 大切に 使う。
問題を よく 考える。	ちょっと 待って 下さい。

お礼の 手紙を 出す。
道路の 幅を 拡張する。
薬の 効能書きを 読む。
いい 考えを 思いついた。
船で 海を 渡る。
会議の 途中で 退席する。
トラックで 荷物を 運ぶ。
羊毛を オーストラリアから 輸入する。
重い 荷物を 持つ。
おもしろい 話を 聞いた。
ボールが 地面に 落ちた。
費用を 分割して 払う。
自動車で 区役所まで 行った。
道具は 大切に 使いましょう。
果物の 絵を 描いた。
道路の ゴミを 拾う。
庭に 木を 植える。
テレビは 7時から 始まる。
臨時ニュースを ラジオで 聞く。
母に 留守番を 頼まれた。
市内の 名所を 訪ねる。
古い 切手を 集める。
新製品の 特許を 申請する。
ボールが 頭に あたった。
今日も デパートは 混雑している。
待ち合わせに 10分 遅れた。
風で 葉っぱが 落ちる。
入場券は 窓口で 売っている。
時計の 電池が 切れた。
庭の 雑草を 抜いた。
食事の 時間を 守る。

反対の 意見を 述べる。
毎朝 早く 起きる。
自動車の 免許を 取る。
夏休みに 外国を 旅行する。
息を 止めて 泳ぐ。
大きな かばんを 持つ。
絵を 額縁に 入れる。
お祭りの 行列が 通る。
ぬれた 着物を 干す。
よく 晴れた 空。
落ち葉を 燃やす におい。
重そうに 足を 引きずる。
工事が 予定より 延びる。
山は 一面の 銀世界だ。
表に 数字を 書き込む。
安全な 場所へ 避難する。
お金を 郵便局に 預ける。
約束の 時刻を 守る。
雨で 計画は 中止された。
工事で 道が 混んでいる。
子どもが すくすくと 育つ。
風船が 高く 上がる。
建物の 図面を 描く。
川の 流れが 速い。
旅行の 計画を 立てる。
木陰から 子どもが 現れた。
全力を 出して 走る。
列の 先頭に 並ぶ。
水道工事で 1日中 断水した。
雑誌に 求人広告を 出す。
昨日 手紙を 出した。

〈4文節文〉
バスで アフリカの 国境を 越える。
ヨーロッパ旅行では 英国の 印象が 強かった。
初めて ひとりで 外国を 訪れる。
関東以北では もう すっかり 冬だそうだ。
11月 23日は 勤労感謝の 日です。
愛鳥週間の ポスターの 製作を 依頼された。
子どもたちの すこやかな 成長が 楽しみだ。
昨夜からの 雨で 土砂崩れが 起きた。
アメリカの 友人から 手紙が 届いた。
京都は 観光資源の 多い 街だ。

新型の　車は　流線型を　している。
中央通りは　昔からの　店が　多い。
新宿の　西口は　高層ビルが　多い。
今年の　課題は　英語力の　向上だ。
広い　草原の　続く　田園風景。
各部署の　代表者が　意見を　出し合った。
海岸で　大きな　貝殻を　拾う。
パンダは　絶滅の恐れのある　珍しい　動物だ。
塩分を　含んだ　海の　風。
相撲の　親方が　弟子を　連れている。
難民は　近くの　漁船に　救助された。
テニスの　試合は　10時に　開始される。
機転を　利かせて　危機を　脱する。
けが人　ゼロが　工事関係者の　悲願だ。
姉は　手先が　とても　器用だ。
フランス料理の　腕を　競う　コンクール。
救いを　求めて　旗を　振る。
骨折した　足を　ギプスで　固定する。
望遠鏡を　持って　丘に　登る。
プールで　平泳ぎの　練習を　する。
極彩色に　塗られた　日光の　東照宮。
チャンスを　みすみす　逃すとは　不覚だった。
100メートル競走で　念願の　1位を　とる。
新聞記者が　殺人事件の　取材を　している。
北海道の　極上の　うにを　頂いた。
青森の　りんごの　生産高は　日本一です。
飛行機は　夕焼空に　向って　離陸した。
大根や　ごぼうを　根菜類と　いう。
県知事の　選挙は　明日　行われます。
会議の　出席者は　資料を　持参すること。
季節風の　吹く　冬が　やってきた。
黒部渓谷では　夏でも　残雪が　見られる。
台所で　母は　お弁当を　用意する。
日本史上　最古の　建築物を　見学する。
日本では　4月が　入学の　季節です。
家具を　置かない　殺風景な　部屋。
足場を　組んで　家を　建てる。
日曜大工で　父は　本箱を　作った。
近所の　コンビニで　アルバイトを　する。
日用雑貨を　近くの　100円ショップで　揃えた。
七五三の　お宮参りの　親子連れを　見た。
父の　残業は　1週間　続いている。
本を　読みながら　順番を　待つ。

マラソン大会に　初参加して　見事に　完走した。
昨夜の　火事で　店は　全焼した。
抽選で　試写会の　券が　当たった。
兄の　アパートは　渋谷区に　あります。
番号順に　受付を　済ませて　下さい。
道に　迷って　待ち合わせに　遅れた。
この　家の　長男は　中学３年生です。
カンカン照りで　池が　干上がって　しまった。
大学を　卒業して　故郷で　就職した。
今年の　夏は　水不足が　心配される。
バラの　花の　鑑賞会が　開かれた。
初心者むけの　スキーの　講習会に　参加した。
水道の　料金は　１カ月おきに　払う。
姉は　通信教育で　大学を　卒業した。
家賃は　妻と　折半して　出し合う。
博物館の　学芸員の　説明を　聞いた。
スーパーの　イベント広場で　餅を　ついた。
立候補者は　遊説で　各地を　まわる。
トラックに　整然と　積まれた　材木。
昨夜からの　雪が　60センチも　積もった。
公園の　広場で自転車を　練習する。
室内の　温度調節に　気を　配る。
ようやく　町は　平静を　取り戻した。
アメリカの　大統領が　来春　来日する。
薬局の　前の　横断歩道を　渡ろう。
市庁舎の　落成記念の　式典に　列席する。
バランスを　崩して　右足を　骨折した。
油で　汚れた　作業着を　洗う。
身振り　手振りで　気持ちを　伝える。
昼食は　車内で　とる　予定だ。
旅館の　玄関で記念写真を　撮った。
ようやく　山の　頂上に　たどり着いた。
海上は　風波が　高く　危険だ。
指の　爪を　切って　おきなさい。
長時間　待ったが　彼は　現れなかった。
木々の　緑が　ひときわ　美しい。
必要な　荷物を　病院まで　運ぶ。
富士登山を　甘く　見ては　いけない。
薬品の　取り扱いに　十分　気をつける。
印刷会社で　働く　知人を　訪ねる。
夏は　開放的な　気分に　なる。
電力の　消費量は　年々　伸びている。
課長は　関西方面の　出張に　出かけた。

付録

近所の 医院で 診療を 受けた。
帰りが 遅かったので 父母が 心配した。
急に 出発が 決まったので あわてた。

2）だんだん長くなる文（2～5文節）
###〈2文節文〉
① りんごを 買う。
② 桃が 欲しい。
③ 栗を 食べた。
④ 電車が 来ました。
⑤ 飛行機に 乗ります。
⑥ お茶を 飲もう。
⑦ 水が あふれる。
⑧ 魚を 焼く。
⑨ ケーキが 好きです。
⑩ 着物を 縫った。
⑪ ズボンを はきます。
⑫ 眼鏡を かける。
⑬ 傘を さしましょう。
⑭ 杖を つく。
⑮ 本を 借りた。
⑯ 机を ふきます。
⑰ 椅子に 座ろう。
⑱ テレビを 見よう。
⑲ お皿を 割った。
⑳ ナイフで 切ります。
㉑ くしが ない。
㉒ タオルを 絞る。
㉓ 鉛筆を 落とす。
㉔ お風呂に 入ります。
㉕ 窓を 開けましょう。
㉖ みかんを 食べたい。
㉗ バナナが あります。
㉘ 船に 乗る。
㉙ バスを 待っています。
㉚ 紅茶を 入れましょう。
㉛ 卵を 割る。
㉜ パンを 焼きます。
㉝ 帽子を かぶっている。
㉞ ネクタイを しめます。
㉟ 財布を 探している。
㊱ 時計を はめた。
㊲ 鍵を かけましょう。
㊳ スイッチを 入れた。
㊴ 薬を 飲みました。
㊵ ベッドで 寝る。
㊶ 音楽を 聞こう。
㊷ 電話で 話した。
㊸ アイロンを かけました。
㊹ 本箱を 運ぶ。
㊺ 冷蔵庫で 冷やす。
㊻ 茶碗を 洗いました。
㊼ 箸が ありません。
㊽ 鍋で 煮る。
㊾ 歯を 磨く。
㊿ 新聞を 読みます。

〈3文節文〉
① 店で りんごを 買う。
② おいしい 桃が 欲しい。
③ 栗を 5つ 食べた。
④ やっと 電車が 来ました。
⑤ 初めて 飛行機に 乗ります。
⑥ 一緒に お茶を 飲もう。
⑦ コップから 水が あふれる。
⑧ 上手に 魚を 焼く。
⑨ 私は ケーキが 好きです。
⑩ 母が 着物を 縫った。
⑪ 1人で ズボンを はきます。
⑫ 新しい 眼鏡を かける。
⑬ 早く 傘を さしましょう。
⑭ 左手で 杖を つく。
⑮ 友達に 本を 借りた。
⑯ ぞうきんで 机を ふきます。
⑰ みんなで 椅子に 座ろう。
⑱ 寝ながら テレビを 見よう。
⑲ 高価な お皿を 割った。
⑳ ナイフで 果物を 切ります。

㉑ 黒い くしが ない。
㉒ タオルを きつく 絞る。
㉓ 鉛筆を 床に 落とす。
㉔ 今から お風呂に 入ります。
㉕ 窓を いっぱいに 開けましょう。
㉖ 甘い みかんを 食べたい。
㉗ 黄色い バナナが あります。
㉘ 急いで 船に 乗る。
㉙ 少女が バスを 待っています。
㉚ コーヒーか 紅茶を 入れましょう。
㉛ 卵を 2つ 割る。
㉜ トースターで パンを 焼きます。
㉝ 白い 帽子を かぶっている。
㉞ 派手な ネクタイを しめます。
㉟ 姉が 財布を 探している。
㊱ 右手に 時計を はめた。
㊲ 部屋に 鍵を かけましょう。
㊳ 暖房の スイッチを 入れた。
㊴ 朝の 薬を 飲みました。
㊵ 着替えて ベッドで 寝る。
㊶ 静かに 音楽を 聞こう。
㊷ 電話で 叔父さんと 話した。
㊸ ワイシャツに アイロンを かけました。
㊹ 書斎に 本箱を 運ぶ。
㊺ すいかを 冷蔵庫で 冷やす。
㊻ きれいに 茶碗を 洗いました。
㊼ 箸が 1本 ありません。
㊽ 鍋で 野菜を 煮る。
㊾ 歯ブラシで 歯を 磨く。
㊿ 毎朝 新聞を 読みます。

〈4文節文〉
① 近くの 店で りんごを 買う。
② おいしい 桃が たくさん 欲しい。
③ 昨日 栗を 5つ 食べた。
④ やっと 急行の 電車が 来ました。
⑤ 僕は 初めて 飛行機に 乗ります。
⑥ あそこで 一緒に お茶を 飲もう。
⑦ コップから 冷たい 水が あふれる。
⑧ 父は 上手に 魚を 焼く。
⑨ 私は いちごの ケーキが 好きです。
⑩ 母が 徹夜で 着物を 縫った。
⑪ 弟は 1人で ズボンを はきます。
⑫ 今日は 新しい 眼鏡を かける。
⑬ さあ 早く 傘を さしましょう。
⑭ 彼は 左手で 杖を つく。
⑮ 友達に 落語の 本を 借りた。
⑯ これから ぞうきんで 机を ふきます。
⑰ みんなで 廊下の 椅子に 座ろう。
⑱ 部屋で 寝ながら テレビを 見よう。
⑲ 高価な ガラスの お皿を 割った。
⑳ 小さな ナイフで 果物を 切ります。
㉑ 大事な 黒い くしが ない。
㉒ 白い タオルを きつく 絞る。
㉓ 鉛筆を 2本 床に 落とす。
㉔ 今から おじいさんと お風呂に 入ります。
㉕ 大きな 窓を いっぱいに 開けましょう。
㉖ 食後に 甘い みかんを 食べたい。

㉗ テーブルに 黄色い バナナが あります。
㉘ 急いで 最終の 船に 乗る。
㉙ かわいい 少女が バスを 待っています。
㉚ 熱い コーヒーか 紅茶を 入れましょう。
㉛ 卵を 同時に 2つ 割る。
㉜ 朝は トースターで パンを 焼きます。
㉝ すてきな 白い 帽子を かぶっている。
㉞ あの人は 派手な ネクタイを しめます。
㉟ 姉が 必死に 財布を 探している。
㊱ 今日は 右手に 時計を はめた。
㊲ 必ず 部屋に 鍵を かけましょう。
㊳ 寒いので 暖房の スイッチを 入れた。
㊴ 忘れずに 朝の 薬を 飲みました。
㊵ 寝巻に 着替えて ベッドで 寝る。
㊶ 夜は 静かに 音楽を 聞こう。
㊷ 電話で 遠くの 叔父さんと 話した。
㊸ ハンカチと ワイシャツに アイロンを かけました。
㊹ 2階の 書斎に 本箱を 運ぶ。
㊺ 大きな すいかを 冷蔵庫で 冷やす。
㊻ 私たちは きれいに 茶碗を 洗いました。
㊼ あれ 箸が 1本 ありません。
㊽ 鍋で 肉と 野菜を 煮る。
㊾ 歯ブラシで ていねいに 歯を 磨く。
㊿ 毎朝 かかさず 新聞を 読みます。

〈5文節文〉

① 近くの 店で りんごを 1袋 買う。
② 甘くて おいしい 桃が たくさん 欲しい。
③ 昨日 ゆでた 栗を 5つ 食べた。
④ やっと すいた 急行の 電車が 来ました。
⑤ 僕は 今日 初めて 飛行機に 乗ります。
⑥ ちょっと あそこで 一緒に お茶を 飲もう。
⑦ 大きな コップから 冷たい 水が あふれる。
⑧ 僕の 父は 上手に 魚を 焼く。
⑨ 私は いちごの ケーキが とても 好きです。
⑩ 母が 徹夜で 姉の 着物を 縫った。
⑪ 私の 弟は 1人で ズボンを はきます。
⑫ 今日は 新しい 銀ぶちの 眼鏡を かける。
⑬ さあ 早く 赤い 傘を さしましょう。
⑭ 彼は いつも 左手で 杖を つく。
⑮ 友達に 面白い 落語の 本を 借りた。
⑯ これから ぞうきんで 先生の 机を ふきます。
⑰ みんなで 廊下の 長い 椅子に 座ろう。

⑱ 夜は　部屋で　寝ながら　テレビを　見よう。
⑲ 彼女が　高価な　ガラスの　お皿を　割った。
⑳ 小さな　ナイフで　器用に　果物を　切ります。
㉑ あれ　大事な　黒い　くしが　ない。
㉒ 白い　タオルを　何回も　きつく　絞る。
㉓ あわてて　鉛筆を　2本　床に　落とす。
㉔ 今から　おじいさんと　一緒に　お風呂に　入ります。
㉕ むこうの　大きな　窓を　いっぱいに　開けましょう。
㉖ 僕は　食後に　甘い　みかんを　食べたい。
㉗ むこうの　テーブルに　黄色い　バナナが　あります。
㉘ 急いで　最終の　船に　乗る　つもりです。
㉙ かわいい　少女が　停留所で　バスを　待っています。
㉚ 今から　熱い　コーヒーか　紅茶を　入れましょう。
㉛ おかあさんは　卵を　同時に　2つ　割る。
㉜ 朝は　いつも　トースターで　パンを　焼きます。
㉝ 彼女は　すてきな　白い　帽子を　かぶっている。
㉞ あの人は　たいてい　派手な　ネクタイを　しめます。
㉟ 昨日から　姉が　必死に　財布を　探している。
㊱ なんとなく　今日は　右手に　時計を　はめた。
㊲ 皆さん　必ず　部屋に　鍵を　かけましょう。
㊳ 部屋が　寒いので　暖房の　スイッチを　入れた。
㊴ 患者さんは　忘れずに　朝の　薬を　飲みました。
㊵ 寝巻に　着替えて　ベッドで　寝る　つもりです。
㊶ 夜は　静かに　ラジオの　音楽を　聞こう。
㊷ 電話で　遠くの　叔父さんと　久しぶりに　話した。
㊸ 夕方　ハンカチと　ワイシャツに　アイロンを　かけました。
㊹ 2階の　書斎に　新しい　本箱を　運ぶ。
㊺ 大きな　すいかを　半分　冷蔵庫で　冷やす。
㊻ 私たちは　手早く　きれいに　茶碗を　洗いました。
㊼ あれ　お父さんの　箸が　1本　ありません。
㊽ 鍋で　肉と　野菜を　じっくり　煮る。
㊾ 子どもたちは　歯ブラシで　ていねいに　歯を　磨く。
㊿ 兄は　毎朝　かかさず　新聞を　読みます。

失語症の訓練教材 第2版 —140の教材と活用法—

発　行	1999年 1月10日　第1版第1刷
	2011年12月15日　第1版第7刷
	2016年 3月15日　第2版第1刷
	2019年 4月30日　第2版第2刷 Ⓒ

編　者　鈴木　勉・綿森淑子
発行者　青山　智
発行所　株式会社 三輪書店
　　　　〒113-0033　東京都文京区本郷 6-17-9　本郷綱ビル
　　　　TEL 03-3816-7796　FAX 03-3816-7756
　　　　http://www.miwapubl.com
印刷所　壮光舎印刷株式会社

本書の内容の無断複写・複製・転載は、著作権・出版権の侵害となることがありますので、ご注意ください。

ISBN978-4-89590-543-5　C3047

JCOPY〈出版者著作権管理機構　委託出版物〉
本書の無断複製は著作権法上での例外を除き禁じられています。複製される場合は、そのつど事前に、出版者著作権管理機構(電話 03-5244-5088、FAX 03-5244-5089、e-mail:info@jcopy.or.jp)の許諾を得てください。